版权声明

First published in the United States by American Psychiatric Publishing, Inc., Washington D.C. and London, UK.

Copyright 2006. All rights reserved.

本书由美国精神病学出版社出版，它位于美国华盛顿和英国伦敦。

保留所有权利。非经中国轻工业出版社"万千心理"书面授权，任何人不得以任何方式（包括但不限于电子、机械、手工或其他尚未被发明或应用的技术手段）复印、拍照、扫描、录音、朗读、存储、发表本书中任何部分或本书全部内容（包括但不限于光盘、音频、视频等）。中国轻工业出版社"万千心理"未授权任何机构提供源自本书内容的电子文件阅览、收听或下载服务。如有此类非法行为，查实必究。

Psychotherapy for Borderline Personality
Focusing on Object Relations

边缘性人格障碍的移情焦点治疗

［美］John F. Clarkin，Frank E. Yeomans，Otto F. Kernberg◎著

许维素◎译　　李孟潮◎审校

中国轻工业出版社

图书在版编目（CIP）数据

边缘性人格障碍的移情焦点治疗／（美）克拉金
(Clarkin, J. F.) 等著；许维素译．—北京：中国轻工业
出版社，2012.4（2024.10 重印）
　ISBN 978-7-5019-8584-5

　Ⅰ.①边… Ⅱ.①克… ②许… Ⅲ.①人格障碍－
精神疗法 Ⅳ.①R749.910.5

中国版本图书馆CIP数据核字（2011）第264109号

责任编辑：朱胜寒　　　责任终审：杜文勇
策划编辑：戴　婕　　　责任校对：刘志颖　　　责任监印：吴维斌

出版发行：中国轻工业出版社（北京鲁谷东街5号，邮编：100040）
印　　刷：三河市鑫金马印装有限公司
经　　销：各地新华书店
版　　次：2024年10月第1版第5次印刷
开　　本：710×1000　1/16　印张：25
字　　数：289千字
书　　号：ISBN 978-7-5019-8584-5　定价：52.00元

读者热线：010-65181109
发行电话：010-85119832　　010-85119912
网　　址：http://www.chlip.com.cn　http://www.wqedu.com
电子信箱：1012305542@qq.com

版权所有　侵权必究

如发现图书残缺请拨打读者热线联系调换

241662J6C105ZYW

推荐序

在心理治疗师的职业生涯中，总会遇到这样的来访者：他们好像滴水不进；对于他们，任何方法、技术都失去了效果。

尤其是传说中包治百病、有益无害的"共情"。对他们来说，有时候越"共情"越糟糕，甚至"共情"之后，治疗师就被来访者纠缠而无法自拔。

这些来访者虽然让治疗师们头痛欲裂，但他们身上又有一种特殊魅力，让治疗师们要坚持工作。

他们的痛苦，是可以理解的，是打动人心的；他们的感情，虽然常常突破治疗界限，造成治疗师生活的无比麻烦，却是真挚坦白的。

他们，就是传说中的边缘人格组织者。

具有边缘人格组织者，大多数在DSM系统中，可以具有一种以上的轴二诊断上的人格障碍，轴一也多有焦虑障碍、抑郁障碍、摄食障碍、创伤后应激障碍等共病。

边缘人格组织中最困难的一类，大概就是具有边缘人格障碍者诊断者。

这个疾病，过去被认为是"无药可救"的，现在不少专业者也如此认为；可以预期未来一段时间，仍然会有不少人如此认为。

矫正人格障碍的治疗，相当于精神治疗领域的心脏移植。难度可想而知。

与边缘人格障碍者的治疗工作，用呕心沥血实在是不足以形容其艰辛困苦。不少同行为了他们的来访者，花了无数的时间和精力，还经常被同行不理解。

最让人丧气的是，来访者好不容易治疗好转了，但还经常出现负性治疗反应——贬低治疗师，攻击治疗师，认为自己的好转和治疗师无关。

而治疗只要出现哪怕一点点的纰漏，治疗师就有可能被来访者辱骂、殴打、控告、索赔、威胁、投诉，甚至有些治疗师为此丢掉了执照。

所以有些机构明令禁止治疗师接待边缘人格者，避之如洪水猛兽。

有些培训师也对学生们谆谆教导——"见到边缘的，躲远点，那是治不好的。"

可是数十年来，专业界仍然不乏其人、前赴后继研究边缘人格障碍的治疗。

现在终于可以说，至少有一部分边缘人格障碍者，是可以痊愈或好转的。

目前经过随机对照实验验证，对边缘人格障碍有效的治疗，共有四种——辩证行为疗法、图式疗法、心理化基础疗法以及在本书中将要介绍到的移情焦点治疗。

其中辩证行为疗法已经有较多的中文资料，图式疗法的治疗师操作指南也已经翻译过来，来访者自助手册正在翻译中。

而此书便是移情焦点治疗的治疗师指南手册。

这几种疗法各有特长。我个人的感受是，移情焦点治疗和图式疗法比较适合门诊治疗，而辩证行为疗法和心理化基础疗法比较适合住院治疗。因为前两者对治疗团队的协作性要求不高，而后两者则要求一个较为团结和谐的治疗团队。

据我这些年的观察，治疗师在运用移情焦点治疗的过程中，最容易出的问题主要有两方面：

第一，觉得这个疗法太理性了，太"冷酷"了，不够人性化。

其实这个疗法的原理之一就在于，治疗师要成为一个"民主的权威"，既能设定各种界限和规则，又允许来访者拥有自己的权力；并可以和来访者建立起分享彼此权力的领域。

这就要求治疗师能修通自己的权力情结，不要害怕拒绝来访者，也不会用"热情"来掩盖自己的恐惧——害怕来访者体验到被抛弃感。

当然一个修通权力情结的人，更不会轻易地对某某事情贴上一个标签，说,这是人性化的,那是不人性的。

因为他知道,人性往往在不同的人们的认知中具有不同的认知标准,随意拿着"人性"大棒挥舞的人,其实是在享受自己的话语权,而且往往不允许别人辩驳。

第二,治疗师求胜心切。

如果从纯粹性价比来看,治疗边缘人格障碍,真的是有些得不偿失。

一个治疗师一周接待边缘者2小时的话,大概要用2～3小时来平复自己被激发的情绪,用4～5小时看书学习先进技术,用1～3小时来参加案例研讨会。

但是治疗师为什么还要治疗这些人呢?除了权力情结外,自恋情结是很重要的动机。

虽然把自恋情结升华为对疗效的追求是适应社会的,但是治疗师的自恋情结会很快被边缘者捕捉住,从而成为控制、虐待、伤害治疗师的方法。有些具有恶性自恋结构的边缘者,在治疗成功后,相反会通过自伤、自毁、控告治疗师等方式来彻底摧毁治疗成果。

以上两点其实每天在临床工作中,都在我自己和同行们身上可以看到。直到8年前遇到了这本手册的前身——1999年那一版,一页页看过去,不禁叹为观止:

俺们能犯的错误,别人早就犯过,总结出来了;

俺们还没来得及犯的错误,人家也说了,该怎么避免;

俺们还没本事犯的高级错误,这些前辈们也写出来且指出来了;

俺们要还好意思说自己要发明一个本土化疗法超英赶美,那也太不地道了。

从那以后,我就很少说,本土化等,决心首先做好学生再说。

这次再次精读此书,仍然觉得自己对前辈们充满佩服和尊敬,而且对照自己的案例,又有了一个新领悟:

以前总以为自己应该把几种疗法的精华合在一起，为每个病人创造出一个更好、更快、更有效的疗法来。

现在猛然醒悟，这其实也是自恋情结在作怪——这个世界上是没有完美的疗法的，也没有完美的治疗师。有些病人就是我没法治好的。

我学会了承认治疗的失败，承受治疗的失败，承担治疗的失败。

后来发现，当我接受失败后，好几个病人对失败的耐受力也提高了。

当下明白，又一次进入了自体－客体关系循环中。

最后要提醒读者的是，这本手册基本上可以算是精神分析书籍中困难度较高的几本之一。

困难一方面来自作者的写作语言，虽然2006年这个版本已经在语言上有所改进，而我们翻译的时候，也已经照顾国内读者习惯，改写了很多句子结构，降低了因为语言带来的阅读困难。

但是，语言带来的阅读困难是微小的，阅读这本书真正的困难来自其知识结构本身。

读者想要完全读懂这本书，除了需要具有精神病学、精神分析学、临床心理学、医学统计学、神经心理学各方面的知识外，尤其要有一定的人格障碍者的治疗经验，并且对精神分析客体关系心理学和自我心理学的术语运用较为熟悉，能够看到这些术语就想到它们代表的临床现象；否则，要读懂它恐怕并不那么容易。

对于临床经验较为丰富的治疗师而言，你会不难发现，这本书真是"旱地里下了一阵及时雨"，对很多临床困境提供了宝贵的治疗经验。

当然很多地方也许你会怀疑，我当年也怀疑过，不过后来实践证明，还是按照这些前辈的做法来做比较得当。

写这篇序的时候，正值身边出了两件事：一个是高铁撞车，另一个是我的一位同行的病人坠楼而亡。而这位同行和铁路系统一样，追求快速根治所有神经症和精神分裂症，倾向于认为自己可以整合并超越西方所有心理治疗流派。

高速高效是一件危险而悲哀的事情，做心理治疗的双方，都需要有耐心地享受时光，等待结果的浮现。无论成败，坦然接受，如同两个垂钓溪边的老者。

李孟潮
2011年8月4日

前　言

本书主要介绍了对严重人格障碍个体的心理治疗干预方法，这个方法是由理论学家、临床工作者及研究者组成的团队经过25年多的研究发展而来的。今天，大部分心理治疗与药理学的努力主要都聚焦在"症状"的短期治疗上；与此相反的是，我们对有症状的"个人"更感兴趣，而他们的症状是基于异常发展与人格背景下的。因此，我们致力于探索人格发展的理论与资料，既包括正常人格，也包括其变异。我们正在发展的治疗具有一个雄心勃勃的目标，这便是我们不仅想改变症状，而且想改变人格。这些人格是造成症状的根本原因，改变它可以让个体获得更有质量的生活。

尽管我们具有精神动力学、客体关系的取向，我们还是致力于发展一种治疗——不仅仅是改变现存的精神动力学疗法——它对性格病理学方面具有治疗的有效性。在这个过程中，我们采用了当今在临床与研究方面那些发展中的研究与理论。最有帮助的是客体关系理论与依恋理论的发展。我们的目标是在一种发展性治疗方式中，将理论、经验、数据整合在一起，而这种发展性治疗方式也就相应地获得了治疗信息，并改变了治疗。

在心理治疗研究领域，治疗手册化的理念（Clarkin, 1998）已经出现了。这个手册要用书写的方式非常详尽地描述心理治疗，以便让不同研究站点的临床工作者能够实施相同的治疗。在实验研究方面，独立性变量（如对来访者采取的治疗方式）是客观性和统一性的结合。这是非常必要的，其目的是为了检验对依存性变量（病人的改变）的影响。因此，大量描述认知行为、人际关系、精神动力治疗手册都是只针对一个短期的时间，通常会聚焦在某个特殊症状群的特殊同质性病人群组上（如：抑郁症）。从调查研究的观点来看，手册所关注的特殊性人群的相关程度越高，对于不同的治疗师所使用的可变化性就越弱。临床工作者常常对手册所描述的过程感到反感，因为在研究中为了达到清楚与统一的目的，作为个体的临床工作者的直觉被牺牲了。临床工作者有时候会感觉手册与其说提高了他们的技术，倒不如说会遏制他们的创造性和直觉。

如果将这本书当作是精神动力性治疗的手册，它与已经出版的大部分手册相似，却又很不相同。当治疗的次数超过12～15次之后，在每次治疗当中详尽地描述和禁止将要发生的事情是不可能的。对于治疗那些更加混乱的病人而言，这些病人经常倾向于采取打断治疗连续性的行动而不是进行谈话，治疗只好让位于那些发生在病人与治疗师之间的许多未被期待的时刻。我们完全承认，在与边缘性病人为期一年或更长时间的治疗时间内，许多不是预料或期待中的事件将会出现。在面对这些事件的时候，没有任何一个治疗手册能详尽、准确地描述一个治疗师应该做什么。

因此，这本治疗手册描述了干预边缘性病人时的原则，而不是假装或者期待去解决发生在病人与治疗师之间每一个可以想到的事件，或者对治疗进程安排明确的次序。干预原则指导着治疗师，而反对让治疗师按照手册一次次地预先确定自己的反应。移情焦点治疗的原则反映在策略、战术和技巧上，在这本书里我们都将一一描述。

我们确信心理治疗的教学在有效性方面是非常匮乏的；奢侈、学究式地依赖于治疗师的过程记录笔记，而督导师对此进行评论、这样做并没有有效地完成教学有效性这个任务，因此，我们取而代之的是使用治疗录像，通过临床研究小组来一起回看和讨论。经历这个过程，我们就能更清楚地通过手册的形式来表达治疗的流程，也发展出了频率量表来评估治疗师学习治疗的一致性与效能感。在这本手册里，实际上，我们使用了我们所选择的已经转录好的治疗片段来说明治疗的进步。

在这本书（Clarkin等修订，1999）中，我们列出了移情焦点治疗的术语，如策略、战术与技术。通过治疗的早期、中期与后期，这些术语被用来与病人的进步相连接。然而，我们对边缘性人格组织的病人的异型性（heterogeneity）的识别有所增长，而且我们意识到了病人都是带着非常不同病理点和发展阶段进入到治疗当中的。在这本修订版中，我们扩展了对高水平与低水平边缘性人格组织病人的治疗过程的描述。因此，我们对治疗早期的描述大部分是聚焦在低水平边缘性组织的病人身上（如：有边缘性人格组织的病人是很容易自杀和进行自我迫害的，他们的心理构成是由无处不在的攻击所构成的）。但是，有高水平边缘性人格组织的病人也应该从订立合同开始治疗，所不同的是，即使是刚开始治疗，他们的治疗都可能更像是治疗中期所描述的状况。我们希望这将使本书的使用范围更广，同时，对临床工作者在他们的执业过程中所遇到的更广范围的病人有帮助。

此修订版也受益于我们在几个其他方法上所获得的经验。比起我们自己的应用来说，我们对将移情焦点治疗推荐给临床领域更有经验。这样的经验已经帮助我们拓展了我们的教学工具，已经提供给我们更多的视角。其目的在于将移情焦点治疗如何运用到不同文化背景中。现在，我们在评估移情焦点治疗对病人的影响方面已经有更多的研究经验。这些研究发现帮助我们更加准确地辨识出由移情焦点治疗所带来的改变的过程与类型。心理治疗以及与之相近的心理治疗研究都在追求科学的态度。我们对此的尝试以及所有收集到的数据结果都在这本书中反映出来。然而，我们必须同时意识到心理治疗是一门手艺——是由手艺人来完成的一个工作。手艺人与病人一起工作，对病人的人生产生深层次改变的影响；但通常在这个过程中的操作并不总是依据清楚的、精确的、科学化的指导方针而进行的。

本 书 构 架

在前四章，我们阐述了移情焦点治疗的理论与基本的要素。在介绍了动力性的关于人格组织与非正常组织的客体关系观点（第一章"边缘性人格组织的本质"）后，我们描述了治疗的主要成分：策略、技术与战术（第二章"边缘病变的治疗——移情焦点治疗的策略"、第三章"治疗技术——刻对刻的干预",还有第四章"治疗战术——奠定技术的基础")。对于人格病理方面的理论性理解可以从很多角度来看:精神动力学的理论,人际关系间的理论,还有认知的理论,这些是最主要的(Lenzenweger and Clarkin, 2005)。移情焦点治疗的着重点与策略是建立在精神动力的客体关系对人格病理的理解基础之上的。移情焦点治疗与边缘性组织水平的病人工作的最重要的目标,是改变病人的病理性结构特征。这些病理性结构是根植于内在的客体关系,这一内在客体关系导致了重复性的、不适应的行为与长期的情感和认知的困扰,此为这种障碍的特征。潜在的精神构成的本质改变,包含了固结的、原始性内化客体关系的解决,还有分裂出去的自体概念与重要他人被整合成为具有整合性的、更加成熟的、更加灵活的概念。

移情焦点治疗的阶段通过这些特点来划分:①在治疗全程中的一段时间;②在各阶段中得到不同运用的治疗策略、技术和战术;③病人的进步(如,从早期的付诸行动到治疗后期的反省)。因为病人在开始治疗的时候处于不同的发展水平,在治疗中以不同的轨迹、不同的节奏来进行治疗,任何关于治疗的普遍的分类都有些随意。然而,为了教学的原因,我们设定了评估阶段(第五章"评估阶段Ⅰ——临床评估与疗法选择"和第六章"评估阶段Ⅱ——签订治疗合同"),早期治疗阶段(第七章"早期治疗阶段——对治疗框架的测试和对冲动的包容"),治疗中期(第八章"中期治疗阶段——从阵发性退行迈向整合"),治疗的结束也是最后期的阶段(第九章"治疗后期阶段与结束")。对于治疗的每个阶段,我们描述了治疗师的任务和病人反应的次序。

在第十章"常见治疗的复杂性",我们指出了在治疗中特别的问题,包括危机管理。在第十一章"移情焦点治疗的改变过程——理论和实证的方法",我们对于在治疗中的改变提供了一个全面的总结,既包括理论上的观点,也包括实证的观点。

致 谢

感谢我们的部门主任——杰克·巴卡斯（Jack Barchas）医生，他为我们在人格障碍研究所的工作给予了大量的和持续性的支持。边缘性人格障碍研究基金以及它的创办人——马克·斯托费尔（Marco Stoffel）医生，也给予我们的工作非常重要的支持。我们希望这些天才的个体——精神病学家、心理学家、精神病科的住院医生、心理学的学者、社会工作者以及护士们——在我们的设置下训练移情焦点治疗，从我们的教授当中获益很多，就像我们从与他们共同合作治疗过程里他们的努力中获益良多一样。感谢我们的病人们，尽管他们有很多困难，还是同意与我们花几个小时进行面谈和评估。感谢我们院系的与我们一起工作的同事们，他们超负荷地工作，这在当今的专业领域并不常见，他们把长期贡献给病人们关心与精神分析性的理论作为目标。我们最感谢的是我们人格障碍研究所的同事们，包括 Ann Appelbaum、Eve Caligor、Monica Carsky、Jill Delaney、Diana Diamond、Eric Fertuck、Pamela Foelsch、Kay Haran、Simone Hoermann、James Hull、Paulina Kernberg、Harold Koenigsberg、Ken Levy、Joel Mcclough、Larry Rockland、Barry Stern 和 Michael Stone 等医生。他们治疗病人，评估病人的进程，还要忍耐我们的刺激。感谢 Nina Huza 非常细心与耐心地组织病人的评估与资料的保管工作。

除了我们本团队的同事之外，我们非常幸运地拥有大量有想法的、对我们进行提问的同事们，他们致力于移情焦点治疗的发展，他们是：在魁北克的 Lina Normandin 医生与她的同事们；在墨西哥城的 David Lopez、Pablo Cuevas、Jorge Cassab 医生；在慕尼黑的 Peter Buchheim 医生与他的同事们；在荷兰阿姆斯福尔特的医生 Henk-Jan Dalwwijk 与 Bert Ban Luyn；在阿姆斯特丹的医生 Leo Seaab、Nel Drajer；在马斯特里赫特的 Paul Wijts 医生；在荷兰莱顿的 Kees Koorman 医生；在瑞士洛桑的 Michael Steigler 医生；在奥地利维也纳的 George Brownstone 医生与 Bernhard Brommel 医生；在英国伦敦的 Peter Fonagy 医生与 Anthony Bateman 医生。

约翰·克拉金（John F. Clarkin Ph.D.）
弗兰克·约曼斯（Frank E. Yeomans, M.D., Ph.D.）
奥托·科恩伯格（Otto F. Kernberg, M.D.）

目　录

第一章　**边缘性人格组织的本质** …………………………………… 1
　　　　精神分析客体关系理论 …………………………………… 2
　　　　疾病分类学的精神分析模式 …………………………… 12
　　　　神经症性人格组织 ……………………………………… 21
　　　　仇恨的心理病理：力比多驱力发展的主要障碍 ……… 22

第二章　**边缘病变的治疗——移情焦点治疗的策略** ………… 33
　　　　治疗的对照模式 ………………………………………… 33
　　　　TFP 治疗模式 …………………………………………… 39
　　　　TFP 的策略 ……………………………………………… 46
　　　　整合分裂出去的部分表象 ……………………………… 60
　　　　工作的重复性特征 ……………………………………… 69

第三章　**治疗技术——刻对刻的干预** ………………………… 71
　　　　技术性中立的管理 ……………………………………… 74
　　　　持续地将反移情资料整合到解释性过程 ……………… 80
　　　　保持治疗框架 …………………………………………… 86
　　　　移情分析 ………………………………………………… 90
　　　　解释性过程：澄清、质对、解释 ……………………… 96
　　　　由浅到深推进中的复杂性 ……………………………… 111

在干预过程中的更多成分 ·················· 113
治疗师的积极作用 ······················ 117
TFP 中不适用的技术 ···················· 119

第四章 治疗战术——奠定技术的基础 ············ 121
战术 1：建立治疗合同 ·················· 123
战术 2：选择并锁定优先主题 ·············· 124
战术 3：保持平衡。在扩展病人和治疗师之间对现实
不一致观点，与建立共享现实共同基础之间保持平衡 ····· 144
战术 4：调整情感卷入的强度 ·············· 151
在使用这些战术时治疗师的灵活性 ··········· 152

第五章 评估阶段 I——临床评估与疗法选择 ········ 155
临床评估 ···························· 156
疗法适应证 ·························· 166
转介进行 TFP ························ 167
TFP 合并其他干预方法 ·················· 168

第六章 评估阶段 II——签订治疗合同 ············ 179
协商合同的过程 ······················ 181
病人的责任 ·························· 182
治疗师的责任 ························ 185
在签订合同期间治疗师与病人的对话 ········· 190
签订治疗合同的个性化方面 ··············· 195
合同设定中治疗师通常遇到的问题 ··········· 215
从合同到治疗的转换，回到合同化议题 ········ 219

第七章　早期治疗阶段——对治疗框架的测试和对冲动的包容 ………… 221
　　与治疗师保持关系的能力 ……………………………………… 222
　　控制冲动性和自毁行为 ………………………………………… 227
　　情感风暴与将情感风暴转化进主要客体关系 ………………… 233
　　治疗时间之外的生活 …………………………………………… 234
　　早期会谈的临床实例 …………………………………………… 237

第八章　中期治疗阶段——从阵发性退行迈向整合 ……………… 241
　　深入理解主要移情模式 ………………………………………… 242
　　深入理解分裂和努力迈向整合 ………………………………… 249
　　渗透着性行为的攻击 …………………………………………… 263
　　扩展中期治疗的焦点 …………………………………………… 273

第九章　治疗后期阶段和结束 ……………………………………… 283
　　治疗后期阶段 …………………………………………………… 283
　　结束 ……………………………………………………………… 301

第十章　常见治疗的复杂性 ………………………………………… 311
　　典型的治疗复杂情况 …………………………………………… 313
　　在治疗期间管理自杀威胁和尝试自杀 ………………………… 314
　　威胁性攻击和干扰 ……………………………………………… 323
　　中断治疗的威胁 ………………………………………………… 325
　　不遵从附加治疗 ………………………………………………… 328
　　与边缘性人格组织且有性虐待史病人的治疗 ………………… 328
　　精神病性发作 …………………………………………………… 331
　　解离反应 ………………………………………………………… 335
　　抑郁发作 ………………………………………………………… 335
　　到急诊室就诊 …………………………………………………… 335

住院治疗 …………………………………………………………… 338
　　病人打电话 ………………………………………………………… 343
　　治疗师的离开与有效范围的处理 ………………………………… 345
　　病人的沉默 ………………………………………………………… 346
　　躯体化 ……………………………………………………………… 347

第十一章　移情焦点治疗的改变过程——理论和实证的方法 ……… 349
　　我们对边缘性病理的工作模式 …………………………………… 350
　　有 BPD 病人的异质性：与治疗相关的亚群体 ………………… 351
　　病人在治疗中的改变 ……………………………………………… 362
　　TFP 在其他设置下使用的原则 …………………………………… 373

参考文献 ………………………………………………………………… 375

第一章

边缘性人格组织的本质

> 在理论与实践的对话中,理论总是拥有话语权,它决定了问题的形式以及答案的范围。
>
> ——Francois Jacob,*The Logic of Life:A History of Heredity*

人格障碍模型及其治疗是移情焦点治疗(transference-focused psychotherapy,简称TFP)的基础,移情焦点治疗是建立在当前精神分析客体关系理论基础之上,而客体关系理论是由科恩伯格(Kernberg,1984,1992)所发展出来的,后来又通过当今发展心理学与神经生物学研究发现(Clarkin and Posner,2005;Depue and Lenzenweger,2001)的证明而得到增强。在第一章中,我们将检视人格的特征,这些建立在两个基础之上:一是我们所描述的对于人格障碍的精神分析性理解;二是对于人格障碍相关的病理学分类,这个分类既使用维度又使用了类别的结构。

精神分析客体关系理论

对于人格障碍病人的一个最基础的精神动力性概念与治疗的前提是：可观察的行为和这些病人的主观性困惑［例如在DSM-IV-TR（美国精神病学协会，2000）诊断标准轴Ⅱ中所标注的障碍］，反映了病人潜在心理结构的病理性特征。心理结构是一个稳定的持久的心理功能的结构，由个体的行为、观念、主观性的体验所构成。严重人格障碍病人的心理结构的核心特征是心理结构整合的缺陷，而人格组织的水平（在这个章节的下半部分将讨论）主要依靠人格结构整合的程度。

在客体关系理论（Jacobson，1964；Kernberg，1980；Klein，1957；Mahler，1971）中，被弗洛伊德所描述的驱力——力比多与攻击性——总是在一个特定他人那里经历，这个特定他人就是：客体。内在的客体关系是心理结构得以建造起来的建筑材料，也是动机与行为的组织者。心灵结构最基础的建设材料是一些单元，这些单元是由自体表象、与某种驱力相关或表征某种驱力的情感以及客体表象（驱力客体）所构成的。这些单元是由**自体**、**客体**以及连接它们的**情感**所构成的，这些单元就是**客体关系配对**（图1-1）。需要特别强调的是，在配对中的"自体"和"客体"不是完整的自体与客体的精确的内在表象，而是在早期发展过程中的某个特别的时刻所经历的自体表象与客体表象。

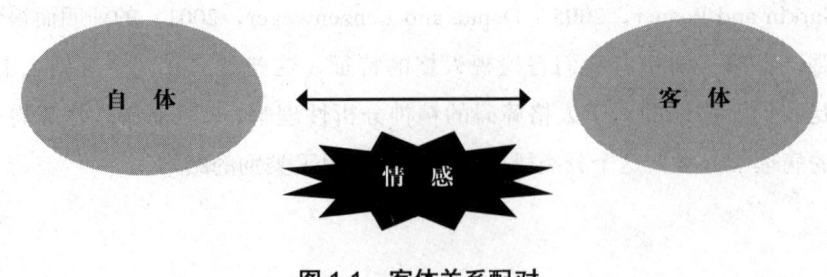

图1-1　客体关系配对

正常人格：描述性与结构性特征

在评估与治疗的过程当中，同功能相同但没有病理性人格的个体相比较，TFP 的治疗师会持续地关注病人所正在呈现的病理性的行为。治疗的目标是集中在每一个成功的步骤上，这些步骤是使病人从异常的人格功能转向正常的功能（见表1-1）。与病理性人格相对照，正常人格功能具备清晰化的概念。

表 1-1 移情焦点治疗改变的机制

治疗师的干预	病人的行为与回应
治疗框架的协商；技术性中立的态度；反移情的包容	病人日常生活中更少的冲动行为；激活与治疗师相关的病理性客体关系
认同与探索在治疗中所激活的病理性客体关系，包括下面的步骤：	
澄清：就客体关系而言，强烈情感状态的认知内容被识别，被描述，被细致阐述	通过认知的详尽阐述，那些高强度的、被掌控的情感状态与付诸行动被转化和包容；这导向一定程度的情感调整与包容
质对：对病人在沟通、行为或心理状态方面的偏差进行探索	病人变得更加觉察，觉察他的经验的分裂特征、相互矛盾特征，在理想化与被害性经验上的两极摆动；变得能更好地观察到他自己心理的经验；并开始能拥有思维三角化能力以及识别思维象征性特征能力增强的时刻。这导向对情感的更加包容，降低了那些情感体验的淹没性特征
解释：对分裂和其他原始防御机制的保护性动机的解释	加深了对心理经验作为象征性的理解（例如：推动了病人对思维的象征性和三角化的理解。）
对分裂的解释	对负性情感更多的包容，随着自体反省能力提高，能对思维象征性特征进行识别，伴随着对原始情感经验的温和化，对理想化与被害经验可以进行渐进性与短暂性的整合；随着焦虑的降低与对分裂需求降低的不断循环，导向从退行到偏执性焦虑的交替整合得到增强 [这些循环可以被看作偏执性防御（定向）和增多的抑郁性防御（定向）之间发生交替]
对分裂作为抗抑郁性焦虑的防御方式的解释	对分裂与原始投射的依赖得到逐步解决；对治疗中激活的内在客体关系的情感特征，表象的特征得到进一步的整合；承认和掌控攻击性的能力得到增强；压抑客体关系的能力得到增强，这些客体关系保留了很高（而不恰当的）的情绪充灌；加固了自体表象和客体表象；部分修通抑郁性焦虑；身份认同的弥散性得到逐步解决

具备正常人格组织的个体首先具备整合的自体概念与重要他人概念，这通过身份认同（identity）这一概念来传达。这个概念既包括连贯的内在自体感觉和能够反映自体连贯性（self-coherence，也可译为"自体凝聚性"，"自体一致性"等）的行为模式。这样一种自体的连贯感是自尊、愉悦，从与别人的关系和在工作的交流中获得快乐能力的基础。自体连贯与整合的感觉有助于能力、需求和长期目标的实现。同样地，一个整合的连贯的客体概念也有助于对他人现实性的评估，包括同感共情与社会接触。自体与客体的整合性感觉的组合将有助于与别人的相处，有助于在与人相处过程中成熟的内在独立性能力的培养。这包括在保持自主性感觉的同时，还可以拥有对他人做出情感性承诺的能力。

正常人格组织的另外一个结构性的特点是：存在着情感体验的宽阔范围。具备正常人格组织的个体能体验一系列复杂情感，同时又能很好地调整而不会丧失冲动控制的能力。正常人格组织的第三个特点是：存在着已经内化的价值整合系统。尽管这个系统的发展基础是父母的价值观与禁忌，但成熟的内化价值系统不是刻板地与父母的禁忌捆绑在一起，而是稳定的、个性化的并与其他人的外在关系相对独立的。这个内化的价值结构在个人的责任感上得到体现；是一种现实性的自体批评的能力；是在考虑了标准、价值与理想这些复杂情况下做出的灵活决定。

发展要素

将客体关系理论与人格结构相联系，我们认为在婴儿发展过程中，多样化内在配对是在原型经验基础上被造就的。

客体关系理论假设，处于一个婴儿发展过程中、在情感强度方面的某一刻到另一刻的体验的特征是不同的。在相对静止的低情感强度期间，婴儿根据年龄和神经心理的发展，对来自他周围环境的刺激用通常的认知学习的方式进行吸收。相反，婴儿也会经历高情感强度的体验。

这些通常与快乐的需求和愿望相联系（"我需要帮助或我想要更多"），或者是与一种远离疼痛的恐惧与愿望相联系（"让我从那里离开！"）。一种典型的快乐或满足的体验通常发生在这个婴儿饿了，而母亲也恰巧在婴儿身边并且给予婴儿回应的时候；然而，一种典型的痛苦或受挫的体验通常是发生在母亲没有对婴儿感受到的需求给予回应的时候，不管这位母亲是出于什么原因。

这些高峰－情感强度时期，包括与客体相联系的自体，并卷入到在发展中的精神（结构）的情感负载记忆结构沉积 (laying down of affect-laden memory structures) 中（图1-2）。科恩伯格（Kernberg，1992）用下面的方式来描述这个过程：

高峰－情感体验可以推动原始客体关系的内化，这种内化沿着令人满足的、或全好的，或令人厌弃的、或全坏的客体关系的轴线进行组织。换言之，当婴儿在高峰－情感状态的时候，自体与客体的体验需要一种强度，这种强度可以推进情感性记忆结构的沉积。

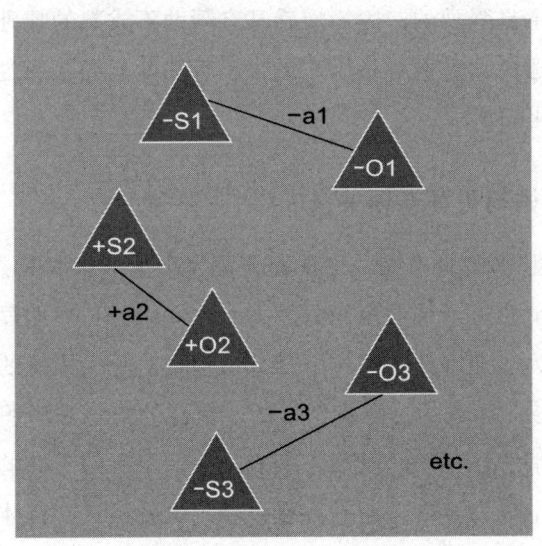

图 1-2　婴儿的内在世界

注明：S= 自体表象；O= 客体表象；a= 情感
例 1：S1= 饥饿，被剥夺的自体；O1= 虐待的，剥夺性的客体；a1= 害怕
例 2：S2= 饥饿，然后满足的自体；O2= 理想的，有回应的客体；a2= 爱
例 3：S3= 有权利的，控制性的自体；O3= 弱的，像奴隶一样的客体；a3= 暴怒

这些情感负载记忆结构影响了正在发展中的个体的动机系统，因为在情感高峰状态下，婴儿更倾向于内化对存活下来看起来重要的内容：获得其所需要的，回避令其痛苦的或者具有威胁性的。

对于客体关系配对，婴儿的满足经验包含着一个理想化的完美的滋养性的客体意象与满足性的自体；尽管挫折性的经验包含着一个完全负性的客体意象，这个客体意象是剥夺性的或者甚至是虐待性的客体，还有一个充满需求的、无力的自体。尽管这些意象是特殊时刻的一个表象，而不是完全的或持续性的客体，但是，它们也被当作巨大现实中的一个部分表象被编码到记忆结构中。因为这个系统的特征，若一个婴儿的照料者通常是体贴的和有滋养性的，无论如何，婴儿都可能因为一个受挫的或者剥夺的短暂体验会内化一个虐待性的剥夺性的客体意象。以一种相似的方式，若一个婴儿的照顾者通常是忽略性的或者虐待性的，婴儿很少有满足性的体验，与渴望满足的愿望结合在一起，将导致内化一个充满爱的、具有滋养性的客体意象。

婴儿的情感是强烈的，因为情感具有帮助不成熟的哺乳动物通过追求快乐与滋养和避免伤害而存活下来的生理性功能，婴儿通过情感表达向照顾者呈现信号化的需求。

动机方面：情感与内在客体关系

情感是与生俱来的天性，出现在人类发展阶段的早期。这些体质性、遗传性决定的情感逐渐地被组织到驱力，这些驱力与早期显现的客体关系相联系并被作为早期客体关系的一部分被整合。令人满意的、愉悦的情感被组织为力比多；痛苦的、令人憎恨的、负性的情感被组织为攻击性。这就是客体关系情感性驱动的发展，既有现实的也有幻想性的相互作用。这些沉积到记忆中成为客体关系的内在世界，也就是说，自体与客体表象的意象，并带着它们之间的情感充灌。而且，情感是驱动力得以建造起来的基本材料，同时也是在特定内在客体关系背景下驱动力被激活的信号。

在婴儿的发展过程中，多样化情感所充灌的体验被内化，内化的途径如下：精神的一部分是由这些建立在满意性体验基础上的理想化意象所构建；另一部分是由另外的负性的、令人厌弃的、贬低性的意象所构建。这些部分的主动分离在精神内部得到发展（图1-3）。

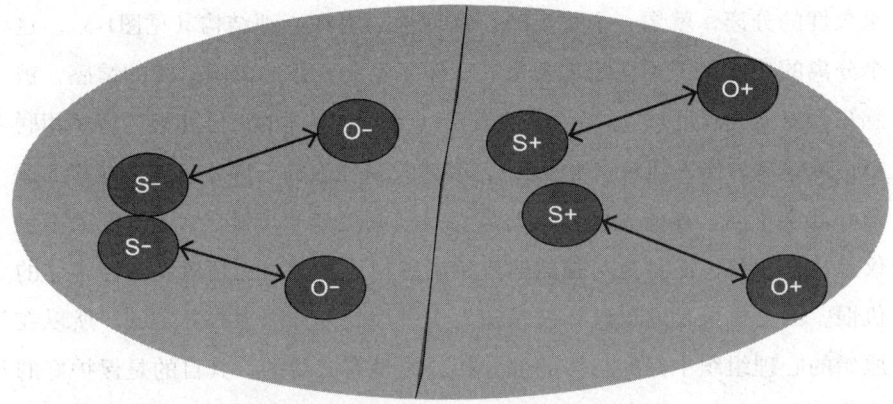

图1-3　分裂组织：全好或全坏的意识

注明：S-= 充满负性情感的自体表象；O-= 充满负性情感的客体表象；S+= 充满正性情感的自体表象；O+= 充满正性情感的客体表象。

在正常发展的孩子中，在生命的头几年，这些极端的好与坏的自体与客体表象开始逐渐整合。这些整合导致了内在自体与客体表象变得更加复杂化与现实化，而且承认现实中的人是好与坏的混合体。有时候有能力处于满意状态，另外一些时候是处于挫败状态当中（图1-4）。

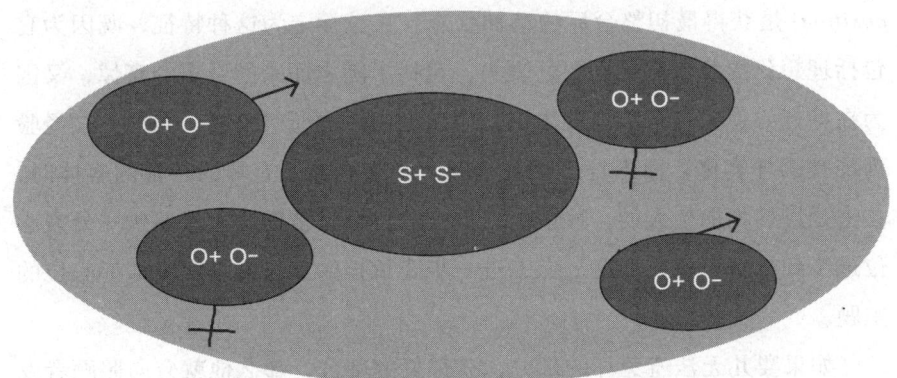

图1-4　正常组织：对整合或复杂性的意识

注明：S+S-= 包含着正性与负性特性和情感的复杂的自体表象；O+O-= 一个客体表象，比起早期的原始客体表象既更加复杂，又更加不同。既包括正性与负性特性和情感，也是具有性别差异的。

在那些继续发展出边缘性人格障碍的孩子们中,这个整合的过程没有进化形成,更多的是在情感高峰体验中的理想化部分与迫害性部分保持了永久性的分离,就像一个稳定的、病理性的内在心理结构(见图1-3)。这个分离的功能保护了理想化表象(充满了朝向客体的温暖、爱的情感,被感知为完美地满足),远离了负性表象(与朝向客体的愤怒和恨的情感相联系,被感知为伤害性与迫害性的)。客体关系理论的一部分与更加纯粹的认知心理学不同,客体关系理论的重点是强调这样一个概念:这些表象不仅仅是认知意象,而且是与强烈的原始情感相连接的,包括对剥夺性客体的仇恨。因为仇恨是通过破坏被感知为伤害性的部分愿望来界定的,所以在原始的心理组织中好的与坏的部分相分离是有必要的。其目的是保护好的自体与客体表象,远离那些与仇恨相联系的坏的表象,避免了被摧毁的危险。这个分离是内在分裂的机制,是原始防御机制的典型形式,是边缘性人格病理的核心。

梅莱尼·克莱因(Melanie Klein,1946)指出这种分裂的内在世界作为**偏执－分裂心位**(*paranoid-schizoid position*),特征是全好的与全坏的内在表象。偏执的特征是来自于投射坏的、迫害性客体到外在客体的倾向上,因此也就活在担心外部世界攻击自己的恐惧当中。**抑郁心位** *(depressive position)* 是获得最初整合后的精神状态。它被标定为这种特征,既因为它包括理想化提供者意象必要的丧失,包括了随之而来的必需的哀悼,又因为在抑郁心位中包含着体验内疚。内疚是由攻击所带来的,当他人被经验为纯粹的坏客体,而不是一个复杂的、既有好的又有坏的特征的客体时,攻击是直接指向他人的。移情焦点治疗的目标是帮助病人从偏执－分裂心位进步到抑郁心位,在这一点上进一步要承担的工作就是解决抑郁心位的主题。

如果婴儿无法避免坏的部分,获得好的部分,那么他就会向照顾者发出求救的信号。有能力的照顾者根据婴儿的行为与情感表达,能读懂这些信号并知道该如何回应。然而,如果在婴儿与照顾者之间相互作用的系统被异常依恋歪曲了,婴儿将体验到压倒一切的负性情感。就如同在这个章节里面所描述的，这个过程的结果是相反的情感性体验的正常整合无法发生。当这些负性体验积累时，一个完全解离的动机系统——其功能运作独立于正性的、满足性动机系统——产生一系列的心理机制来处理这些负性情感的强度。投射性的防御机制试图去掉负性情感，把它仅仅当作来自外界的情感来感知。其他原始的防御机制理想化了某些关系来作为保护，以避免负性思维激活所带来的危险。非现实的理想化歪曲与非现实的偏执性歪曲交替出现。

这个过程影响了个体与他人相处的关系，在其中，一个正在体验到内在冲突觉得还好（"我是安全的"）的个体，可能随后就体验到攻击。这个攻击就好像从外界来的威胁，认为他自己应该是攻击的牺牲者一般。人们由此得出结论：要生存下来，他必须退缩或是反攻击；当面对这样的选择时，就会引发个体与他人认同的困难以及内在道德感的缺乏。这种状况导致了发展社会化支持系统的中断。

在正常的发展过程中，行为模式得以最终建立起来，凭借的是分裂的与投射性负性情感的强烈的动机系统被调整且被整合到个体的适应性机制与通常的愿望抱负当中；因此，提高了个体在面对真实世界的复杂性时的适应性。然而，边缘性人格的个体在做这些的时候是有困难的，因为他们没有发展起对于自己是谁的整合感觉，他们与他人的关系也被严重地歪曲。这些个体没有获得关于自己的整合感觉；而关于自己的整合感觉将会允许他们根据通常意义上的对于自己以及人类互动的积极观点，来准确地评估他们自己的特定心理状态以及他人的心理状态。

总结起来，健康适应性的自体反应依靠一系列的机制：配对关系的内化，同时伴有自体概念的整合，以及重要他人概念的整合。后者也能使个体获得关于他人深度的观察，在全面了解他人行为模式的基础上能评断他人的具体行为。对自体概念的解释,在其更具有持续性和情感倾向的背景下，令一个人能够区分和限制其暂时性情感反应。如果对他人的评估通过内在意象的投射总体上是歪曲的，那么个体就不能现实性地反映他人。这种歪曲导致个体把他人某个特定时刻的反应，当成是他人的全部故事，而不是能判断他人在除了某个时刻情绪性反应之外的其他反应。

发展的气质性与认知性方面

人格呈现的是行为模式的整合。行为模式的基础是气质、认知能力、性格以及内在价值系统（Kernberg and Caligor，2005）。气质是以体质为基础的倾向，倾向于体验到内在与外界刺激的一种反应模式。这个模式包括了情感反应的强度、节奏以及情感反应的阈值。本质上来说，人格是建立在被激活的阈值上，被激活的是积极的、愉悦的和令人满足的情感，抑或痛苦的情感。这些情感都呈现了人格在身体上与心理上的最重要的联结（Kernberg，1994）。情感的强度、类型，还有通过儿童发展次序所展现出来的情感范围在理解边缘性人格组织（Borderline Personality Organization，简称BPO）上是非常重要的。丝毫不会让人惊讶的是，情感与照顾的背景是相关的（Kochanska，2001）。在实验室设置的情况下进行观察，发现母子依恋模式最早是在14个月大的婴儿身上与情感呈现相关。随着时间过去，安全型儿童变得更少发火，不安全的儿童呈现出更多的负性情感。

认知过程在现实性感知与朝向相关目标的行为组织方面起着关键性的作用。认知过程在情感反应的发展与调整方面也发挥着中心的作用。认知的情感表现影响到它们激活的阈值。这些认知过程在从原始的情感状态转化到复杂的情绪体验方面是重要的。通过从照顾者所提供的示范学习与自己先天气质的整合，注意力调整和控制的认知能力得到发展。

有效控制（Effortful control）被当作气质的一个自体调节维度，被很多调查者（Ahadi and Rothbart，1994；Rothbart et al.，2000）所研究。有效控制被描述为是一种能力，这种能力能抑制优势反应，以便展现次优势反应（Posner and Rothbart，2000；Posner et al.，2002；Rothbart and Bates，1998）。一个拥有有效控制能力的个体能够自动地抑制、激活或改变注意，因此能潜在地修正和调整他随之而来的情感。越来越多的证据说明，婴幼儿有效控制能力的获得对于情感调节、社会关系与良心的发展起着极为重要的作用（Eisenberg et al.，2004）。

性格——身份认同的行为表现——是行为模式的动力性组织，它对特定个体来说是独一无二的。性格包括行为模式组织的水平和在环境状况下行为的灵活性或刻板性的程度。身份认同（由自体概念和重要他人概念所组成），提供了决定性格的动力性组织的心理结构。自体与客体概念的发展来源于早期阶段，依靠语言的出现以及对语义记忆和情境记忆的编码。自传式记忆（Autobiographical memory）被认为是情境记忆的这样一种形式，它随着时间形成了个人的、长期持续的关于自己故事的概念（Nelson and Fivulsh, 2004）。自体表象的发展依次出现，这个发展是从儿童期用"全或无"的思维并进行非现实性的积极评估开始；进展到儿童中期或后期时存在了积极与消极评估，并具有整合对立双方的能力（Harter, 1999）。

儿童与照顾者之间关系的中断以及创伤的存在，对于自体与客体概念的发展起着明显的影响（Harter, 1999）。尽管早期的性虐待出现在一些边缘性病人的个人史中，我们还是认为，对于那些认同了照顾者身上所附加的忽略的、冷酷的、共情失败这些因素的人，这些附加因素对他们起着显著的有害的影响（Cicchetti et al., 1990；Westen, 1993）。那些在这些困扰性环境里养育长大的儿童会形成与他们原始照顾者之间的不安全依恋（Cicchetti et al., 1990；Westen, 1993）。这些不安全依恋影响到有效控制能力与自体调节的发展，同时，自体与客体概念的内化由强烈的负性情感和防御性操作所妥协形成，目的是歪曲信息系统来避免伤害。

最后，对于行为模式的组织与指导同样重要的是内化的价值观系统。这个道德指南是从内化的父母式的禁止与价值观当中发展出来的。在一系列的研究中，卡坎斯卡（Kochanska）与他的同事们追踪研究了随着良心出现的控制能力的发展。在儿童早期，控制能力作为一种特征性属性出现在大约45个月大的儿童身上。那些有高级控制能力的儿童有更高级的良心发展和更少的外显问题。越好的控制能力发展与越低的情感强度是联系在一起的，这一点非常有趣。这一个发现甚至出现在当一个儿童管理控制方面有困难的时候（Kochanska and Knaack, 2003）。

一条发展路径的图画呈现出来，其特征是控制能力和其他自体调节技巧的融合。这些自体调节技能是在儿童与照顾者之间滋养性的和安全有节奏的、可预期的关系的背景下出现的。与仁慈的、具有共情和关怀的照料者互动，让儿童发展出不断成长的自我调节、占优势的、超过负性情感的积极情感，良心开始发展以及与同伴们的顺畅的互动不断提升。这个正常发展的路径，在以身体或情绪忽略的环境和以身体的或性的虐待为特征的环境中被打乱了。在这样的个案中，儿童呈现的是负性情感、缺乏自我调节、自体与客体概念的混乱以及与同伴之间困扰的关系。至今还没有对边缘性人格病人的发展性研究，但是，这幅已经呈现的图景与边缘性人格障碍病人的成年表现是相似的，带有身份认同混乱、负性情感占上风、缺乏自我调节、与他人的关系有损害性。

疾病分类学的精神分析模式

在提升对诊断可靠性的努力下，DSM 系统倾向于将可观察的行为作为锚定诊断的标准。这个方法的有限性在于，同样的行为依据潜在的人格组织，可能有完全不同的功能与意义（Horowitz，2004；Kernberg and Caligor，2005）。例如，与社交胆怯或抑制相关的行为，可能归结为分裂性或回避性人格障碍的诊断。

同样的表面行为实际上可能反映的是偏执性个体的谨慎小心或者是自恋性夸大个体为暴露其深层渴望的缄默。对这一事实的内隐的认识在 DSM-IV-TR 制定中，通过在轴 II 对不止一种人格障碍列出一些相同诊断标准上体现出来。

我们基本的假定是，一个人要理解人格及其病理学，只有通过检验和可观察行为相联系的主体体验与潜在的心理结构。与此假定相一致，我们已经建构出一个建立在这些基本元素基础上的、精神分析的疾病分类模式。在图1-5和图1-6中图解出来，这两个表是对人格障碍的理论性分类，它将分类的（比如，DSM-IV-TR 障碍）与维度的（比如，带有攻击性的精神生

第一章 边缘性人格组织的本质

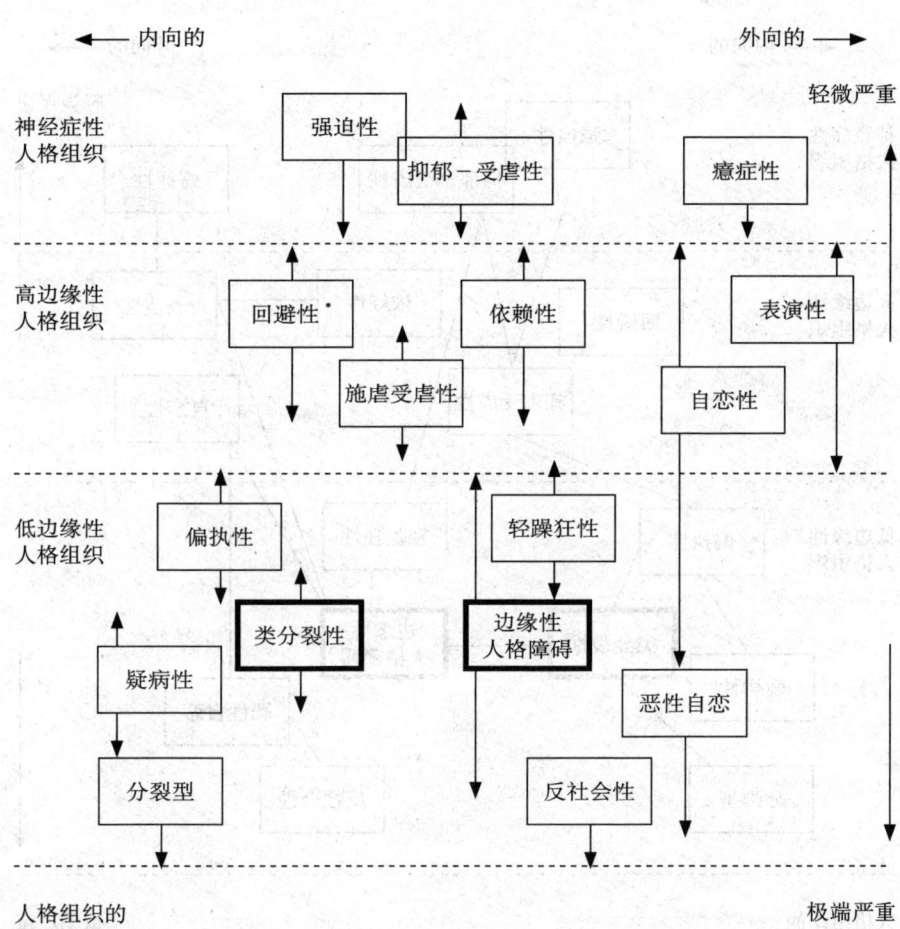

图 1-5　常见的原型人格类型与结构性诊断之间的关系

注明：严重性的范围从最轻微到极端严重。箭头标明了严重性的范围
*考虑到 DSM-IV-TR，我们把回避性人格障碍包括进来。然而，在我们的临床经验中，被诊断为回避性人格障碍的病人基本上都被证明还有另外一种人格障碍，这另一种人格障碍可说明回避性的病理。因此，我们对作为临床个体是否存在回避性人格提出质疑。这是一个有争论的问题，值得进一步研究。

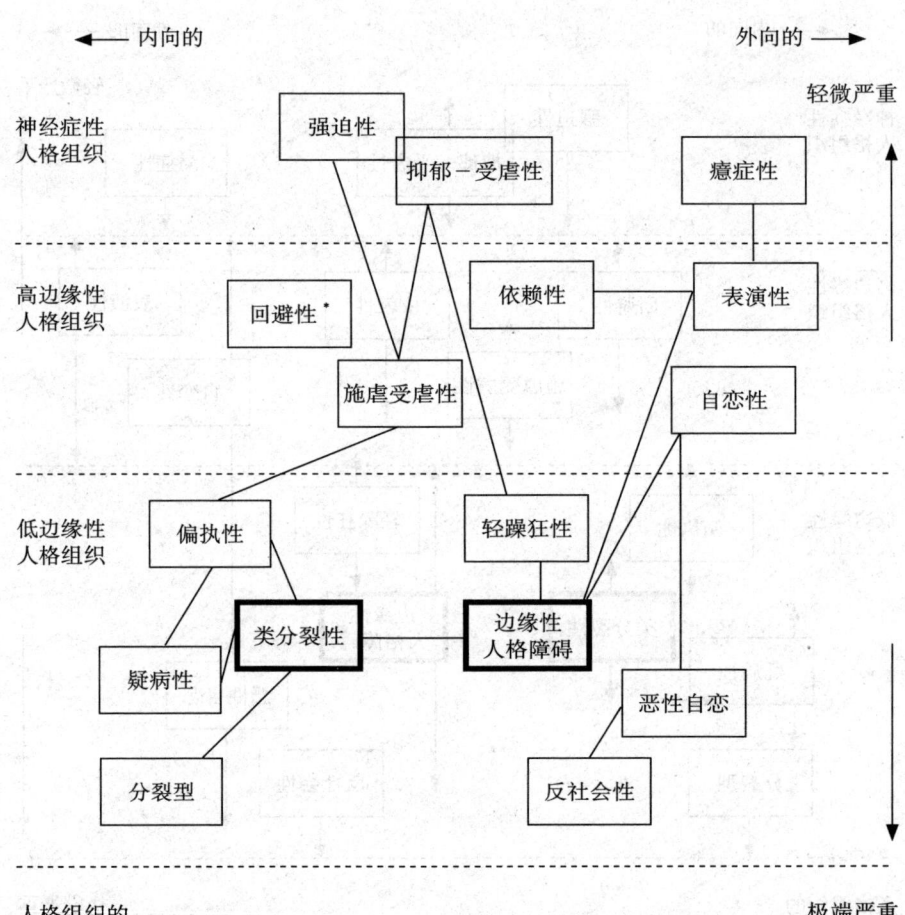

图 1-6 在人格障碍中连续性与临床相关的关系

注明：灰色线表明在人格障碍中临床相关关系。

*考虑到 DSM-IV-TR，我们把回避性人格障碍包括进来。然而，在我们的临床经验中，被诊断为回避性人格障碍的病人基本上都被证明还有另外一种人格障碍，这另一种人格障碍可说明回避性的病理。因此，我们对作为临床个体是否存在回避性人格提出质疑。这是一个有争论的问题，值得进一步研究。

活的相关侵入程度,还有内向的对外向的)结合在一起,建构出一个理解人格障碍的完整领域。在第十一章我们呈现了一些数据,这些数据与人格病理学的整体地形(overall topography)是相一致的。

在行为的层面上,人格病理学既不是通过正常行为的抑制,也不是通过特定行为的夸张来表现的,而是通过相互矛盾的行为的摆荡来呈现的。在结构性层面,人格既不可能是通过自体连贯整合的感觉来组织,也不可能是通过没有这种连贯的身份认同感觉(Kernberg and Caligor,2005)来组织。通过考虑身份认同与他相关的概念,如防御机制、现实检验、客体关系、攻击性及道德价值观,一个人能概念化人格组织的水平或程度:从健康的组织进展到失功能的组织,这些水平的范围覆盖从正常组织到神经症性组织,再到边缘性组织(表1-2)。

表1-2 人格组织水平方面

	边缘性组织	神经症性组织	正常组织
身份认同	对自体与客体的不连贯感觉;对工作、休闲缺乏投入	对自体与客体的稳定感觉;对工作、休闲的投入	对自体与客体的整合感觉;对工作、休闲的投入
防御	使用原始防御机制	使用更加高级的防御;刻板	使用更加高级的防御;弹性
现实检验	对现实社会标准的同感是变化的;缺乏细微的机智性	对自体的准确感知 vs 无自体;内在 vs 外在;对现实社会标准的同感	对自体的准确感知 vs 无自体;内在 vs 外在;对现实社会标准的同感
攻击	直接攻击自己;攻击其他人;严重个案内心的仇恨	压抑攻击;愤怒爆发后内疚	可调整愤怒;合适的自我决断
内化的价值	前后矛盾冲突的价值系统;无能力达成自己的价值观;对特定价值观的明显缺失	过分内疚的情感;在处理自我方面有一些僵硬	稳定的,独立的,个体化的
客体关系	有麻烦的人际关系;混乱的或者没有性关系;内在混乱的关系工作模式;在爱恋关系上有严重困扰	一定程度的性压抑,或者在整合性与爱上有困难;与他人有深度关系,对特殊他人有特别的聚焦性的冲突	与他人有持续的深度关系;有温柔联结的性亲密;有协调的人际关系

边缘性人格组织

人格组织的边缘性水平包括在 DSM-IV-TR 中所描述的特定人格障碍（边缘性人格障碍、分裂型人格障碍、分裂样人格障碍、偏执性人格障碍、表演性人格障碍、自恋性人格障碍、反社会性人格障碍以及依赖性人格障碍）和没有特别在 DSM-IV-TR 中提及的其他人格障碍（轻度躁狂性人格障碍、受虐性人格障碍、疑病性人格障碍以及恶性自恋）（Kernberg and Caligor, 2005）。

有边缘性人格障碍的个体处于原始的、强烈的、未整合的和他们所无法控制的情绪影响之下；这些情绪变得容易与他们相应的认知系统一起被激活。

这些个体不仅会变得愤怒，而且他们也会认为他们的愤怒有正当的理由。这种反应反映的不仅是情感失调，而且是认知失调。

边缘性人格组织的构成要素

边缘性人格障碍病人的特征是混乱的身份认同、原始防御的使用、通常完好的却是脆弱的现实检验能力、在情感调节方面的损伤以及在性与攻击表达、不一致的内化的价值观，还有与他人关系质量糟糕（图1-2）。

边缘性人格组织（BPO）的病理性结构由早期客体关系中原始的正向的（理想化的）和负向的（迫害的）部分的整合缺失所构成的，早期客体关系作为记忆痕迹在早期强烈的情感体验中被保存下来。这种内在整合的缺失构成了身份认同混乱的症状——如果与之相反，就可以说，是构成了正常的身份认同与自体感。这种症状，是 BPO 的核心，特征是自体整合概念与重要他人整合概念的缺位。临床上，这些内在自体与客体表象整合的缺乏，明显地呈现在病人的无反省性、前后矛盾或混沌地对自体与他人的描述，且无能力去整合这些矛盾，或者甚至是无能力去觉察这些前后矛盾之处。这种整合的缺乏对个体体验的世界有根本性的影响。

与边缘性心理结构相关的行为包括情绪的易变性、愤怒、人际间混乱、冲动性的自毁行为、在现实检验能力方面出现失误的易感性（例如，在DSM-IV-TR中所描述的症状类型）。一个关于这种混乱与碎裂身份认同的典型特定表现是在温顺的无助感与暴怒的像暴君一样的攻击性之间的摆荡。这种摆荡是直接指向自己或者他人的。

原始防御机制

原始防御操作的使用在行为上有明确的表达，而这种行为也阻止了病人的功能执行；在治疗的情况下，也歪曲了病人—治疗师之间的互动。防御机制的功能通常是协调冲突，这些冲突存在于经由情感状态与驱力外化所造成的竞争性压力、内化的对抗驱力的禁令以及外在现实之间。成功且成熟的防御将焦虑降低到最低程度，焦虑是从这些冲突中生发出来的；同时也将个体灵活行动的能力最大化，以此来在爱与工作中获得成功。在正常心理发展过程中，个体经历了从原始防御到成熟防御的过程。原始防御在婴儿与儿童时期占主导地位，成熟防御在健康个体的心理生活中占主导地位，如合理化、理智化、幽默和升华。

尽管原始防御建立了处理焦虑的第一步尝试，但原始防御是刻板、缺乏灵活性的，而且也不允许个体能成功地适应外在现实。原始防御在生命的第一年出现，发展中的儿童此时尝试去应对强烈情感和与强烈情感彼此相关的驱力，而且这种驱力是与外在现实相关的。最初的让自己远离在力比多与攻击情感之间摆荡所产生的焦虑以保护自己的策略，是严格地将这些情感分离开来；并且也把客体从这些情感中分离出来。原始的防御通常是围绕分裂来组织的，将好与坏的情感彻底分离，将好与坏的客体彻底分离。这些防御机制呈现出个体尝试保护自己心理或内在世界的理想化部分，以避免攻击性部分（见表1-3）。这种分离的维持是以牺牲内在心理意象整合为代价的。因为这些防御阻碍了对外在世界或内在情感的成功的认知加工过程。它们通常会导致痛苦以行为呈现，而不是能够内在地掌控痛苦。

这种分裂的内在心理组织将它自己强加于个体对世界的知觉上，对世界的知觉是在范畴名称（categorical terms）内被体验的。观点是非常强烈的却不是稳定的。事情非好即坏，但是，什么是好的和什么是坏的，却可以根据突然变化的情境进行改变。这些突然的改变对 BPO 个体的混乱生活体验起到了作用。如果一个个体感觉到他的朋友对他失望，那么这个朋友可能就立刻被贬低到黑名单里面；而随后的一个积极的体验可能又会重新保持关系。对世界的好的或坏的回应影响到个体的心情：一个单一的挫折可能让所有的事情看起来变得暗淡，导致抑郁心境。一个快乐的惊喜可能使他瞬间变得欣快。好坏的分类在处理世界的复杂性上保持着刻板，几乎无法提供弹性，尤其是在处理人际间的互动关系上。个体不能欣赏状况的微小变化，或不能忍耐模糊性。这使他预先倾向于用他自己的观点进行歪曲，因为外在现实通过他刻板且原始的内在结构被过滤了（例如，与他刻板和原始的内在结构导向一致）。因此，分裂不能提供对生活的成功适应；分裂能解释情绪的和人际间的混乱，以及 BPO 病人的症状。

在 BPO 个体身上，分裂占主导，分裂的每一部分都接近意识；尽管是以不连续的、断裂的和解离的方式呈现。有 BPO 的个体，尽管是以混乱的方式进行的，但是也能忍耐前后矛盾的思维、情感和行为。在一个更加健康的神经症性个体身上，任何通过在梦或幻想的形式所呈现的压抑的材料（repressed material）被打断，个体只是单纯地在认知层面上体验，而没有相对应的强烈的情感或渴望。（如果对压抑材料的觉察没有到达意识层面，个体通常会体验到非特定性的焦虑。）然而，有 BPO 的个体，当分裂的材料进入到意识层面，他们就会以饱满的伴随情感的方式进行反应，导致强烈情绪混乱的体验。

分裂或原始性解离（primitive dissociation），通过投射性认同得到了加固，在边缘性人格组织（BPO）中，占主导地位的防御操作构成了投射最原始的形式。这种防御机制的特点，是通过潜意识的倾向来体现的，这种倾向既能引诱被投射的重要他人，也能企图控制他人。他人被假定为是有功能性的，这个功能性是在病人自我的主要投射部分下进行运作的。全能感、全能的控制（Kernberg，1995b）、原始的理想化、去价值化以及否认都是其他占主导地位的原始机制，这些原始机制完成或加固了分裂和投射性认同。

现实检验能力

不管是 BPO 还是神经症性人格组织（NPO）的个体，都有完整的现实检验能力；也就是认同一般现实社会标准的能力。这在与病人机智的质对中会呈现出来。然而，在边缘性病人那里，现实检验能力屈从于（情绪）波动的方式，这在神经症性的病人那里是找不到的。有 BPO 的个体在社会互动中可能缺乏微细的灵活机智，尤其是在压力情况下。例如，在压力情况下，那些有 BPO 的人更容易退行到偏执性思考中。相反，NPO 个体拥有更加灵活机智的、具有共情性的、慎重的以及自我反省的敏锐感。

客体关系

在正常发展中，随着早期内在客体关系原始状态的整合进程，内在客体关系配对变得连接在一起且发展出更大的组织结构，从而构成了成熟的心理组织：本我、自我以及超我（Kernberg，1980）。在神经症性症状下面是这些心理结构内部相关的稳定冲突。对于在边缘性水平的个体来说，这些更加组织化的心理结构还没有得到巩固。这些个体保留了原始的、不必要的精确的、来自早期生活的自体与客体的内在表象。结果是，首先，造成这样一个对世界的观念，在其中滋养性客体和惩罚剥夺性客体交替出现，没有现实性的中间转换地带；其次，造成了发展贫乏的自体感，游移在把自己体验为（或多或少是有意识地）匮乏的和无助的以及把自己体验为全能的之间。

混乱的客体关系是通过对他人缺乏同感（empathy，也译为"共情""神入""同理"）能力和缺乏成熟评估他人呈现出来的。他人被感知为理想化的或者是迫害性的、贬低的。有 BPO 的个体在建立和保持亲密关系上有困难，在性的病理上采用的形式不是性的抑制体验就是混乱的性行为。

道德价值观

超我的发展构成是内化的自体与客体表象的相续性层积形成的

(Jacobson，1964；Kernberg，1984）。第一个发展层面反映的是要求性的和原始的道德体验，这是儿童在照顾者提出要求时体验到的，这些要求是禁止攻击的、性欲的以及依赖的冲动的表达。第二个层面是通过理想化的自体和客体表象构成的，是儿童早期理想的反映。超我的第三个层面的演变，是作为超我功能的最早的迫害水平到后来的理想化水平被整合、被缓和，对更多的现实化的父母的要求和禁令发展出更多现实性、促进性的内化。这个整合超我的第三层面，作为内化的价值系统在运作，允许个体更少地依赖外在确认和个体有行为控制；对价值和他人更有能力进行深层次的承诺。

超我病理学的范围，和它在反社会行为方面的最极端的形式，就其对所有针对人格障碍的心理治疗方法提供的负性预后提示而言，是特别的重要。这个首要的预后指示，在重要性上与之匹配的，仅有和重要他人深层关系的存在（或缺席），无论这种深层关系是混乱的或让人困扰的。反社会行为越是严重，病人越是会在一个持续的时期保持社会孤立，预后也就越差。相反，严重的但有维持性人际行为并且没有反社会行为的人格障碍患者，对于所有类型的心理治疗都会呈现一种积极的预后。

攻击性

体质性派生的情感是人类行为最早的有力的动机因子，其核心的作用已经在这一章的前面部分罗列出来。这些情感出现在发展的最早期阶段，通过与周围环境尤其是与最重要的照顾者之间的互动关系，愉悦的、满足的情感变成了力比多组织的部分，痛苦的、负性的情感被组织进了攻击性。暴怒（Rage）是攻击的最基本情感，并进一步分化为仇恨、嫉妒、愤怒以及易激惹（hatred，envy，anger，and irritability）。同样地，性兴奋构成了力比多情感的核心，它是从早期体验到的欣悦和体表感官愉悦中演变出来的。

有边缘性水平组织的个体，内部客体关系世界是歪曲的，负性情感占据主导。情感是原始的心理推动力，在这个意义上来说，一个人将去追求所渴望得到的一切，并试图去逃避所不需要的、痛苦的或者伤害性的一切。不管负性情感的起因如何——或者是体质性负性情感的高反应性，或者是环境性介导的创伤体验、与照顾者的扰乱性关系，或者是淹没性痛苦——内在的歪曲界定了个体，他所感觉到的是什么和事情的意义是什么。

更严重的低水平BPO障碍（这些出现在图1-5的最下端）患者，其特征是带攻击性心理生活的更高水平的输注（infusion）。低水平BPO患者比起那些高水平的BPO患者来说，体验到更多明显的攻击，这些攻击侵入了他们的客体关系，严重地导致超我发展的空白。根据DSM-IV-TR的轴Ⅱ，这些低水平BPO患者更可能是边缘性人格障碍并伴有自恋性、偏执性、反社会性人格障碍，或者是伴有这些特质。就像在本章稍后部分所描述的，低水平BPO患者比起那些高水平的患者来说更难以治疗，有时候是达到了可治疗性的限制（Koenigsberg et al.，2000b；Stone，2006）。那些更少严重障碍群的人（在图1-5的上面部分呈现出来）在与重要客体的关系上显示出更多的依赖能力、更多地投入工作与社会关系的能力、更少的自我脆弱性的非特定的表现。

神经症性人格组织

与BPO相对比，有NPO的个体具有整合的身份认同（例如，对自体和他人的整合感觉）。有NPO的人通常会使用成熟的防御操作，这些防御操作是围绕着压抑而不是分裂来组织的。这些防御操作不会呈现为立刻就歪曲病人内在人际关系互动的行为特征。神经症性防御，和分裂相反，包含整合的自我谐振、性格学锚定的配对。它们界定了一个一致性的自体概念，并提供了一种稳定性；而这在BPO是缺乏的。关于此类型防御的一个典型例子是反向形成。一个围绕着攻击性有冲突的神经症性的人，也许可以执行如此与主导自体感一致的功能——他作为一个有礼貌者而过于恭顺的个体，和有力的权威发生联结；同时，持续性地从意识中压抑掉一个隔离的配对。这个配对是没有被整合到优势自体感中的，它包括了一个反抗性自体，带攻击性地挑战一个施虐性权威（解释是在体验的意识－前意识水平得以反省，配对非常压抑的部分，提示着特定威胁性客体关系不再与个体的自体和他人概念相兼容）。在神经症性的个体身上，后面部分的配对会持续性地被压抑，没有进入到意识层面的通道，除非在退行的情况下，例如通过一个爆发性的、愤怒突发或者是神经症性症状来表达。NPO是不太严重的人格障碍，尤其是癔症性人格障碍、强迫性人格障碍和抑郁受虐性人格障碍（见图1-5）。

仇恨的心理病理：力比多驱力发展的主要障碍

治疗边缘性病变的客体关系方法，更多聚焦在这种病变中攻击性的作用上，而不是做其他的概念化（Beck et al. 2004；Linahan，1993；Young，1994）。其他方法，包括某些精神动力性方法（Bateman and Fonagy，2004；Buie and Adler，1982/1983；Kohut，1971；Masterson and Rinsley，1975），可能将攻击看作在应对虐待的时候所体验到的愤怒，而没有描述内源性攻击（endogenous aggression）的作用。事实上，我们方法的特征是有时候过度强调了愤怒的作用，将边缘性个体当作坏人来描绘。这里澄清一下在攻击性上我们的观点：我们把它看作每一个个体的体质性成分，它是进化的一个产物，嵌入在我们的神经生物学基础上（Pankseep，1998）。而且，把它与"坏"相对等，这是过度简单化了。从进化来看，攻击性对于保护幼小、提供资源和领地是有贡献的。在更加文明化的情况下，攻击驱力能够被掌控，被应用在自我肯定、创造力以及领导品质上。由攻击性就是全坏的这么一个过度简单化的观念，推论出来的另一个过度简单化的观念就是早期心理发展中全部好的方面都是值得追求的状态。既然全好的自体和他人表象并不比起全坏的自体和他人表象更现实一些，所以它们同样必须被超越，以便能允许个体适应生活的现实。最后，关于我们在与病人治疗中对攻击性进行工作的总体状态的一个注意点是，一个治疗师必须经常帮助病人承认、理解以及整合他的攻击性，以便可以前进到更充分的爱的发展能力上，爱的能力是可能被没有整合、没有代谢的攻击性所阻碍的。

在正常发展中，在心理上分裂开的好与坏的部分变得整合。这种整合使得内在世界得到发展，而不再以这种分裂为特征——通过既包括好的也包括坏的特征的自体和他人表象——允许人格的弹性发展，以便更适应现实世界的复杂性（见图1-4）。在这种整合的影响下，个体从理想、完美的提供者及施虐性迫害者的领域移开，进入到更加现实性的"够格"的客体位置。这种内在意象的整合来源于两个因素的驱动：第一个是认知发展——也就是说，大部分个体具有感知的能力，他能感知到极端相对立的分裂模式是不适合真实人们的弹性。第二个因素是，在大多数个体的个人发展中，好的满意性体验超过了坏的挫折性体验。这种好体验的盛行帮助个体能忍耐一些没有极端仇恨反应的坏体验。这个发展阶段与梅莱尼·克莱因（Melanie Klein，1957）的抑郁心位（depressive position，也译作抑郁位，抑郁状态）相对应，之所以这么称呼这个阶段，是因为当个体获得并不完美的真实的人的爱的可能性的情况下，个体同时哀悼原始理想化提供者的丧失。现在个体因过去直接投射到"坏客体"身上的攻击性仇恨而体验到内疚，因为个体在还没有成为更加复杂整合关系的一部分之前，客体就成为自己投射性攻击的接受者。与此抑郁阶段更加复杂的客体相对应的情感也是更加的复杂——不再是简单的与早期分裂精神结构相关的全爱对全恨。

这个更加原始的分裂精神结构是偏执–分裂心位（paranoid-schizoid position）。在这个心位，个体的内在世界是建基于全好和全坏客体表象分裂基础上的（和自体表象相对应）。偏执心位保护了非现实性的、理想化的完美提供者意象，远离通过分裂全"坏"到相等的非现实性的迫害性客体身上来避免不完美或破坏性的污染。个体存在于一个使他感觉到遭受迫害的世界，目的是保持完美客体和完美自体内在意象，这种完美的内在意象从来没有在现实中遇到过。这个模式对应于有 BPO 个体的内在世界。在治疗中，这个心位需要的进化是指向抑郁心位的。在进化的过程中，病人到达一个阶段，这个阶段伴随着原始的、理想化的客体丧失，同时，当他变得能觉察其他人可以提供真诚——尽管是不完美的——爱与关注，这些爱与关注不是剥削性的，此时相互关心的关系就成为可能。

在一个正常人发展过程中，如果导向抑郁心位的心理整合没有发生，个体就被滞留在了分裂的内在组织中，而这在稍后的生活中，对应的就是边缘性人格。身份认同混乱源自这个分裂内在组织的碎片本性。多种未整合的自体-客体配对多方面地决定了个体在任何特定时刻的主观体验，创造了一种体验的断裂感觉，在对关系、有意义的工作、目标或价值观的承诺上有困难。

力比多与攻击性——在弗洛伊德派的元心理学中是生和死的驱力（Freud，1920/1955）——构成了情感的整合，这些情感要么是愉悦的、令人满足的、正性的情感状态系列（力比多），或者是相对应的负性的、令人憎恨的、痛苦的及攻击性情感状态系列（攻击性）。在这种形成过程中，性兴奋是一个基础的、逐渐的进化情感，这是来源于婴儿身体的早期性感应区潜能（erotogenic potential）、欣悦的情感（the affect of elation）以及身体表面和黏膜交界处的愉悦刺激。这种性兴奋代表着作为一种驱力的力比多的核心情感。

相反，暴怒是另外一种早期的基础情感，它构成了攻击性的核心情感——尽管当攻击性变为病理性的时候，暴怒本身不是核心情感。更确切地说，病理形式的暴怒包含着作为一种临时性情感的暴怒被转化成仇恨（仇恨是一种慢性结构性情感，它包括了一个特定的内化客体关系，而这个客体关系是在攻击的心理病理性方面发挥着核心作用的）。暴怒的原本功能是沟通，即将一个基础信息传递给照顾者，以便能消除一个刺激物的源头或者干涉自己与满足之间的障碍。在这一背景下，仇恨能够伴随着一个坏的、挫败性客体意象的强化而出现，或者更加具体地说，仇恨能出现在一个内化的客体关系中，这个客体关系是由承受痛苦的自体和蓄意诱发苦痛的客体所组成。在最原始的水平，仇恨反映了一种要将坏客体破坏的欲望。在更高级的水平——当一个特定的在早期性兴奋与仇恨之间的融合发生的时候——仇恨的目标是在客体内引发苦痛。在后面的这个情况中，一个对客体的结构性、施虐性的关系已经建立了。最后，在更加高级的水平，仇恨变得更加有限制，它表达了一种主导和控制坏客体的愿望，并作为一种保护自体安全的前提条件。

仇恨总是包含在强烈的苦痛、一个潜在来自坏客体攻击危险的恐惧以及原始投射机制之中，尤其是在投射性认同方面。投射性认同处理的是要忍耐痛苦的情感时遇到的困难。主要通过以下步骤：①对攻击性的投射（在这种情况下）；②对已经被投射攻击性的客体，对其恐惧有所增加；③对来自客体的幻想化的攻击性产生的反攻击也有增加；④无意识努力既要诱发客体的仇恨反应，又要控制被感知为仇恨性客体；建立了一个恶性循环。临床情境中的仇恨被激活，通常包含了与之同时发生的对全能性控制的努力，而全能性控制通常是与暴力所带来的威胁感——内隐或外显的——以及病人对于这些仇恨来源的混乱感相关。

这个关于情感与驱力之间关系的表述，促使人们更清晰地聚焦于以下两者的关系——一方面是在遗传和体质水平上对攻击情感被激活所发挥的作用；另外一个方面是关于后天形成的机制，这些机制是由早期创伤情境所导致的强烈的、慢性的、重复性的暴怒以及内化的以仇恨为主导地位的客体关系所导致的恶性循环。在某些个体身上，由遗传所决定的和先天的对强烈攻击的气质，可能通过异常的神经荷尔蒙系统调整，导致了病理性的情感激活。关于多巴胺的、肾上腺激素的、去甲肾上腺素的、类胆碱的，尤其是含血清素的神经递质的异常性以及它们对下丘脑垂体轴所产生的影响，这方面知识日益增长，显示了对情感和气质的生物学研究的当代进展——也就是说，显示了情感激活的强度、节奏和阈值的先天气质（Kernberg and Galigor, 2005）。

同时，在婴儿攻击行为方面，早期的、严重的、慢性躯体疼痛的影响；对于婴儿与儿童的强烈且病理性攻击行为发展方面，婴儿与母亲之间的慢慢发展出来的攻击的、戏弄性的相互作用，在这些方面已经积累了很多的资料。这些资料丰富了受伤儿童综合征（the battered child syndrome）的早期研究，同时也发现受伤儿童发展出了对喜好攻击父母依赖性的增强，当这些儿童成年后，他们的攻击性行为会繁衍下去（Kernberg，2004）。在自体表象与客体表象之间的特定情感负载关系中，对受害者与施害者的同时认同，也许会带着角色交替重新激活这种自体－客体关系，这通常是边缘性人格障碍的中心问题。

创伤、仇恨与嫉妒之间的关系

临床经验已经帮助我们澄清了创伤、仇恨与嫉妒之间的关系。仇恨——尤其是强烈的原始仇恨，已经渗透到病人经验的各个部分——这种仇恨倾向于产生嫉妒，这种嫉妒通常产生于这样的人群：他们对一个如此痛苦的、破坏性的且是对自己人生的自毁性关系无法掌控。在不是那么极端的环境中，创伤发展出相对的单纯形式，即没有心理病理性嫉妒的临床仇恨。在其他个案中，仇恨来源于早期严重的紊乱体验或是对挫败的过度敏感，这些体验与敏感产生了强烈的对好客体的嫉妒，这些嫉妒本身看起来好像是自愿性的、带有残留的施虐色彩。在这些情况下，病理性仇恨作为次级发展被嫉妒所掌管，仇恨——来自意识的与无意识的——直接指向被嫉妒客体，同时也指向能提供满足感的客体。

自恋性人格结构本身可能被看作厚重的性格防御，是为了防御过量嫉妒被激活。因此，仇恨可能不仅在施虐性和创伤性的客体那里直接地被感知，也在带有戏谑残留的好客体那里直接地被感知。病理性嫉妒——倾向于宠爱和贬低爱与善良，因为爱与善良来源于被嫉妒的客体——这让自己产生了自体永存性（self-perpetuating）的挫败感与仇恨。

反社会结构与相关的移情

在那些有反社会人格障碍的病人身上可看到，最极端的浑身上下带有十足的、不能控制的仇恨的情况。这样的仇恨通常是通过人际关系间完全的冷酷与麻木不仁来伪装，这样的性格只有通过暴力性偶然爆发来呈现出来。我们需要区分反社会人格障碍——根据在英国文献和在 DSM-Ⅰ与 DSM-Ⅱ（美国精神病学会，1952，1968；Hare，1986；Kernberg，1992；Stone，1993）中所描述的经典心理变态者——与不是那么严重的恶性自恋综合征；反过来说，综合征将不那么严重的自恋性人格障碍与反社会特征区分开来。在反社会人格障碍中，超我功能、内疚与焦虑的能力以及与他人交往过程中互惠互利能力都完全丧失，这排除了进行心理治疗性关系建立的可能，目前这种障碍在实践中是不可以通过心理治疗性方法被治疗的。有反社会人格的病人在人际关系中存在长期的欺骗；在与治疗师的关系中，作为长期的、不能被宽恕的不诚实在治疗情境中，以戏剧化的精神病态性移情（psychopathic transference）泛滥的方式呈现。精神病态性移情是一种有效的防御方式，用来防御潜在的、严重的偏执性移情（paranoid transference）。在极端的来访者中，可能会以偏执性－精神病性移情（paranoid-psychotic transference）的退行来呈现。在这些来访者中，存在一个幻想的客体关系世界，在这个世界中，以相互操控和不诚实为特征；这就构成了一个脆弱的保护性表层，以防御潜在的充满无情的暴力世界。这个暴力世界对他们而言，是他们唯一可以预期人类相互作用的世界。

除了反社会人格障碍的来访者之外，系统性对精神病态性移情的分析最后可以将它们转入潜在的偏执性移情。这造成的结果是被防御对抗的关系显现出来。其特征是将浸透着仇恨的施虐性客体替代性地投射到治疗师身上，或者通过病人表现出来。在治疗的高级阶段，偏执性移情转向抑郁性移情（depressive transference），其特征是：投射性机制的减少；朝向好客体的对于病人自己的攻击性行为的内疚与关心；对矛盾的耐受力；期望补偿由攻击所引起的假定破坏。

偏执性移情的分析

偏执性移情的特征，是以浸透仇恨的客体关系为主导，这个客体关系是与它理想化的对应部分（一个包含着病人的好自体与理想化滋养性客体配对）解离或分裂开的。这种现象在边缘性病人早期移情中最常见，而且在随后描述部分中的病理性类型中也发现了这种现象。对偏执性移情的系统性分析，包括帮助病人语言化以及澄清他将治疗师作为一个潜在危险敌人，而自己必须小心谨慎的观点。起初，治疗师没有经常性地尝试去修正这种观点，治疗师从技术性中立的位置去探索，这就允许病人在面对这个威胁性个体的害怕程度降低了。当这种治疗性状态结构化一直持续时，就逐渐地为病人提供了一种保证，可以保证他针对危险治疗师的恐惧是没有必要存在的。

治疗师既不能过早地确保病人——如此这般以仇恨为主导的客体关系便被赶下去了——也不能对病人过早地解释投射性认同，因为病人还不能忍耐对自己投射的仇恨的承认。一个清楚的治疗框架的建立与保持，为病人提供了攻击不会失控的安全感；危险也不是压倒一切的，可以在治疗性的情境下不害怕地进行探索。这与安迪·格林（André Green，1993）的观点是相关的，这个观点认为付诸行动与躯体化的意义，是病人为了避免他自己对心理现实的意识体验；因此，通过调换病人的情感到治疗框架中，付诸行动与躯体化不得不被转化为精神体验，且在移情中对它们进行解释。临床实务中，这意味着每个时刻病人汇报一种情感（如，"我是焦虑的"），治疗师假设这种情感体验与病人头脑中特定的客体关系配对激活是相呼应的。然后，治疗师帮助病人获得体验到的情感背后是对自己和他人意象的觉察。当我们检查病人此时此地对治疗师的体验时，这种探索通常是最有效的，那就是移情。

恶性自恋的结构与相关的移情

恶性自恋综合征——临床上是通过自恋性人格结构、自我-谐振性攻击（ego-syntonic aggression）、偏执性特征以及反社会行为组合在一起呈现的——区别于反社会人格障碍。区别在于，恶性自恋对内疚感觉方面的能力是存在的，而且与他人的关系是没有仇恨的投入。不管怎样，在与他人的关系中，恶性自恋是以过量程度的超过力比多情感的攻击性为主要特征的。因此，仇恨与嫉妒主导了临床情境。对极端施虐性原始客体的认同，就像把自己当作一个受害者客体一样，采取了暴力攻击与自体攻击的行为。这样的反社会的、自毁的以及自杀倾向的组合可能表明——作为唯一积极治疗能力的标志——病人刻板地将治疗师作为仇恨客体；尽管如此，仇恨客体依然需要活下去。

自恋性结构与相关移情

有自恋性人格和反社会行为、但没有恶性自恋综合征特征的病人，在临床上可能通过各种各样的特征性综合征来彰显出攻击。

对于诊断来说，最困难的模式是在移情中性变态的发展。性变态由来自这种客体的爱体验的募集构成——这个客体是为病人自己的攻击性的活化服务的。服务于爱的攻击性的募集的相反方向就是典型的性受虐综合征。它与一般的施虐狂表现形式是不同的。一般施虐性病人会刺激治疗师，让治疗师的情绪可用性被激活，产生助人的欲望；而病人试图摧毁的恰恰是治疗师这种爱和帮助的能力。这种模式是在与恶性自恋病人工作时最常遇到的情况。

对于不是那么严重的自恋性人格病人来说，将与潜意识嫉妒相联系的仇恨付诸行动，通常是在回应治疗师的解释时采用负性治疗反应方式来进行。典型反应是，病人在得到治疗师帮助的经验后感觉更糟糕。例如，一个病人在经过了一次晤谈后，他空洞与无望的感觉更多了，尽管在晤谈中他看起来是取得了进步。对这种反应进行分析通常会揭示无意识的嫉妒，而这种嫉妒就是治疗师能够帮助病人，病人带着被贬低的感觉经历了他自己的自卑与劣势。病人对这种嫉妒和对接受帮助之于病人能力产生负面影响的觉察，对于推动治疗向前走是必不可少的。

带有快速角色转换的仇恨

不同于在上面部分所提到的移情中仇恨的特定表现与对仇恨的防御的是，有一个模式可能会出现在整个谱系的严重性格病变病人中。这个模式包括了这样一个客体关系，其中占主导地位的是带有快速角色转换的仇恨：一会儿病人认同了一个施虐的客体，严厉责备和攻击治疗师；另一会儿，病人体验到自己是治疗师的一个无助的、瘫痪的受害者，这个时候他认同了受虐性客体。这个交替导致了各种形式的施虐受虐性移情。当病人认同的是施虐性客体，一般会以病人的行为来表现，而不是病人的觉察，这是很明显的，尽管病人认同受害者一般是有意识的。例如，一个病人暴怒，因为她的治疗师在治疗开始的时候迟到了5分钟。她进入治疗后就开始咒骂治疗师，拒绝坐下来，在治疗师的椅子前面走来走去，并做出一些威胁性的姿势。她说他让她等待，这证明了他的工作是非专业的，他应该被吊销工作执照。在这个例子中，病人有意识地认同了攻击行为的受害者，但是在她的行为中，她快速地转换到了无意识认同攻击性的迫害者。对治疗师来说，关注到这些转换并根据事实指出来，让病人知道这一切，作为一个帮助她觉察她内心世界的方法，这是很重要的。

这种模式的另外一种表现形式是病人对施虐性客体的认同，这时，病人投射自己的攻击性自体到自己身体上——例如，在严重的自我残害、准自杀或自毁性行为中，诸如神经性厌食症。这种行为可能是伴随着对治疗师的攻击时段，或者是这种攻击时段和自我攻击行为交替性转换，或者这种行为也可能伴随着将治疗师看作正在施虐性地攻击病人的知觉。对治疗师来说，关键的技术是追踪这些部分性的表象，因为它们在病人的内在可能被反转，或投射到治疗师身上或投射到其他外在客体身上。

一个病人用冷酷无情过度批评的方式，为她生命中所有的失败指责她自己；治疗师倘若努力指出她对自己攻击的施虐性特点，便会导致病人开始攻击治疗师是无用的、不能理解自己的以及心胸狭窄的。当治疗师指出病人正在转移她的攻击客体，同时保持着同样过度批评的态度时，病人体验到她自己被治疗师残酷地攻击、不被理解和受到委屈。当治疗师指出，她在与自己的关系中的批评与被批评的角色反转；结果是，病人最后获得了领悟并能控制自己的这个部分，开始为她的这个模式负责。

攻击者-受害者的关系一般保持着从力比多投注配对中分裂开来的状

态。病人刻板地把理想化关系从以仇恨为主的迫害性部分中分离开来,在治疗持续的阶段,治疗师的角色不是一个迫害者,就是一个理想化的保护者。在以前的情境中,这个长期的偏执性移情——在这里治疗师代表的是一个危险的、虐待性的客体——病人将攻击从爱中分裂开来就变得模糊了,因此,爱的议题看起来就从治疗中缺失了,这阻止了病人对同时发生的不顾一切寻求一个理想化客体的分析。相反,在一个明显的理想化的关系中,病人体验到自己是一个被别人迫害的受害者,尽管治疗师没有被攻击所触动,危险的是病人对攻击者的认同使病人保持着一个"滚出房间"的攻击性客体表象,这个客体表象被从移情中分裂开来,并被从一个额外的移情性客体到另外一个移情性客体而替换。

这种状况在乱伦的个案里是非常典型的。受害者感知到,乱伦犯罪者是一个恶魔附体者;治疗师作为一个和善的、理解性的拯救者;病人自身作为一个永远的受害者。病人重复性地再现受害情境,揭示了对占优势的、浸透憎恨的关系中双方的无意识认同的持续存在。

在移情中的温和的仇恨形式

临床工作中,当个体前进到能以较温和的方式表达仇恨时,移情中的仇恨混杂着源自多处、功能不同的广谱的负性移情。不同于破坏坏客体、引发其苦痛或控制坏客体的坚定目标,矛盾性(ambivalence,又译"双价性")的表现和对其防御更加清晰了。同样更加情绪化的是,在显在的浸透憎恨和迫害客体的背后,修复一个理想化客体关系的欲望。治疗师不再需要面对病人有意识和无意识去破坏治疗师工作的努力和破坏治疗师对病人的重要性。

从一个实践性的观点来看,聚焦在病人身上的移情,要求治疗师能一直问自己,"为什么病人在这个时候告诉我这个呢?""病人是如何看待我的呢?""病人是如何对待我的呢?""病人正在对我做什么?"以及"我现在应该如何回应病人呢?"这些问题要求治疗师专注于自己的反移情、对病人的内在回应、病人使用的原始防御机制所产生的影响,尤其是投射性认同。

在治疗师尝试感知移情时,要牢记的一个有益的操作性定义是:在一个给定的情境中,我们会期待来自个体的日常回应,如果病人的回应与此不同,那么在其中就可以看到移情。例如,如果治疗师说"早上好",病人回应好像他正在被愚弄或者好像他被给了一个巨大的礼物,这说明病人的反应中包含着移情。

第二章

边缘病变的治疗
——移情焦点治疗的策略

> 世界是一块可以照的镜子，会给每个人自己的脸的反应一个回馈。你冲它皱眉，它就会用看起来对你酸溜溜的方式给你回应；你冲它笑，它就会是一个快乐的、友善的伙伴；所以，让所有年轻人做他们自己的选择吧。
>
> ——W. M. Thackeray，*Vanity Fair*

治疗的对照模式

对于边缘性人格组织（BPO）病人的特定困难有许多的治疗方式。可以用常识来与这些病人讨论："你正在歪曲状况。逻辑上来说，这是正在进行的事情，你错过了它。如果你考虑一下，你将会意识到，它与你首先想到的是不同的。而且，你反应的方式也帮助不了你；它对你是有破坏性的。我们将要教你如何用不同的方式来反应。如果你能够控制你自己并且用不同方式反应，你将会拥有一个富有成效的、充满喜悦的生活。"这是认知行为治疗师和支持性心理治疗师所做的。然而，许多病人对这些常识性干预没有回应，因为其内在力量太强大了。

有一个普遍认同的观点，认为边缘性病人的治疗核心要素是提高情绪调整能力。情绪调整发生在当个体试图修正自己的情绪性反应的时候（Campos and Sternberg，1981；Gross，1998）。有五种类型的情绪调整策略被描述过（Ochsner and Gross，2004）：①个体能**控制评估过程**（control the appraisal process），如自己如何感知一个情境，在情绪形成之前，可以选择将自己置身于某个特定情景之中或不置身于该情景中。在这个策略中，个体可以避免特定的情绪唤起性情境。②在另一个策略中，个体可以改变情境（**情境修正，situation modification**）来修正它的影响。③第三个策略，**注意力部署**（attentional deployment），就是将注意力从一个特定环境性提示信号转换到其他环境来调整情绪。④第四个策略包括**认知改变**（cognitive change）；也就是说，一旦这些特定提示信号进入到评估过程，个体将调整特定提示信号的意义。⑤第五个策略是调制回应情感的过程，只有在重新评估输出的时候。控制过程可以被用来压制或提高个体情绪性状态的行为表现。这个策略的术语是**调制回应**（response modulation）。

现有大量实验证据表明，对情绪的认知控制包括前额叶皮层和皮质下以及大脑后面皮层区域的相互作用（Silbersweig，未出版的手稿，2005）。我们认为，针对边缘性病人的各种各样的方法都执行了一个或多个的上述情绪调整策略（表2-1）。移情焦点治疗（TFP）运用了一系列策略，特别是将重点放在注意力部署与认知改变上。通过深度检测病人此时此刻与治疗师相互作用中所使用的复杂的认知和情绪过程，TFP将注意力带向了改变，并扩充了病人对自己在与他人关系——包括与治疗师的关系——中的认知概念。

认知行为治疗方法

认知方法

贝克（Beck）是建立认知行为方法来治疗有障碍症状的病人的引领者（轴Ⅰ障碍）；最近，他也开始治疗有人格障碍的病人（Beck et al.，2004）。就人格障碍病人的适应与存活的不适应策略而言，这个方法的聚焦点是个

表 2-1　主要治疗方法对照

治疗成分	认知治疗	辩证行为疗法	心理化基础疗法	移情焦点治疗
病人群体	人格障碍	有自杀行为的边缘性病人的亚群体	边缘性人格障碍	边缘性人格障碍
病人－治疗师关系	亲密与距离的平衡	接受与改变的辩证关系	关系的机智性探索	治疗性中立和关系探索
治疗目标	减轻症状与提高人际关系的功能化	减轻症状	减轻症状	减轻症状；身份认同整合；爱、工作与休闲的再整合
技术	识别图式，指导性发现，对质图式，角色扮演	确认；技巧训练	提高心理化；情感与它们的表现之间架起桥梁；聚焦在最近的心理状态；保持病人在心理上的缺陷	与面质相联系的澄清，与通过对原始防御动力的解释获得分裂的心理状态的整合相联系的澄清
改变机制	改变不适应的图式		提高的心理化	提升自体与他人概念的连贯性和整合性

体对于选择性信息的加工过程，这个加工过程是对环境的先前的反应模式。有人格障碍的个体被看作有不适应的信念，这些信念深深植根于叫作*图式（schemas）*的结构中，这个图式选择与合成接收来的刺激。图式是基础的结构，个体的认知的、情感的以及情绪过程就依靠在这个基础上。关于图式这个概念的理论根基可以在巴特利特（Bartlett，1958）和皮亚杰（Piaget，1926，1952）以及乔治·凯利（George Kelly，1955）的个人化建构的工作中看到。在贝克的观点中，认知治疗和精神分析取向治疗是同样地聚焦在有人格障碍个体的核心问题上；但是，它们在对核心问题的概念化方面是不同的。尽管精神分析取向治疗将病人的结构看作在觉察之外，而认知取向治疗假设结构是在病人的觉察之内。而且，在认知观点中是归因偏差，而不是动机偏差位于错误图式的核心位置（Beck et al., 2004）。换言之，个体将问题的特性归因于情境而不是在情境中触动行动发生的情感本身，人格特质是这些潜在结构的外显表达。在这个概念化作用下，对于各种各样人格障碍的基本信念、图式以及策略就得到了确定。有边缘性

人格障碍的病人概念化自己是脆弱的、被剥夺的、无力的、有缺陷的、不值得爱的以及坏的，而将别人概念化是理想的（有力量的，完美的）或贬低的（拒绝的、控制的、抛弃的）。这种对自己和他人的概念化与核心信念相关，核心信念如"我需要依赖某个人"，但是"如果我依赖某个人，我将会被虐待"或"我应该被惩罚"。

在认知疗法治疗过程中，关于功能不良的认知与信念的自我报告量表经常被使用。认知治疗师识别出病人的自我概念和图式，这些自我概念和图式是通过病人的问卷和病人关于日常与他人互动的叙述性报告得来的。治疗师与病人的关系通过合作、指导性的发现（如，阐明经验的意义）、通过不带评断性地描述病人信念系统来呈现对图式的澄清甚至通过探索移情反应来引导建立。病人和治疗师关系被描述为在远离和亲近间保持平衡。治疗的目标是症状的改变，通过检查和质问病人带到他们互动中的错误图式来达到。

在这种基本认知方法的一个变种中（指杨发明的图式聚焦疗法），杨（Yong，1999；Young et al.，2003）概念化边缘性病理，将攻击包含在作为儿童体验到的强烈情绪状态中，而且这些攻击性图式模式是相对应地独立于其他攻击性图式模式。因此，边缘性病人突然从一个模式转向另外一个模式。杨描述了应用在人格障碍上的很多互不关联的图式。

辩证行为治疗

莱恩汉（Linehan，1993）将认知与行为的技术组合在一起，形成了一种叫作辩证行为治疗（DBT）的治疗方法。近来，这种方法在有重复性自杀和准自杀的边缘性病人亚团体治疗中得到了相当大的关注。这个模式假定在边缘性个体身上情绪调整有生理学的问题。这个情绪性反应问题没有被个体的照顾者所识别，导致了个体情绪性反应的长期无确认性的循环，这只能导致这些反应变得更加强烈。而在他人观点中，这些情绪反应是不合适的。这个循环导致个体只能用不胜任的技巧来应对生活中的正常压力与挑战。因此，个体只能使用他能得到的任何应对策略，尽管这些应对强烈情感的方式，如自我伤害，是不能被其他人所理解的应对机制。

像 TFP 一样，认知行为模式强调了一个清晰坚固的治疗框架的重要性。DBT 治疗师进一步会确认（证实病人的经验与反应，是建立在病人所有的基础上），然后尝试帮助个体发展一套更加适应性的情绪调整技巧。DBT 治疗师与病人的关系通过治疗师的辩证姿态来引导。一方面治疗师接受病人的情绪性苦恼并不试图去改变它；另一方面，治疗师检查情绪苦恼的先例，并帮助病人获得一些情绪忍耐与调整的技巧。

治疗的精神动力学方法

近来，大部分作者提议，对边缘性病人的精神动力性治疗已经超越了齐策尔（Zetzel，1971）的观点，齐策尔认为治疗应该在根本上是支持性的，不要对这些病人获得自主性抱有期待。就像沃丁格（Waldinger，1987）所总结的，边缘性病人的精神动力学治疗的拥护者赞同下面的原则：①将重点放在治疗框架的稳固性上；②与神经症病人的治疗（这对边缘性病人的现实检验、投射性机制、歪曲方面的问题是非常必要的）相比，在晤谈中治疗师参与的程度是较高的；③忍耐病人的敌对，当敌对在负性移情中展现出来时；④强调将重点放在阻止自我毁坏行为，通过澄清与对质，努力让自我毁坏行为成为自我不谐振的或非满足性；⑤使用解释来帮助病人建立他的行为与感觉之间的桥梁；⑥通过设置在危及病人、他人或治疗方面的行为界限，来防止付诸行动的行为；⑦聚焦在早期治疗性工作和解释此时此刻，而不是在原始的材料上；⑧密切监控反移情感觉。

边缘性病人心理治疗的不同学派对于边缘性病理的病因学有一些不同的理解，他们对于技术和时机的特定方面有不同的重点。马斯特森与瑞斯里（Masterson and Rinsley，1975）及布里与阿德勒（Buie and Adler，1982—1983）看到病人的不稳定性和暴怒，他们把这看作病人已经内化的、真实且有缺陷之养育经验的原始性反应。

布里与阿德勒（Buie and Adler）对于治疗中抱持性环境（holding environment）的观点，与我们的观点有着明显的不同。他们的假设是病理源于发展性缺陷（缺乏抱持性的和慰藉性内摄），他们建议治疗师应运作这些抱持性和慰藉性功能，因为病人没有能力自己来运作。治疗师作为一个抱持性客体的角色，从治疗晤谈延展到真实生活情境，展现像在行动中，例如在晤谈间隙与病人通电话，或在治疗间断后给病人发明信片。在布里与阿德勒的观点中，这些行动——病人感受到的治疗师的这种体验——比治疗师的解释还要重要。目标是让病人获得一种稳固的、来自作为一个容纳性抱持者的治疗师的唤起性记忆，基础是来自病人能够形成足够的抱持性内摄。这个工作是复杂的，治疗师必须能够忍耐病人暴怒的影响，并作为帮助病人体验关系的一部分与之工作，这可以保持他内化体验的完整性。这种模式的弱点是（没有提到）强烈负性移情的干扰；而负性移情，我们认为应该得到更强烈的强调，强调在治疗早期的移情解释，而不是像布里与阿德勒所推荐的方法。

手册化精神动力性方法

卡里格（Caligor）回顾了现存的长程精神动力性治疗的治疗手册。这些手册为教学和研究提供了足够多的细节。最早成为手册的精神动力性治疗是支持性-表达性治疗，由卢博斯基（Luborsky，1984）所清楚表达的。这种治疗是对非住院的有一系列症状性的和人格问题的病人所进行的调查研究，所有呈现的都是心理冲突。对卢博斯基来说，重复性的、不适应的关系模式可以在核心冲突性关系主题中捕捉到，这些主题可以从病人的叙述中辨识出来。治疗的目标是调整核心冲突关系主题，这些主题是病人呈现抱怨的核心。另外两个手册化长程精神动力性治疗就是本书所描述的TFP和心理化基础治疗法（Bateman and Fonagy，2004）。心理化基础疗法的发明人构建了这种治疗方法，应用于日常住院病人和门诊病人的设置上；建立在发展性心理病理学的坚实基础之上。他们将重点放在心理化的核心过程上——也就是说，病人获得的能力是可以精确地评估他自己的心理状态以及承认和精确地评估治疗师的心理状态；这些能力的产生促进了病人症状的减轻，改善了其社交功能。

支持性方法

除了探索性精神动力性心理治疗模式以外,当代文献与实践中还包括有支持性精神动力性心理治疗和非精神动力性治疗。前者已经被罗克兰德(Rochland 1992)很好地进行了总结,罗克兰德——和其他大多数作者一样,但与我们不同——相信"真实的心理治疗是支持性与探索性干预的变化的混合物"(p.39),治疗师必须决定"对个体病人在特定时刻的合适的支持性或探索性混合"(pp.39-40)。支持性心理治疗可以被定位为一种对病人适应性防御加固的努力,通过提供情感性和认知性的支持与直接的环境性干预,推动一种有帮助的对治疗师的认同。

尽管我们觉察到 TFP 支持性部分——如安全的框架和持续性承诺、注意以及治疗师的兴趣——我们不建议支持性*技术*的使用,如提供鼓励或建议给有 BPO 且被选择做 TFP 的病人。我们认为这样的技术背离了技术的中立性。尽管背离中立性在与边缘性病人治疗中有时候是必要的。我们通常认为使用支持性技术,甚至是使用支持性技术的诱惑,是治疗师需要检查反移情来理解病人在引诱他扮演何种角色的时候;支持性技术的使用倾向于使治疗师在病人的生活中更容易呈现为一个真实的人(因此对聚焦在移情上有影响),也导致治疗师在病人内心世界扮演着一个成分。另外,因为他们强化病人对治疗师的依赖,支持性技术影响了推动自主性的目标。

TFP 治疗模式

安全情境下客体关系的激活

目前为止,与我们所描述的方法相对照,TFP 允许病人与治疗师之间的关系在呈现过程中,病人歪曲的内在自体与客体表象的全然激活。在治疗设置下,我们期待原始的客体关系将被激活,因为,就像病人占主导的动机性系统一样,原始的客体关系持续地在病人的生活中起作用。病人使用治疗机会来让这些客体关系展现,治疗师试图认知性地分析与澄清病人在最深度水平上所感知的内容。这些场景不是简单地对于过去所发生的进行如实再制造,而是结合了三个方面内容:所发生的;病人想象所发生的;病人防御性地准备避免的。

在 TFP 中,与治疗师的关系是在控制性条件下的建构,目的是防止情感完全地爆炸与破坏交流。我们创造一个治疗框架,在第六章中有描述,这就使对那些内在致病关系的激活是安全的。治疗环境的安全与稳固,允许病人开始对当下所进行的和过去所发生的内容进行反应,因为他的感知更多是建立在内在表象,而不是当下正在现实性进行的内容上。在病人内化的过去经验和所压抑的内容激活方面,治疗师的*技术性中立*可以帮助到病人。

TFP 通过原始客体关系的激活来推动改变,这是在控制性情境下发生的。在控制性情境下,当病人情绪调整不良的行为时,没有激起来自环境的恐惧反应的恶性循环。TFP 用这样的方式,停止对自然环境做出一般性反应,以此来回应内心混乱的病人,且让病人生活在他内在表象之外,这是移情的本质。代替了去试图通过教育方法来组织这些行为,治疗师带着理解病人内在的目标允许激活的发生。

这个过程有局限性。首先,因为过去记忆中不同次数的事件的凝缩性,治疗师从来不能假设激活是过去所发生的确切再造,因为有转化过程、进步、退行以及固着的存在*治疗不能再造一个时间流中的特定体验,而是一个内在的建构,它的最终起源不能被精确地识别。治疗师不关心确定幻想的是什么和过去事件确切描述的是什么。内在表象是一个近期的心理现实,是一个病人生活中的基础性动力因素,因为它反映了心理结构。这个结构是治疗中所要调整的焦点。因此,改变的基础性机制,是在控制性环境下,对分离、压抑或投射性内化客体关系被激活的推动。这是退行过程的推

---

* 这就是法国人所说的 Après coup(后遗效应)的情况;在德语文献中,这个概念是指对创伤追忆性的调整。——译者注

动——根据时间、功能模式、经验以及内省或反省发展的退行。病人反省能力的提高是改变机制中所必不可少的。

与治疗师相关的内在客体关系的激活被称为**移情**，治疗师关于这个经验的认知形成被称为**解释**（interpretation）。保护性的治疗框架（在治疗合同中阐明）对于容纳或抱持起着基础性的贡献。**抱持（Holding）**是指情感性容纳或框架化，并不是指治疗师的温暖与共情（尽管治疗师礼貌且好意地对待病人而不是冰冷的中立，这里并非指对精神分析治疗师的讽刺的冰冷中立）。**容纳（Containment）**更多的是指对看起来是认知与情感混乱状态的一种认知性建构。

思维的破坏性

病人的混乱组织不仅包括对自己与他人的概念、自己与他人的关系、原始情感的支配，还包括阻碍全然觉察的保护性过程。这些防御性过程擦除和歪曲了觉察和思考。更健康的神经症病人尝试通过压抑的方法去除不可接受的想法、情感以及记忆。更原始的病人表现出思维的碎片化与无联系性，伴随着对思考念头的联结的攻击（Bion，1967a），所以，正是思考过程受到了影响。它们能如此强有力地影响情感尤其是最负性的情感，想法被用行动来表达，没有在认知层面觉察它们的存在。换言之，这些病人能极端地攻击性地行动，却不能积极地觉察自己所做的。情感只存在于行动之中。这与高水平病人如强迫性病人相反，强迫性病人认为情感是无感觉的；那些癔症的病人，他们是不带思考的感觉。

在TFP中，治疗师尝试在转化行动和情感到客体关系中，客体关系虽在表层之下却能在行为中表达出来。这是在TFP中的另一个改变机制：将行为化的行动转化到构成了他们动机系统的内化客体关系中，内化的客体关系构成了他们的动机系统。治疗追求的是在移情中激活，然后解释构成性格结构与潜藏于付诸行动之下的内化客体关系。机械化的、自动化的行为被再次转化到原始的内化关系中——依恋理论家称之为内化工作模型（internal working models）。内化关系脚本的概念包含与另外一个人互动过程中对自己的意象，也包含人际间交往的期待，这个概念对于客体关系配对和内在依恋工作模式来说是常见的。

根据情感的原始性没有组织性和它们与认知过程的联系，治疗师努力去帮助描述这些承载着情感的原始脚本，同时推动病人去表达情感的认知能力的发展。治疗师帮助病人将通常分离和没有组织的认知与情感放在一起。

TFP 的发展进程

TFP 有次序和进展。治疗性框架通过提供一个安全氛围来起到容纳作用，允许在移情中内化的配对得到激活。病人将自然地阻止在框架内发展关系，并试图以付诸行动的方式来模糊情感的强度。分析病人阻止关系发展的努力，可以帮助阐明针对关系的潜在假设和期待。通过在治疗框架情境下鼓励自由交流，治疗师允许以混乱为特征的病人生活被激活。

在 TFP 中，第一步是去分析病人的防御。这听起来有些危险，由于防御能容纳焦虑，但是通过治疗框架提供了容纳，可以帮助病人将事情控制在掌控之下，并给病人提供了可以退行的开放空间。然后，下一步对分析性解释的机制与自我反省能力的发展就发生了。TFP 是一个重复性过程；没有什么是可以在第一次的时候就被干净利落地解决的。减轻与改变是发生在一个渐变过程中，而且是重复性的循环中。例如，情感风暴起初看起来是不可控制的，但是，最后它们被调整，从而消失了。

在边缘性病人中，负性情感是分层次地组织起来的，它们通过破坏被看作能够引发他们的痛苦与苦恼的某事——或某人——作为一种通常倾向来保护自己以避免面对这些痛苦与苦恼。有一种常见的破坏性目标，这个目标是对抗其他人的，和对抗病人自己是一样的。在与他人关系中所体验到的憎恨，在感知上就像是引起了痛苦。其优先考虑的事，首先就是去除、破坏或杀死痛苦的来源，然后报复，使其他人痛苦，以此来逆转情况。快乐与痛苦是通过攻击结合在一起的。在程度不是那么严重的攻击中，需要控制其他人。个体在掌控的情况下会感觉到安全。

攻击是如此强烈以至于突破了原始机制，它严重地扭曲了与重要他人的关系，它通过**人格互换**（*exchange of personality*）和来自投射性认同与再内摄的混乱，再次直接攻击自己。病人有巨大的直接攻击自己的诱惑，在最极端环境下，毁坏自己的愿望变成了主导性驱力。

直接攻击自己（如，自杀与准自杀行为）是移情中出现的一种有深刻动机的外在行为表现。不是一种类型的自杀，而是很多种。有时自杀反映了对于施虐父母的认同。费尔贝恩（Fairbairn，1952）的观点与之相关："在神统治的世界里成为一个罪人，比生活在由恶魔统治的世界里更好。"换言之，知道你有一个残忍的、但明确让你知道只要你能投降就依然让你可以活下来的神，比起经验一个不能预测的恶魔要好很多。同样，受虐可以是安全系统，在这个系统中野蛮攻击被内化：你现在是安全的，你可以直接攻击你自己。其他时候，只是简单的施虐客体内化。你想要保持与妈妈或爸爸的关系，而他们是攻击你的。因此，你试图杀死你自己，以此与攻击性妈妈或爸爸联结（认同）在一起。这些是原始的与病理性的机制。

对每个病人来说，有几个占主导的关系与生命早年中最重要的人有关，通常是与父母和兄弟姐妹的关系。在一个成功治疗的中期，主导客体关系能够被认知和澄清，并开始重复它们自己。在病人身上，渐变发生有几个方面。病人现在能够参与内省，同时忍耐逐渐将相反效价的情感放在一起。提升了内省和逐渐整合了相互矛盾的情感，变得更能调整并反过来推动了更多的内省。

在 TFP 中人际关系的角色

在治疗师与病人之间，直接的有帮助的人际关系在多大程度上是重要的？这个话题在文献中已经被广泛地讨论过（Mitchell and Aron，1999）。在一般情况下，人际关系帮助了我们。然而，越是混乱的病人，他在人类普通的关系中越是无法得到帮助。对于有严重病理的病人来说，那是一个悲剧：与他人之间的不满进行补偿的正常频道被歪曲和破坏。相对照于温暖的、给予的允许病人成长的人际关系的假设而言，移情分析是逐渐地让病人能接受一个新关系，这个新关系是有价值的，病人可以用在平常的成长中。这是一个非特异性因素，可能发生在所有治疗中；但是它被特别地推动，在 TFP 和其他所有针对此类病人的疗法中，这些病人破坏所有关系，然而还是能够参与关系并使用它们到成长之中。在治疗的后期，帮助性人际关系中更加非特定性的因素变得有效。和普通意义的必须与病人建立一个良好关系的假设不同，对这些病人来说，治疗联盟是治疗的结果，而不是前提；这是移情的负性方面是被系统性解决的结果。

TFP 的持续时间

尽管为治疗设定一些预期的时间是困难的，我们已经看到许多个案，在治疗的前六个月里面，在控制情况下病人的付诸行动，使用原始的防御机制在治疗的第二年就明显减少。这设定了这样一个阶段：更直接地聚焦在解决病人的身份认同混乱、加固更具整合的身份认同以及对于病人在爱、工作和休闲方面问题的理解和进步。

TFP 相比于其他疗法

TFP 整合了来自不同精神分析性取向疗法的许多成分（Diamond et al., 2003a）。在把个体看作通过内在客体关系的结构来经验外在现实这一点上，TFP 比较像克莱因派的理论与技术。在治疗技术方面，两种方法通常会把重点放在早期此时此刻移情的解释，此时此刻作为进入病人内在客体关系世界的大道。在这点上，TFP 是不同于边缘性病人的心理化基础疗法（Bateman and Fonagy, 2004），就像 TFP 一样，心理化基础疗法使用澄清、聚焦在人际间与近期心理背景。但是，不使用解释，认为这超出了边缘性病人的能力范围；边缘性病人被假设是缺乏象征化他们情绪经验的能力。与英国独立学派相一致，TFP 强调治疗师对自己反移情监控的重要性，并使用反移情作为了解病人客体关系信息的来源。

作为一个指导性原则，TFP 既聚焦在病人外在行为上（例如，与别人关系的类型和范围，包含在丰富的活动中），又聚焦在病人内在的现实上（例如，对自己与他人的概念）。在为病人提供的这个双重聚焦方面，TFP

与自我心理学的性格分析很类似。对病人内在困难的聚焦以一种常识性方法开始，之后达到针对病人的经验和行为的即刻现实，然后从这些推进到深处。病人与治疗师分享的现实感觉是材料的表面，需要更深地探索。例如，许多边缘性病人声称他们是忧郁的，并经常过着一种没有活力的生活；但是，在更近距离的检查中，发现他们过着无聊的生活，因为他们是孤单的，与其他人没有联系，缺乏聚会，或者不能获得他们满意接受的任何标准。

不同意把边缘性病人看作对真实生活经验反应的动力学方法（例如，Buie and Adler，1982—1983；Materson and Rinsley，1975），在 TFP 中，个体的体质性情绪反应性和环境影响联合在一起，导致了一种由歪曲、原始意象所构成的精神结构，其中歪曲的原始意象保持与其他意象分裂开来，并持续存在于成人精神中。

关于技术，TFP 模式重点放在移情的早期解释，尽管其他技术在治疗的观点上强调的是，治疗师抱持功能和建立治疗联盟的重要性。这个议题实际上关注的是哪条路径对加强治疗联盟是最有效的。一些作者感觉重点放在移情的积极方面是最成功的方法。然而，我们认为治疗联盟是逐渐发展起来的，通过重点放在治疗师对病人**全部**主观体验的同感，包括最负性的、愤怒以及敌对部分，这些在治疗设置以外是不可能避免的或替代的。治疗师通过表现自己的能力与自愿，来忍耐并与病人的这些方面一起工作。让病人确保的是，这种关系能包容病人经验的强度与混乱。

在 TFP 中，治疗师不仅关注自己对病人所正在经历的反应（如，恐惧、兴奋），而且**观察**自己正经历的那个反应；跳出相互作用之外，从客观性位置出发，分析在那个背景下自己所感觉到的；目的是理解自己的反应是如何符合构成病人内心世界的客体关系范式方面的一个动力性反应。一言以蔽之，治疗师同时既在相互作用**里面**又在相互作用**外面**。治疗师能理解病人动力性的错综复杂，治疗师允许自己对病人引诱出的角色进行内在地回应，然后跳出角色来观察作为原始信息来源的这些回应。与 DBT 相比，我们精神动力性模式包括这一步骤，这一步骤在对质解释歪曲之前要确认病人的歪曲感知。例如，"如果我真的是你眼中的怪物，这就可以说明为什么你会封闭和不对我暴露你的想法。然而，如果那不是一个确切的感知，那么我们应该探索这种危险的感觉是从哪里来的。"

认知行为模式不会假设一个内在心理结构，也不会认为边缘性病人有攻击性的特定问题。我们将特别的注意力聚焦在病人攻击性表现上，并试图帮助他获得对自体分裂出去的攻击性部分的觉察，且将它整合到更加平衡的整体中。在 DBT 中，认为是攻击性的行动被理解为是：病人发现的应对特定情境的最好方式，治疗师尝试帮助病人发展更加具有适应性的应对技巧。然而，在聚焦分裂的攻击性情感方面，我们牢记它们是更大结构中的一部分，在这个更大的结构中，或许因为分裂的攻击，病人通常真实地将自己体验为脆弱的与受威胁的。

表 2-2　TFP 策略

策略 1	定义主要的客体关系
	第一步：在移情发展过程中体验与忍耐病人内心世界的混乱
	第二步：识别最重要的客体关系
	第三步：命名各个角色
	第四步：注意病人的反应
策略 2	观察和解释病人的角色逆转
策略 3	观察与解释那些相互防御对抗的，从而维持了内在冲突与碎片性的客体关系配对的联系
策略 4	修通病人在移情中体验不同关系的能力，在这种改变下再回顾病人其他的重要客体关系

TFP 的策略

通过治疗师确定潜在的表象和标明这个过程，病人自体与客体表象的部分被整合，当在病人的人际关系经验中发挥作用后进行追踪。当病人开始认知到相关的自体与客体意象的相互矛盾的性格模式（characteristic patterns）可以预期地再现，治疗师便示范病人积极努力以保持它们分离（也就是说，分裂发生在个体尝试避免焦虑的时候，如果这些相对立的特性能同时被感知的话，焦虑就可以被经验了）。治疗的四个策略（表2-2）在接下来的部分将会详细地被描述。

策略1：定义主要的客体关系

将行动与情感转化到客体关系

治疗的第一个策略是让治疗师倾听病人，观察病人与治疗师互动的方式，以及逐渐地界定病人在此时此刻治疗晤谈的相互作用中，所展现与经历的占主导地位的客体关系。从操作上来说，这意味着应用来自第一章图1-2的模式：识别在近期相互作用中活动频繁的自体表象与客体表象。在这个过程中可以分为几个步骤。

第一步：在移情发展过程中体验与忍耐病人内心世界的混乱

随着第一次晤谈的开始，与BPO病人工作的治疗师经常就会觉察到一种令人困惑的、麻烦不断的、混乱的以及挫败的氛围。这个经验是相当令人痛苦的，尤其是因为这些病人经常性地传递一些紧急的感觉；这些困惑在治疗师心里面会创造出一种无能为力的感觉。

尽管病人很明显地抱定决心要寻求专业的帮助，但是病人的行动就好像认为治疗师是有恶毒的、秘而不宣的动机，而病人几乎根本就不会说出来；病人会严厉责备治疗师，或上演一出难以理解的情感风暴。病人会做出互相矛盾的陈述或与现在的情感或行为矛盾的陈述。如此这样的一种氛围，对于与边缘性病人的早期工作来说是一种标志；治疗师的首要任务是分类清理自己的感觉状态。

治疗师应该充分地体验混乱，而不是阻抗或依赖这些混乱的经验，或尝试通过提前结束来快速地消除这些感觉。治疗师应该关注这些通过相互作用所激发的感觉（反移情）的特定品质，因为对于与病人工作的那个当下时刻，辨识出被激发的是相似的感觉状态还是互补的感觉状态，这是非常重要的一个线索。例如，无能为力的暴怒——由病人的不合作但却是紧急的要求所调动出来的治疗师的感觉——实际上表达了病人自己在面对一个危险性的充满全能感的治疗师逼问时候的主要感觉经验。另外，治疗师的无能为力暴怒，可能是病人当下面对权威施虐性控制状态的补偿反应。通过不再强行提前结束，治疗师展示了能忍耐强烈的、相对立感觉状态的能力。病人感知到这种在治疗师身上的品质，通常会消除恐惧，如果治疗师能忍耐混乱，或许他就能对病人内心世界的所有范围的情感敞开。

下面是关于C先生咨询的第一次晤谈的例子，可以说明治疗师使用他自己困惑、自相矛盾的内在状况，来帮助确认一个激活的原始的自体-客体配对。

C先生的治疗师转介他到这里做一次咨询，在C先生按约定时间到达后，C先生通过宣布他真的不想来这里、也不想思考他说的任何话来开始。他的态度是挑衅的，就好像咨询师刚刚从街上把他拽过来强迫他接受咨询。咨询师对他的挑衅感到困惑不解；毕竟，咨询已经通过病人安排好了，他们也是刚刚见面，然而病人正在竭力摆脱咨询师。他也意识到有一股强大的冲动：逼迫病人说话，这样他能从这次约定中有所收获，而不是浪费他们的时间。看来很清楚的是：这个过程包含了一个挣扎。另外一方面，或许病人应该离开就好了；毕竟，他现在还不是很清楚自己是否想要做一次咨询。当咨询师为这些困惑不解时，他注意到自己正经历着一种强烈的好奇的冲动，要去强迫病人做些事情来让自己获益。

咨询师决定继续咨询，而不是按照自己的冲动告诉C先生他必须说话，咨询师选择指出，如果他对是什么将C先生带到咨询中这一点不能理解的话，他就无法提供帮助。C先生回应说，他以为在某种程度上他必须接受咨询；否则他是不会来的。咨询师认可这看起来是合理的。病人继续说他的治疗师坚持要自己进行这次咨询，因为C先生的抑郁程度加重了，且拒绝做任何可能帮助到他变得更好的事情。治疗师想到要终止治疗。几个月前有一次，他陷入抑郁并被给予药物，这帮助了他很多。他认为咨询师可能会推荐药物，尤其是因为这在过去是有帮助的，但是现在他确定的是他拿不到任何药物。

咨询师再一次留意到他感觉到着急要去做些事情：去指导病人用药；毕

竟，这在过去帮助到过他。他想知道他的着急的来源。此刻对于病人来说是临床紧急的事件吗？咨询师有展示自己巨大治疗性高超技艺的需要吗？当治疗师考虑到这些可能性，他开始感觉到病人正推动他去推荐些事情，这只是进入到与之斗争的状态。这些特性不明朗的感觉的强度是令人印象深刻的，治疗师意识到一个原始的客体关系配对已经被激活。病人看起来正在激发起治疗师对其强推帮助的冲动，与此同时病人经验到自己作为一个逼到墙角的受害者，生气地挡开任何帮助。他和他经验到这种帮助是医生通过强力强加给自己的。在这一点上，咨询师留意到一个平行现象，在治疗师的关于病人的报告中，治疗师的挫败是因为病人不做任何事情让自己变好。

咨询师回应道，有些有趣的事情看起来正在他们之间进行。他感觉到病人"将他的双拳举起来"，准备好要将咨询师干掉，咨询师应该试图帮助吗？在这一点上，病人的态度开始变化，他承认他能明白咨询师的意思。他开始讲他自己。在这次晤谈的晚些时候，他流露出当他觉得自己很差的时候，他经常与他的前妻发生战争。在那些时候，他的前妻就指出他的力量来试图支持他，但是他会生气地反驳每一个她提到的例子。一个相同的自体－客体配对的变形——生气的受害者通过斗争的方式把帮助者推开，就好像帮助者是一个攻击者——因此在病人的婚姻中就被激活了。而且，病人对自己糟糕感觉的联想说明激活配对的可能性，激活的配对是在防御自体表象；在这个自体表象中，病人看到他自己是不足够的和无力的。

第二步：识别最重要的客体关系

组成病人内在世界的表象不是直接可以观察到的；通过留意病人在与他人互动过程中，尤其是与治疗师的互动关系中，重复发生的模式，可以来推断内化的客体。一个病人把外显行为弄明白的有用的方法是：将内在变化看作戏剧中的一幕场景，不同的演员正在扮演着不同的角色。各种不同的角色有必要投注到一幕场景中，来反映激活的自体部分和客体部分的表象。通过想象此刻病人正扮演的角色和治疗师投注的角色，治疗师可以获得关于病人内在表象世界的生动感觉。例如，在一个个案中，包含的角色是一个严格的、憎恨的父母和与之相关的肮脏的、坏的婴儿；一个充满爱的、忍耐的父母和与之相关的天真率直的、没有拘束的儿童。

更多夸张角色的例子在表2-3中列出来了。这个列表远不是全面详尽的；治疗师应该为每个病人确切地描述他的特征，选择形容词来尽可能特定地将这个角色特征化。在表2-3中的角色是配对安排的，但是配对可以根据特定病人的状况有所不同。

表 2-3 治疗师和病人说明性的角色配对

病人	治疗师
破坏性的坏小孩 [a]	惩罚性的，施虐父母
被控制、被激怒的小孩	控制性的父母
没人要的小孩	不关心的、自我为中心的父母
有缺陷的、没价值的小孩	看不起人的父母
受虐待者	施虐的攻击者
被性侵害者	攻击者，强奸者
被剥夺的小孩	自私的父母
失控的、愤怒的小孩	无能的父母
攻击性的小孩	害怕的、顺从的父母
性兴奋的小孩	阉割性的父母
性兴奋的小孩	诱惑性的父母
依赖的、满足的小孩	完美的养育者
渴望爱的小孩	对爱有所保留的父母
控制性的全能的自我	虚弱的、奴隶样的他人
友好的、顺从的小孩	溺爱的、赞赏的父母
攻击性、竞争性小孩	惩罚性、有报复性的他人

注明：左栏反映了常见的自体表象，右栏是常见的客体表象；然而，务必牢记，这些角色配对一直在交替。治疗师和病人变成了快速变换的自体表象部分和客体表象部分的存放处。
[a] 通常，父母难以被清楚地作为母亲和父亲来区分，而是作为单个父母的碎片出现。

定义病人带入到人际关系戏剧里的投射，治疗师需要大量可观的关于病人当下感觉状态、活跃的愿望以及恐惧等材料，就像病人对治疗师的期待和感知是一样的。治疗师通过鼓励病人准确地描述此时此刻与治疗师互动中的体验来收集这些材料。这个过程中，一部分是澄清的工作，包括积极地询问病人即刻体验和呈现治疗师对于互动的观点，这是为了病人能修正和改进自己的体验。因此，治疗师可以对病人说，"今天从我们开始晤谈到现在，你有些遮遮掩掩和回避，就好像你看我是危险的。我的这个想法对吗？"病人的回应可能是修正这个观点和加入重要的改进："为什么我应该讲给你听？你从来没有回答我的问题，只是把我已经告诉你的再改述一遍。"治疗师然后修正原初的假设："所以你的遮遮掩掩，是你感知到我是一个有所保留的人的反应，这样说更对一些吗？"这个过程一直持续到病人和治疗师可以赞同治疗师当下所描述的或赞同他们所不赞同的。病人当下的自体表象以相同的方式被激起。有时，病人和治疗师无法达到一致性赞同。然后，治疗师对关系的最佳描述，还需要带着理解去耐心琢磨。目前，他们对于互动关系的看法是不同的，努力地去理解他们感知不同的来源，通常是非常有帮助的。

有时候，病人拒绝来自治疗师的每一个建议，在过程中给出丰富的证据，这一切都是自动化的与没有反省的。对于来自治疗师的全部内容进行如此地贬低，是在移情过程中被激活的原始客体关系自身的特征。对于这一点应该与病人进行对质，这一点的意义应该被解释。

治疗师内在的感觉状态通常是一个线索，是对于病人在治疗师身上所激活的客体表象的一种存在。因此，治疗师监控自己内在状态并留意陌生的感觉状态、着急要远离治疗师角色、强烈的情感、闯入的幻想或退缩的愿望。

第三步：命名各个角色

一旦治疗师对于某个时刻活跃的重要自体和客体表象有一个观点，就可以对病人表达这个印象。如果病人带着自发的对于与治疗师互动特征的好奇，那么，对于治疗师在这一刻所提供的印象，就可以很好地听懂这样的交流，就可以从即时性中获得一些距离来反观所发生的（当病人情绪性地卷入到晤谈但情感的强度逐步减低时乃是最佳提供解释的时机）。治疗师也需要从互动的强度中退出一些距离，以便形成一个言简意赅的、可以唤起情感的评论。

治疗师应该尝试对目前过程尽可能地特征化其特殊之处,试图捕捉细微之处来反映病人的个性。要明白治疗师不是无所不知的,治疗过程也不是有神奇魔力的,病人必须要提供资料,治疗师应该为病人描述特征化是如何形成的。治疗师可以说,"你说话的时候一直用一种低调的声音,而不管我已经重复告诉你我无法听到你所说的。这给我一种看法,你是在生我的气。"将与之相关的情感包含在内是重要的,同把自体客体表象包含在内一样。

通常会从病人自己的语言中选择隐喻,这样的隐喻可以提供一个特别生动的、言简意赅的以及带有丰富情绪的方式,以服务于病人和治疗师讨论自体和客体意象。下面的陈述说明了隐喻和明喻的使用,以及治疗师在治疗中特征化活跃的部分自体表象和部分客体表象的尝试。

- 我注意到你对我的回应,就好像我是一个对你全面施压的敌人——就好像我是你的监狱看守,你是一个退缩的、无力反抗的囚犯。
- 我是一个吝啬的、剥削的敌人,而你唯一能做的就是表现得像一个词语上的守财奴一样?
- 如果我遵从你,所有的事情就很好(对你来说)……由于这个原因,我就像一个固执的儿童在反抗一个统治的、坚持的、刻板的妈妈。
- 你的行为就像你拥有做一个儿童的权利,是不需要为她的行为负责的……这孩子的妈妈有责任在她的孩子不顾后果后,依旧来替他收拾。

治疗师应当把命名过程中的角色,当作呈现一个基于病人回应的、待接受检验和改进的假设,而不是呈现需要被接受的真理。治疗师应该仔细地听取病人接下来联想中所意指的明显的同意或不同意。如果治疗师意识到某个命名的角色是不正确的或甚至是有些不相关的推论,治疗师应该很自在地承认这点,并提供修正的印象。

移情主题的类型。特定病人的移情模式的特征,可以是显著反社会的(缺乏诚实的交流与感受性)、偏执性的(恐惧的与怀疑的)或抑郁的(自我指责的和内疚的)移情。除此之外,尽管边缘性个体的心理特征是通过由理论上的无限数量的客体关系配对所构成的碎片样结构，但这些主题还有一些变形，包括自恋性的、色情性的以及依赖性的。因此，尽管边缘性病人的特征是在他们的表现中快速地转换，通常每个病人在进入治疗的时候，都带着一种核心的潜在移情性格来表现。在边缘性人格的病人中，移情可以快速地转换，根据的是在某个时刻重新体验的内化关系，以及关系中的哪一个角色被无意识地分配给病人，哪一个被无意识地分配给治疗师。然而，即使在这些快速转换的移情的设置中，一个边缘性病人带到治疗中的是**主要基线移情**（*predominant baseline transference*），如果治疗是有效的，随着时间推移，主要基线移情会进化。快速转换可能表现的是主要基线移情的变形形式，或表现的是表面上暂时性地取舍。

从发展的观点来看，与边缘性病人治疗工作早期阶段的核心议题，通常是源于前俄狄浦斯的发展水平，包含与照顾者关系的满足与挫败的经验、这些经验的互动以及在力比多驱力与攻击驱力发展上的体质方面的因素。

第四步：注意病人的反应

在标明了活跃的部分自体－部分客体配对后，治疗师应当仔细地留意病人的回应。比起病人接下来的联想和与治疗师自然互动过程中出现的改变来说，明显的赞同或不赞同没有那么重要。

对主要客体关系的矫正性特征化（correct characterization）会导向几个可能的发展。首先，刚刚标记的在自体与客体之间的互动可能变得更加明显。其次，可能会有角色的突然内在改变，其中刚命名的自体意象被投射到治疗师身上，客体意象再次内摄进病人。因此，刚刚被描述为控制性母亲将治疗师看作顽皮的但没有防御能力的儿童的病人，可能感觉到没有防御能力和受到一个充满权利感的治疗师－母亲的批评。第三种矫正性特征化的可能性结果是领悟的迹象，病人带着情绪性确认的认知来认可治疗师所描述的，还可能自发地描述其他相似模式所呈现的互动。一个矫正性特征化可导向与描述的自体－客体配对相关联的、先前未曾提到的材料或新的记忆出现。第四个结果可能是突然性的不同客体关系配对的激活，最后，角色的正确命名可能会遭遇到完全的否认。

不正确的角色命名可能导致明显的不赞同、否认或甚至通过努力讨好治疗师获得认可或赞同。如果一个不准确特征导致了先前的一个混乱体验——甚至一个不正确的构想，可能被病人当作来自治疗师的礼物，当作被治疗师理解是可能的信念的象征，那么病人就可能带着放松回应。另一方面，病人可能用诧异回应，意识到治疗师并不总是可以理解、不是无所不能而是分离的。因此，治疗师不可能立刻就能够评估出干预的正确性。在这样的情况下，治疗师应继续抱有不正确的可能性，应耐心地聆听，将聆听的内容作为附加材料来确认或驳斥假设。有时，治疗师需要很长时间来忍耐不确定性。

当治疗取得进步的时候，正确的干预将更加容易导向从描述的配对朝向一个相反配对激活的转换。相反的自体意象与相反的客体意象因此可能在同一个晤谈中出现。当这个现象发生的时候，对分裂的解释将会是对病人最有意义的。例如，在晤谈中的某一点，病人将治疗师作为一个冷酷的、有距离感的父母来进行反应；在另一点，将治疗师作为一个温暖的、充满爱的父母来进行反应，治疗师可以指出指向治疗师的是什么样的感觉——作为一个憎恨的、冷酷的巫婆一样的妈妈与病人的感觉保持着分离，作为一个滋养妈妈是病人为了避免对自己所爱的人心怀憎恨——因为这样的状态将产生难以忍受的焦虑。治疗师所提供的对客体关系的正确性解释在开始的几次面谈中不会导向领悟；作为相同模式的重复性解释再次发生是典型的过程。

策略 2：观察和解释患者角色逆转

就像先前所提到的，在与治疗师互动过程中，病人所扮演的夸张角色的例子是多样的，但是也是可以被辨识的，因为它们是重复性的，并带有个体化病人的特征性。治疗师应当对每个病人形成其特征的角色，选择形容词来尽可能特定性地特征化这些演员角色。

形成配对的自体和客体表象的第一个令人瞩目的特征，是在晤谈的过程中（就像在真实生活中），它们经常替换或改变位置，因此首先是自体的特征转向成为客体的特征，反之亦然（图2-1）。对于治疗师来说，能觉察到这种替换是特别重要的，因为角色改变通常不在病人的觉察之内。因此，第一步是扩大病人对自己内在世界的觉察，要经常指出病人正在扮演以前他认为是其他人扮演的角色。例如，在晤谈的某个点上，病人与治疗师的互动出现了病人作为没有防御能力受害者的自体表象的激活，而这个自体表象被一个全能他人（治疗师）所控制。在几分钟内，病人开始攻击治疗师，责备治疗师并拒绝允许治疗师说完话。病人可能没有觉察到这个变化。就像上面所陈述的，病人通常对于自己体验或扮演的角色是没有意识的；然而，病人通常相信自己就是"合理的"。这是因为病人的行为依据他的内在世界是合理的。治疗师现在感觉被病人控制并不公平地受害。一个反转就发生了。同样的自体-客体配对是活跃的，但是借助于投射和内摄机制，病人和治疗师所扮演的角色在内在改变了。当治疗师体验到一个突然的失去轨迹的感觉时，这种角色交替就发生了。当感觉使治疗师困惑混乱就应当考虑自体和客体角色反转的可能性已经发生了。

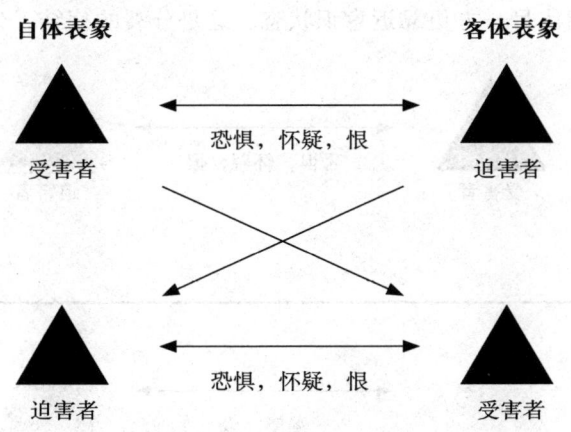

图2-1　客体关系互动：摆荡

注明：摆荡通常是行为上的，不是在意识层面的。

策略3：观察与解释那些相互防御对抗的客体关系配对的联系

在开始勾画病人成套的内在客体关系配对后，治疗师追求的是将自己对病人内在世界的理解更深一步。自体－客体配对不是仅仅在病人心里以完全独立的碎片的、分裂成分所存在。

个体内在世界组织远远超过所能描述的复杂性水平，包含个体的成套的客体关系配对。我们把重点放在内在自体和客体表象的分离和不连续特征上——表象是内在的、彼此分裂的。这个系统不是静止的；在部分自体和部分客体表象之间有内在关系的模式。这个系统内的第一个模式在策略2里面进行了描述：任何配对能够摆动，以造成属于自体的特征突然地转移到客体上，而那些属于客体的特征转移到自体上。这个突然的摆动解释了在主观性体验里面的一些混乱，情感失调，边缘性个体的人际间的关系，尤其是因为个体通常不是有意识地觉察到这个改变。关于这个方面的例子：有一个病人，他正体验着自己是一个无力的受害者，而且他持续性地体验着这个感觉，即使他的行为表现的是愤怒与威胁的特征，在别人眼中来看，他被感知为一个迫害者。

第二个模式是内在表象系统包括彼此相对立的配对（图2-2），尽管对立的一方可能比另一方更靠近意识状态。这是分裂的症结。分裂不仅是在

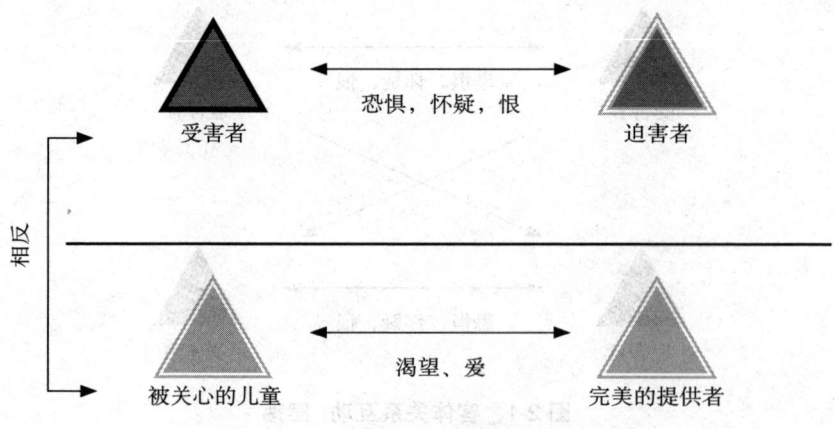

图2-2　客体关系互动：防御

同一个配对里面的好自体表象与坏自体表象之间的僵硬对比,而且更是在一个完全充满了负性憎恨情感的配对和一个充满了积极与爱的情感配对之间的不可逾越的鸿沟。这些配对共同存在但是却彼此之间完全没有联系。不联系是为了保护一个配对以免受到另一个配对的容纳或破坏的一种防御性目的。分裂保护充满了爱与关爱的配对,免于被相对立的携带着仇恨的配对所破坏。在对称位置上,分裂保护了充满憎恨的配对免于被任何积极情感所污染。为什么憎恨的配对应该被保护,这个可能还不是很清晰,但是,在边缘性病变中,一个清晰且没有掺杂的憎恨感觉可以提供对于身份认同混乱的短暂缓解,还可以保护对抗从病人自己平时对好客体攻击时所产生的内疚感。

在与边缘性病人治疗中,灌注憎恨的配对在治疗的开始阶段通常更接近表面位置。内在被爱与关心的体验是更加隐藏的与脆弱的,只能在渴望突然闪现的时候才能明显看到这些内在体验,而且还需要治疗师必须非常留心才能注意到。当治疗师能帮助病人觉察到在内在仇恨的位置有爱的可能性时,将会帮助病人理解仇恨的强度,仇恨作为一种不顾一切尝试着保护脆弱的对深藏的爱的渴望,保护它免于在如果曝光后受到可能被破坏的风险。

前面的段落描述了边缘性病人最经典的例子,就是一个客体关系配对防御对抗相反的配对。然而,内在客体关系系统确实如此,任何特定的配对可以防御对抗另一个配对,每一个配对都呈现了内在心理冲突的极端。内在配对,每一个配对都有它特定情感,能呈现冲突中的力比多驱力或攻击驱力。驱力和禁忌都通过客体关系配对呈现了个体内在世界。例如,一个灌注力比多的配对包含了一个性唤起自体表象和一个母性客体表象,这个配对与一个灌注焦虑的配对可能是冲突的,这个灌注焦虑的配对包含了一个充满恐惧感的自体表象和一个威胁的父性客体表象。

另一个例子,一个力比多投注的配对包含一个被动顺从的自体表象与一个有权利且有距离感的父性客体表象,它们通过渴望相连接,这个配对可能与一个攻击性投注的配对相冲突,这个攻击性投注的配对包含一个不道德且竞争的自体表象与一个威胁性且专制的父性客体表象，它们通过暴怒相连接（见图2-2）。根据个体的天性，这些配对中的任何一个都可以变得更加有意识，通常，占主导地位的配对就会防御对抗压抑性的另一个配对。边缘性个体对于更加占主导地位的配对和压抑性且分裂的配对没有同步意识觉察，即使后者在付诸行动的行为中浮出了表面，即使在觉察到它的那一刻。冲突在意识之外被体验，要么是通过：①行为，通过付诸行动；或者是②躯体化中的身体症状。在冲突的觉察与不觉察之间偶然性的中间状态是那种假性幻觉的状态。

分裂包含被无意识排除在外的配对与另外一个它防御对抗的配对，每一个配对都呈现了内在冲突的一个极端。因为直接对抗它们的内在驱力和禁忌，这样成双的配对通过相对应的情感充灌的自体－客体表象配对在心理中呈现。

举个例子，一个经常体验到自己是一个害怕的瘫痪的受害者的病人，她生气地指责治疗师是一个施虐的监狱看守，她被迫要服从治疗师所独断专行制定的为治疗师自己服务的规则。在其他时间，病人体验到治疗师是一个完美的无偿给予的妈妈，同时体验到自己是一个满足的幸福的被爱的婴儿，自己是妈妈所关注的唯一客体。在第一个配对中，监狱看守呈现的是一个坏的、挫败人的、戏弄人的以及拒绝性的照顾者（妈妈），受害者呈现的是一个被激怒的婴儿，这个婴儿想要报复却又害怕被迫害，因为她把她自己的愤怒投射到妈妈身上。这个"可怕的妈妈－承受痛苦的婴儿"的关系，是完全地与理想化的关系保持分离，是出于恐惧理想化的关系会被迫害妄想所污染，会破坏所有希望的原因——而不管对坏妈妈的暴怒的、报复的攻击——这样一来与理想化妈妈的完美关系可能会复活。根据驱力理论，这个后面的配对是力比多的投注，尽管"受害的儿童－虐待性的妈妈"配对是用攻击来投注的。每一个配对，当有意识时，就会同时性地防御对抗对另一个配对的觉察。

理解配对在呈现驱力和防御对抗方面的功能，对于治疗师的任务来说是在复杂性方面增加了一个新水平。驱力来源于原始情感状态。从实践性观点来看，驱力可以被定义为是所有相似情感状态的一种高级的常见的动力性力量；最基础的驱力是力比多驱力和攻击性驱力。在缺乏内在整合的BPO病人中，驱力通常是分裂和彼此防御对抗的。这在前面的例子中已经说明了，其中投注了最重要的攻击性情感的配对，防御对抗投注了相反力比多情感的配对。系统是不稳定的，带有快速的转换，转换发生在有意识的配对/情感/驱力和防御对抗的配对/情感/驱力之间。

总而言之，要完全地理解存在于病人内在世界的碎片与冲突，那么治疗师与边缘性病人的工作，就必须不仅仅是描述勾画组成配对的不同特征以及配对内在自体表象与客体表象之间的摆动；而且还需要必须注意一个配对在与之相关的另一个配对那里所扮演的功能。要达到这个水平的理解，治疗师必须首先要持续地注意病人所体验或扮演的不同角色，也要注意在反移情中所激活的角色。然后，治疗师必须考虑这些角色是如何配对，能驾驭不同驱力，就像驾驭对抗它们的禁忌一样，必须用一种方式组织它们，这种方式植根于内在碎片样状态，也就是各种成分不能聚拢在一起并整合的状态，并提供早期的对稳定性的尝试。

策略 4：修通病人在移情中体验不同关系的能力

在 TFP 中，病人对与治疗师关系的探索和病人带进来的歪曲部分的觉察提升，允许病人可以逐渐地用一种更健康、更现实以及平衡的方式来体验这种关系。病人与治疗师从一个以严酷的极端为特征的关系到一个以宽广和灵活性为特征的关系体验的进步，是通过对病人极端情感的调整来完成的。由于这个进步是发生在与治疗师的关系中，病人与治疗师可以回顾新能力是如何形成的，这个新能力是能用一种复杂的与细微的方式来体验关系的能力，且这种能力开始扩展到其他重要的关系中去（如，病人与自己的配偶、父母的关系）。

整合分裂出去的部分表象

对分裂出去的自体－客体表象的整合是一个重复性的过程。一次又一次地，在刚开始还未完全展开的晤谈中，治疗师必须辨识出此时此刻的互动中病人所呈现出来的自体相互矛盾的部分。经过几个月的时间,在几周内，最后在同一个晤谈中，治疗师可以将相互对立的两个自体－客体表象配对放在一起。典型的是，一个理想且全好的自体－客体表象单元与一个迫害且全坏的自体－客体表象单元，帮助病人来理解防御这两个单元分裂的原因。在这一过程中，整合的自体概念和明显的整合的客体概念将会出现。

病人逐渐整合的标志

在晤谈中，发生在病人行为上的转换表明了一个进步，是分裂的部分自体和部分客体表象整合的进步，是细微的但却是累积而成的。我们在这里描述它们，因为这些期待的改变，尽管是细微的且是逐渐到来的，它们对治疗师来说也是有帮助的标志，帮助定义治疗的整个策略。改变的标志，这个主题在第九章中会详细描述。

1. *病人的陈述表现为不是对治疗师的评论的扩展，就是更深的探索*。这里的着眼点不是病人是不是赞同解释，或按照建议的主题进行探索；而是病人在何种程度上给自己或不给自己一个机会去反省治疗师所说的。还要去看病人对治疗师的评论的自动化拒绝或否认的明显性。着眼点不是移情是否是积极的或消极的；而是是否有一定程度的合作和对进行中所澄清的有所反省。

2. *对攻击和仇恨觉察的忍耐、包容的能力*。对攻击和仇恨能觉察和包容，而不是通过自毁性行为、躯体化或破坏与治疗师的交流等方式来表达，这是病人进步的核心，尤其是在治疗的早期阶段。这个能力标志对全坏自体和客体表象的忍耐，迈向最后整合的第一步就是将这些表象与全好的单元进行整合。

3. **忍耐幻想，开放过渡性空间**。着眼点是病人在何种程度上能打开自己，进入不受病人控制的自由联想，这带有潜在的危险，这个危险是治疗师可能获得对病人大脑所进行中的内容的理解，而且是在病人还没有完全觉察到这些之前。例如，自恋型病人对全能感控制的需求，会倾向于压抑自由联想、减少幻想材料的出现。

4. **对原始防御机制尤其是投射性认同的解释的整合能力以及忍耐**。因为主要的投射性认同和与之相关的在移情中的原始性防御，病人承认自己将自己内在世界分裂的部分投射到治疗师身上（如，否认与破坏幻想特征的认同），这种承认的能力是整个过程中至关重要的。

5. **在移情中修通病理性夸大的自体**。这个标志只有对边缘性病人是相关的，边缘性病人以明显的自恋性人格特征来表现，病理性的夸大自体作为他们自体概念的一个主要的强化部分来建构。在这些情况下，一个与贬低的客体表象相关联的夸大自体表象（或它的反转，一个与夸大客体表象相关联的贬低的自体表象），是在整个治疗阶段的移情中的主要单元。这个状况在更加典型的潜在自体－客体表象分裂单元移情中出现之前，需要进行系统性精心思考与解释性解决。转化的发展——也就是说，病理性夸大自体的解除——对于这种特定亚群体病人来说是一个重要的标志。这个长期移情位置不得不让位给更加复杂的碎片样剧烈的移情体验。

6. **在主要移情范式中的转换**。至此，当相同的相互作用的理想化与破坏性自体－客体表象的分裂单元在移情中重复性的激活，已经持续了多个月的时间，在如此重要单元中的明显的转换发展，是朝向其他更加整合的移情单元，且没有在治疗早期阶段呈现出来的，这个转换发展是一个内在心理结构发生改变的标志。

7. **体验内疚的能力与进入抑郁心位**（*depressive position*）。术语**抑郁心位**是指病人的攻击性投注、破坏性的自体－客体表象单元与病人理想化的全好自体－客体表象变得整合的一种状态。这个心位是抑郁的，个体在其中必须哀悼原始的理想化客体，并接受没有理想化客体存在的现实。现在已经结合成了一个更加整合的、现实性的混合了自体的好与坏表象，进化成一个更加成熟的自体概念。当主要的客体的全好与全坏的表象被整合，就创造了主要客体的更加老练的、可区别的表象，随之发生的是在深度上理解他人的能力，以及与他人关系上的更加适合性的能力。这个发展阶段的特征，是通过自己对重要的需求被爱的客体的矛盾情感的认可，和通过可依靠的充满爱的关系来体验内疚与关心的相关能力，这个可依靠的充满爱的关系可能会被自己的攻击性所威胁到。这个内疚与关心的能力，也是通过对相互矛盾的爱的客体进行修复性的密切合作的努力才完成的，这个能力也是治疗师更加成熟的可依靠的、感激的、合作性工作的基础，与把这个能力扩展到治疗设置以外的其他关系是一样的。

我们呈现下面这个个案来说明治疗策略和整合的一些标志：

根据 A 女士的病史和她现有的症状，她表现出有许多边缘性病变的典型特征：一年之久的自伤和过度用药的历史，并伴有阶段性失眠和长期的脾气暴躁以及混乱的人际关系。她最初对待治疗师的态度是"我到这里来，是因为我想要改掉我发疯的行为，这些行为总是让我自己陷入麻烦。我只是想要变得更强壮，以便我不用依靠任何人。你不能依靠别人！人们都是吝啬的自私的，总是在彼此利用。我的问题是我不擅长那个。我是弱小的。我是脆弱的。我难过，伤害我自己。我想要度过这些以便我能照顾自己，挣一些钱，离开我的丈夫，就我自己住，与其他任何人都不联系。"

从 A 女士所说的内容来看，她的治疗师，D 医生，感知到呈现在图2-3里的配对。然而，D 医生也从病人对他的态度里和自己的反移情中体验到不同的配对（图2-4）。

在很大程度上，在图2-4中呈现的配对是在图2-3里面所呈现的自体－客体表象配对的反转。所以，可以看出 D 医生正在根据策略1和策略2进行思考。

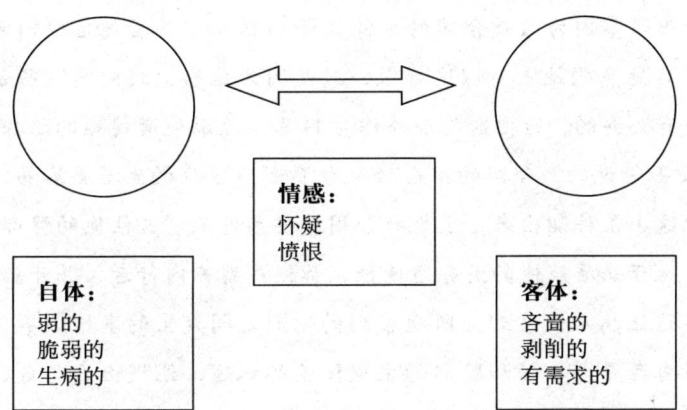

图 2-3　A 女士的当下的主要的自体客体配对

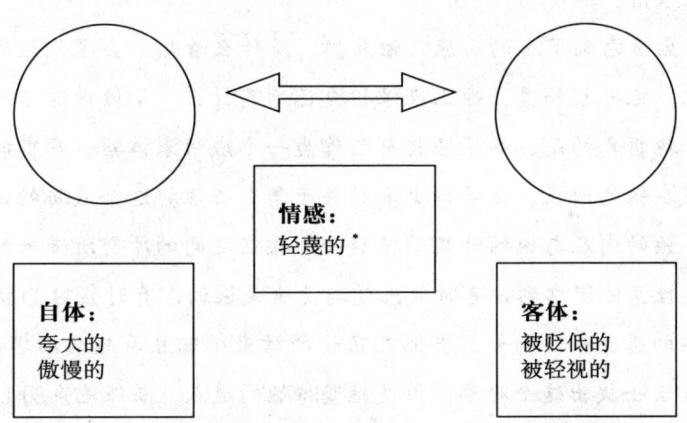

图 2-4　通过 D 医生的反移情和 A 女士的行为所感知到的配对

*轻蔑的 = 一种彻底的贬低、一种复杂的攻击情感、对嫉妒的边缘性病人是典型的

他对病人的干预就反映了这点。就像与大多数边缘性病人一样，A 女士呈现给 D 医生很多混乱的资料，混合着关于她对他感觉的讨论，讨论了她婚姻中的危机、工作中的问题、提到她的过去、对强烈的难以忍受的情感状态的描述。因为我们相信对客体关系内在结构的理解可以帮助解决问题的整个范围，我们令治疗师聚焦在内在结构的水平，就像在这个例子中所说明的。

A女士经常因为治疗合同的条件批评D医生。尽管她已经同意了这些条件，最后她声明她之所以这样做，只是因为她感觉到同意这些条件来获得治疗是有必要的，她把这些条件作为D医生冷酷地漠视她的证据来体验。根据A女士所说的，合同的存在只是为了让D医生的生活更容易，如果个案没有把这小条件翻出来，医生就会用这些条件来"盖住他的臀部"。到目前为止，她开始质疑他的医务道德性，称他是冒充内行者，并开始嘲弄他。D医生尝试让病人注意到他所观察到的他们之间发生的事情。尽管他接受A女士对自己是弱小的和脆弱的主观体验的描述，他提出她与自己的互动特征揭示了她自己好像还没有觉察的方面，如她说的冷酷吝啬类型都是她期待从他人那里得到的。A女士拒绝这些干预，说她只是不得不做一个保护自己的事情。

D医生注意到了人的反应，他反思，是什么看起来会深化她的意识性自体表象。他也想知道，她正在保护自己远离什么。他假设这是一个投射性过程，他想象的是，尽管她将自己作为一个威胁来体验，真实的威胁可能是深藏在她的内在。他等待更多的关于怎么去理解这个威胁的证据。他想知道她的内在与她的外显的猜疑和不信任之间的冲突所带来的一些感觉的可能性。他留意到她有时候感觉与丈夫是近的，有时候对D医生也产生了同样的感觉——例如，当他在晤谈的结束徘徊且看起来不想离开。D医生向A女士提出这个观察，但是她坚持她的观点，断然地声明D医生是错误的，他提出的想法只是进一步证明他的无能和冷酷：他甚至对于她是谁一点概念都没有。

治疗的前两个月都是以这样的讨论为特征，其他的主题也会进入到晤谈当中。典型的其他主题，是她作为一个母亲觉得不足够以及自己是愚蠢的感觉。A女士将这些主题与自己的要求联系起来，她只需要更强壮。D医生将这些主题与他的想法联系起来，她有一个残酷的部分，藏在对她自己的攻击背后。她拒绝这些解释。在晤谈之外，她继续不时地付诸行动在她的胳膊上、腿上，她总是很浅地割伤自己。

在治疗的第三个月，D医生告诉A女士他下个月要离开一周的时间，她对他的离开很冷漠,甚至嘲弄他是小题大做。当他回来的时候,A女士报告说她这周如往常一样例行公事,实际上,比通常还要好一点,因为她对来做治疗没有压力。D医生内心里放松了一些,她没有像很多病人在他离开的时候用焦虑和攻击的方式来反应。在他回来后,另外两周过去了,谈论的是先前类似的主题。然后,D医生宣布他将要再离开一周。这一次,A女士的反应是不同的;她惊叫,"你不能离开!"就好像她的话可以控制他。D医生看到了A女士内在冲突的分裂部分突破出来。这允许他可以在策略3的水平上公开地进行更多的工作。

他与她工作了几个月的时间,一个强有力的依恋已经发展出来了。直到现在,A女士都很成功地否认这点。然后这个突然出现的材料给D医生更多的数据来支持他的解释,A女士的内在被一个可怕的冲突所撕裂,这个可怕的冲突是发生在想要亲密依恋关爱与想要独立和蔑视之间:"我们现在看到了你的一部分,这是非常重要的一部分,却是对你来说很难去忍受与体验的。你的反应显示出,虽然你通常把他人体验为威胁的和危险的,但是你能够变得依恋(他人)。我认为你变得有依恋感,是因为在你的内心深藏着对好和关爱的渴望,这是你所希望的。然而,这个渴望也是最让人害怕的事。之所以如此害怕,因为你的假设是:你将只会遭遇到受伤和欺骗。可能的是,你开始想某人能关爱你和对你好,你越是想靠近他,你就感到越焦虑。如果将别人尽可能坏地想成是吝啬与剥削的;那么,你就会比将别人想成是能提供关爱的,少很多恐惧;因为接下来你就能在尽可能最坏的方式中受伤:打个比方说,背叛你的信任——被诱惑然后被虐待"(图2-5)。

然而,在内在分裂这点上的工作是持续的并充满了挑战。A女士承认她可能体验到一些想靠近的愿望,但是指出D医生的离开是为了确认她熄灭这些感觉的强壮愿望,变得完全地独立:"你看,我是对的。我不能依靠任何人。你就要离开了——就在我刚刚开始信任你的时候。你怎么能这样做呢?你就像其他的每一个人一样。你等待着知道我需要你,然后你就消失了。"

D医生试图在病人对完美客体的需要上工作,能够感觉到她可以信任任何客体,包括讨论她在体验到抛弃时候的攻击角色:"我们现在能更好地理解你让自己体验到你拥有的依恋渴望的艰难。如果有任何的缺点,任何对你完美注意的偏离,你体验的将是作为别人根本就不在乎你的证据。在这一点上,我怀疑还有更多的事情在发生;当你感觉失望的时候,你用生气和暴怒来反应,你攻击的是你头脑中对他人的图像。例如,我要离开是真的。但是,替代了你头脑中对我一直以来的图像,你的暴怒擦除了那个图像,这留给你孤单与空洞的感觉。我认为,最后,我离开一周留给你完全的空洞感觉,其强烈程度不如你对你头脑中的我的图像的攻击所留下空洞的感觉。"

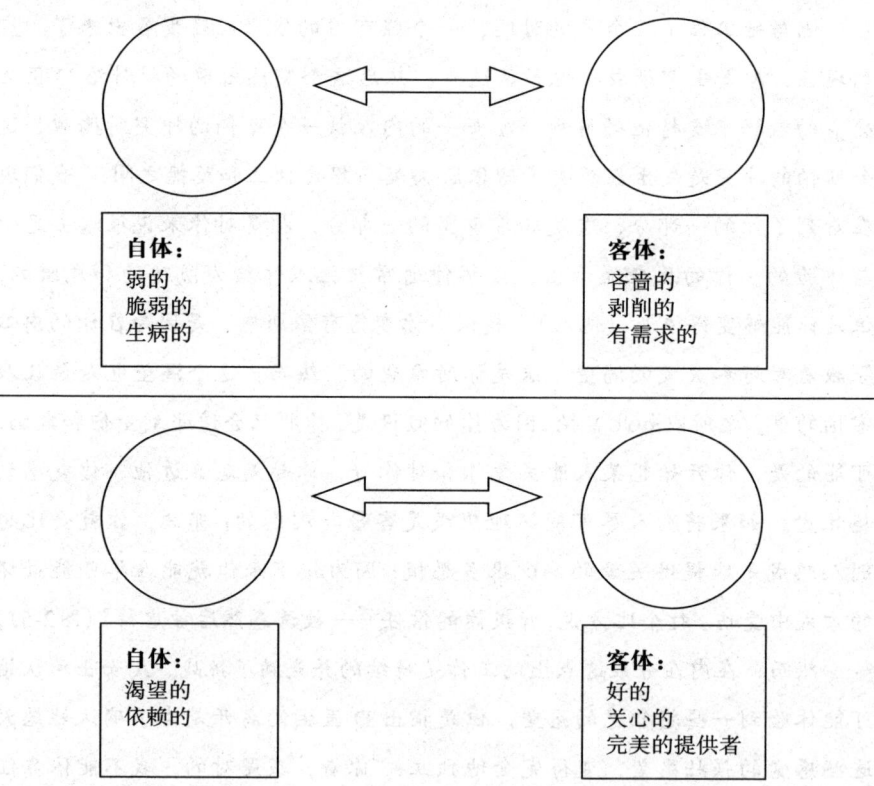

图 2-5 对 A 女士数月治疗后相反的配对组合出现
——每一个都在防御对抗另外一个

在上面这个例子中，病人和治疗师的言辞中所包括的此类讨论，在治疗中会持续很长一段时间——几个月到几年。当然，有各种变化也有演变。但是，在病人内在表象与更现实性的自己和他人的表象之间的斗争通常是很慢的。A 女士持续地带着失望指责 D 医生"你就像其他任何人一样"，然而，她继续勤奋地来进行治疗，说明一部分的她是有不同感觉的。D 医生没有尝试让她确信他是真诚的、值得信任的，而是尝试探索她的深度移情：如果他真的是只要通过获得她的信任来欺骗她、伤害她，他的动机是什么呢？是他在作为一个想要帮助她的治疗师呈现的时候不诚实吗？是不是他可以能施虐的人，从目击她的痛苦中获得快乐？有时，病人能够看到自己这些想法看起来是极端的，且与 D 医生在始终如一的基础上是适合她的这个现实是不一致的，就像 D 医生在治疗开始所定义的一样。然而，在另外一些时候，情境的现实性看起来有点问题，A 女士体验到一种冷漠与虐待，A 女士将发生的情况，如治疗晤谈的结束，作为 D 医生的冷漠和对她虐待的证据。这个在歪曲感知和更现实之间的替换，可以持续很长一段时间，要求治疗师进行耐心和技巧性的干预。

  治疗师如何将来自过去的材料整合进移情焦点上呢？当治疗师依据在移情中所呈现出来的内容，勾画出病人的内在表象时，治疗师可以使用过去的材料来传递自己对客体表象的理解。然而，在做这些事情时，治疗师要细心地记住自己所听到的病人对自己过去的描述，并听出病人已经内化的和还没有对过去现实的一个客观性的表象。这并不是说病人的描述是与过去现实没有联系的。然而，边缘性病人心理未整合的结构可能导致不完全的与矛盾的特征。因此，治疗师会指称，比如说，"一个……的妈妈"，而不是说"你妈妈"。在 A 女士的个案中，治疗师知道病人的妈妈有周期性抑郁，当她抑郁的时候会喝酒和吃药，而不是需求治疗。在与 A 女士讨论她确信 D 医生是冷漠的，D 医生在描述那些时间里移情中的客体表象时，谈到病人内化的这个部分："你对我的反应就好像我是一个昏昏沉沉的母亲，是完全地对面前有需要的女儿没有反应的。你对我的体验是某个毫无表情的冷漠人，好像被麻醉了……只有在极端情况下才能反应。这对你来说可能是一个体验的复制，是自己与处于麻醉状态的母亲成千次内在互动体验的复制。"

这些所提及的已经内化的过去，扩大了讨论范围，允许内在意象的细化，由于它们是与有记忆的过去相联系的，也是过去所潜抑或压抑的成分。有些过去是在移情中病人没有有意识记忆的情况下再次复活出现。在移情中通过复活也给病人一个机会，一个获得对自己内在世界某些部分觉察的机会；也因此变得更加能够把这些部分整合进更有意义的与更完整的自体感觉当中。然而，把移情中的材料和来自过去的内化意象相联系，本身不是必须会导向整合或冲突解决。例如，A女士赞同D医生所提到的"一个昏昏沉沉的妈妈"，但是这不会立刻地解决她强烈的负面移情。她回应道，"我一天24小时在复制这些上千次的内在变化；我不能从里面跑出来！只有在教堂里，如果某个人为我祈祷，我会感觉片刻的放松。"她提到的教堂体验给D医生提供了更多的信息，这些信息标出了她内在分裂的地图："看起来你只能相信某个人对你的关爱与关心，是在一种纯粹好意的情况下，尽管这些好的感觉是很容易消失的。如果有任何的含糊或不确定——是大部分生活的状态，也包括这个——让你体验到他人是冷酷的、冷漠的、'麻醉的'状态时，你转换到你的'默认'位置。"

与所内化的过去相关的移情对于导向整合不是必需的，其中一个原因，当然是内化的意象是部分的且是彼此分裂开来的。A女士，像其他很多病人，能从一个对妈妈负性意象转换到一个理想化意象；"但是，她是有病的……你能从她那里期待什么呢？我知道她想要为我做最好的。一定是我哪里出问题了，我不能使她快乐。我就是太愚蠢了……我现在是个孩子，我过去就像一个孩子。"治疗师需要再次回到策略2，是随之而来的自体－客体表象的反转以及配对里面的转换。

最后，在治疗的第三年，A女士展现出她内在世界的整合的证据。事实上，她自己的话就像是一个外行在描述梅莱妮·克莱因的观点，就是从偏执－分裂心位到抑郁心位："我现在知道人并不都是完美的。或许我有一个高标准，但是当我长大一些我就意识到无法找到一个完美的人。但是，我还会想童话故事里面的爱，可以让你情绪很高涨。我总是相信这是会发生的……只要几次，但是它是不可能永远在童话里的。它打碎了我的心，我是最罗曼蒂克的人……如果我在意，它就是500%。在这个治疗中你给了我很多——我现在能和我丈夫相处了；我们彼此相爱。但是你也从我这里拿走了一些东西——我对完美爱的信念。"这段引用的交流带有很高水平的觉察，也伴随着丧失理想化客体的悲伤。

工作的重复性特征

在治疗时间内的重复性澄清、对质以及对主要分裂的客体表象进行解释的必要性，即使对于一个经验丰富的治疗师来说也是令人沮丧的。除了要关注和管理这份沮丧外，治疗师必须对重复性修通过程的特征进行评估。有两种重复：一种是富有成效的重复性修通工作，是具有治疗性影响的；另一种来自病人阻挡治疗的、完全是不停顿的防御性操作的没完没了的重复，当然首先就是要区分这两种重复的诊断性问题。一个富有成效的高产的修通至少可以通过两种方呈现出来：①病人在治疗外将逐渐呈现出一种原始性自毁行为的减少，在治疗内的相同时间段，病理性客体关系的情感性力量在移情反应中将不断被重复；②从治疗早期到晚期阶段，转换会在治疗时间内呈现，就像上面所描述的"病人逐渐整合的标志"。

第三章

治 疗 技 术
——刻对刻的干预

> 迈向理解经验的第一步是去探索和理解当下的时刻。
> ——Daniel N. Stern, *the Present Moment in Psychotherapy and Everyday Life*

边缘性病人对治疗师的体验,是由他自己碎片样的、不完整的、分裂的、夸张的自体和客体表象的内在世界,从一个时刻到下一个时刻的戏剧性的夸张变化所决定的。在这个与治疗师的移情关系中,病人体验到的无意识建立在过去体验之上的重复性的观点、态度、情感和幻想被移置到治疗师身上。就像在第一章中所描述的,移情是病人早期内化的体验(通常是歪曲的形式)的客体关系在当下的重复,这种内化体验是个体的心理且演变成了心理结构,这个结构决定了个体当下的现实,尤其是关系里的体验。在边缘性病人的个案中,这些内化的关系范式保持着从未解决的冲突而来的原始特征,未解决的冲突是发生在婴儿期与儿童期的爱与恨之间的,导致了对当下自己和他人的病理性关系。这些原始性范式在病人对治疗师的反应中展开，将变成对病人内在世界意义的最重要的理解和干预。

用客体关系的观点来看，移情退行的复杂性在心理病理最深水平上能被澄清和解释。这会让我们回忆其客体关系理论的重点是移情激活，包括基础的自体和相关的客体表象的配对单元，他们通过一种独特的情感相联系。这些配对单元在决定个体情感体验和驱力表达上发挥着重要的作用。这些配对是一种方式，通过驱力及对驱力的抑制来体验。因此，客体关系配对是体验内在心理冲突的媒介。

在这里，我们介绍一个对于移情中激活配对概念非常重要的附加内容。只要病人与治疗师沟通这种关系，就仍然有一个潜在的、内隐的希望——在那一点大部分是无意识的——那就是治疗师不会让病人持续过去的问题，而是将介绍一个新角色到关系中。出于同样的原因，治疗师的角色既要体验自己短暂地与病人投射到他身上的自体表象或客体表象相认同，又要离开一段距离来观察自己在情绪关系中的反应。治疗师的行为就像分离的第三方，通过对自己反移情分析和解释性干预打断了原始的客体关系，反移情分析和解释性干预是吸收了来自聆听病人语言表述获得的知识、观察病人的非言语行为、分析反移情所形成的。因此，移情中的配对关系，持续性呈现的是一个潜在的三人关系。在象征性水平上，这个三人关系意味着进入到俄狄浦斯期关系，或中断前俄狄浦斯期的关系。

在移情中激活的配对可能代表了驱力或防御的一种表达。在病人对治疗师的移情反应中这是典型的，冲动－防御组织在客体关系的形式下先被激活，这个客体关系的形式表达了冲突的防御性方面。例如，一个病人，他在开始治疗时对治疗师的反应，是愤怒地贬低治疗师为一个冷酷的、不关心他人的人，这可能正在防御一个根植于分裂出去的配对的力比多冲动，在这个分裂出去的配对中，治疗师被想象成是一个有意愿滋养其他人的人。另一个例子是将治疗师一开始就进行理想化的病人，这种方式是为了防御分裂出去的偏执和攻击的感觉。后来，反映冲突中冲动一方的客体关系出现在移情中。一个客体关系观点能够让治疗师有一个框架工作，以此来理解一开始看起来很混乱的关系，且开始感知在摆荡和移情中再现的关系配对中转换的模式。这种理解提供了基础，从这个基础出发，治疗师用技术进行干预将在本章中进行描述。

解释聚焦在病人内在客体关系的描述和病人内心冲突表达时他们所扮演的角色。边缘性病人在移情中激发出来的客体关系最好被设想为，联合了现实性和幻想性的、歪曲了的过去与重要他人关系的表象。因此，对边缘性病人与神经症性水平组织的病人的移情解释是不同的。对神经症性病人，更多早期发展阶段的原始性的、夸张的、分裂出去的内在表象已经整合成了更加复杂的、连贯的内在精神结构，这个内在精神结构是由自体和内在客体世界（具有相关的清楚认同感）及超我（有相关的道德价值和内在禁忌的一贯感）构成的。在与神经症性病人的治疗工作中，阻抗的分析在移情中激活了这些结构的整体特征（如，对抗本我驱力的超我禁忌）。

这些结构具有前后一致的品质，因为神经症性个体的自体部分是联系在一起的，客体部分也是联系在一起的。换言之，一个自体表象"粘住"了其他的自体，客体表象也同样如此。对于神经症性个体而言，在相互分裂出去的自体表象和客体表象之间的内在变化，只发生在极端攻击的时候。相对而言，对于边缘性病人，原始的内在表象保持着从其他自体客体表象分裂出来的状态，所有的这些表象都是未整合成任何更大、更前后一致的结构。结果是更加混乱的主观性体验、更加飘忽不定的行为、更加困扰的人际关系。内在冲突不是以一种带有固定冲动性与抑制性力量的恒定模式表达，而是以一种建立在原始防御分裂基础上的解离性自我状态（dissociated ego states）来表达。这些解离性自我状态可以突然地转换，病人在某刻专门认同冲突的一方，在下一刻又转换到专门认同冲突的另一方。在第四章中的策略6的讨论提供了这种分裂的一个例子。在移情焦点治疗（TFP）中还有五种基础性技术（表3-1）。

表3-1 移情焦点治疗的技术

- 技术性中立的管理
- 将反移情材料整合进解释性过程
- 保持治疗框架
- 移情性分析
- 解释性过程：澄清、对质和解释

在详细描述这些技术之前，需谨慎地提醒：移情解释在心理治疗文化中还仍然是一个有争议的议题，包括对边缘性病人治疗中的解释（Bateman and Fonagy, 2004；Gabbard and Weston, 2003）。研究数据提出移情解释可能既好又具有伤害（Piper, Azim, Joyce, and McCallum, 1991）。从我们的观点来看，移情解释不能被看作一个孤立的治疗事件，将其从治疗过程中分离开来，我们也不能孤立地判断。就像我们在这本手册中所清晰阐述的一样，治疗师的解释是以治疗师和病人互动结果的背景为基础的。这个结果包括对病人全方位的理解（通过治疗师对病人心理状态的澄清工作来辅助）、在病人表现中相互矛盾成分的出现、治疗师鼓励病人反省（对质）、然后治疗师对病人行为背后的可能意义与动机的假设形成（解释）。

技术性中立的管理

表达性心理治疗经常被误解为要求治疗师是被动的，且对病人保持一种不表态的态度。事实上，有效率的治疗师总是活跃的，即使当他们默不作声地聆听的时候；治疗师警觉性的关注传递了治疗师正在进行理解的兴趣和一种观察与清除障碍的稳定的——意图，以达成与病人建立健康关系的目的。治疗师清晰地与病人的健康的、观察性自我部分保持联系。中立意味着保持一个位置，这个位置不与病人的驱力、禁忌或行动性自我保持联系，而是与它们保持着等距的关系。从这个有利的观点来看，只要治疗师与病人健康的观察性自我保持着密切关系，治疗师就可以自由地且精力充沛地对病人提供的任何材料表达想法。观察性自我是个体的一部分，这部分既有能力感知和评估内在的力量（冲动和禁忌），也能感知和评估对个体的动机与行为有影响的外在现实成分。观察性自我与自我的防御性部分相区别——也和高一级水平的防御，如理智化、合理化、压抑以及反向形成有所区别。

对边缘性病人来说，观察性自我有时候会被更强大的力量所淹没，以至于治疗师只能从外在位置来讲话，与病人任何部分都没有联系。在这样的情况下，治疗师必须向病人指出：他正代替病人某个时刻分裂出去的某个部分讲话。治疗师也像一个排除在外的观察性第三方，治疗师的进入中断了由配对关系所完全掌控的状况。

在治疗中的某个点上，治疗师的诊断、澄清和解释主要活跃的移情范式的能力，是依靠治疗师站在一个中立性观察者的位置，这个位置不与病人冲突的任何力量站在一起。对神经症性病人的技术性中立已经描述过了，技术性中立的位置是与病人的本我、病人的超我、病人自我的防御性部分、外在的现实以及靠近病人的观察性自我都保持着相等的距离。对于边缘性病人来说，技术性中立暗示着这样一个位置，这个位置在与冲突中的自体表象和客体表象之间保持相等的距离，与相互的分裂出去的全好与全坏配对单元之间保持着相等的距离。

治疗师与病人冲突性冲动或防御机制（如，病人与之搏斗的内在冲突）有一定距离的干预，是从技术性中立位置的干预。相比之下，治疗师与病人冲突的一端站在一起的干预，不是从一个技术性中立的位置来做的。技术性中立在 TFP 中是至关重要的，因为这个位置允许治疗师可以观察和理解病人在冲突中所扮演的所有角色的驱力，允许分析它们之间的互动。

下面是一个如何从技术性中立位置来工作的例子，与所说的支持性治疗是不同的：

一个年轻女性银行职员，处于边缘性人格组织的较高水平，反复地被辞退，因为她冲她的老板刺耳地尖叫，并攻击老板。她的治疗师提供了支持性治疗，推荐她找到了一份销售的工作，病人同意了，带着这样的理念，她的"勇敢与过分自信"会很好地适应那个情境。但是她在新的岗位上遇到了人际关系难题。不幸的是，支持性的治疗师没有能保持中立，而是与病人自我的防御性方面站在了一起，尝试通过合理化来接受她的攻击性，而不是探索它以及它在病人内在冲突情境下的作用。然后，病人就改换了采用后一种方法的治疗师。在她总体的心理结构的背景下，探索病人的攻击，在表面自体表象所呈现出来的攻击是在防御一个非常依赖性的深层自体表象。只要自体后面的部分一直是隐藏的，病人就会重复她无效果的攻击行为，因为这个行为不是建立在一个非矛盾的、重复性的努力之上，而是一个无意识的依赖愿望，这个愿望将病人的攻击性自信通过妥协形成的方式形成了失败。妥协形成是：①一个间接的、令她难堪的寻求帮助的尝试，对她而言，她做不到直接地寻求帮助。②提供了一种重复性惩罚，病人无意识地感觉到，她依赖的愿望和她的攻击性行为都是自找的。如果治疗师没有保持中立，这些力量的复杂性是不能被理解的。

总之，技术性中立允许治疗师分析病人无意识冲突，尤其是移情，从一个关注客观性的位置；没有将他自己与病人的冲突一方认同而失去（自己）的视角。一个典型的例子是：治疗师不会说，"你对你欺骗自己的妻子表达了这么多内疚；我认为你不应该那么做，"而是更愿意去探索内疚和欲望以及它们的含义。

保持技术性中立**并不意味着用一种平缓的、枯燥的态度来交流**。精确地说，因为边缘性病人的观察性自我是如此弱小，在治疗师这边有时候要坚定地说话，并用一种温暖和关心的方式来说明自己的观点，这是义不容辞的。治疗师与病人的健康的观察性自我部分是紧靠在一起的，且必须要坚定地说话，尤其是当病人的健康部分被破坏性部分压倒的时候。有时，治疗师会被迫从技术性中立偏离(尽管坚定地讲话本身没有从中立中偏离)。

偏离技术性中立

尽管技术性中立在健康病人的精神动力性治疗中，可以被固定地保持；对于边缘性病人来说，他们的特征就是倾向于用不同的方式来付诸行动。这些方式可能对他们自己或者对他人是有危险的，或者对治疗都是有危险的，这就要求治疗师有时候要策略性地偏离中立。因此，技术性中立是一个希望达到的基线，有时候也会发生偏离。当这样的偏离真的发生了，中立总是必须要通过解释来重新复位。

从中立偏离通常是处于需要控制付诸行动方式的动机，这些付诸行动更会威胁到病人、他人或治疗。治疗情景中通常的支持性方面（如治疗师对理解病人的努力，晤谈的频度和规律性、或温暖与理解），对于这些病人不可能总是能提供一个足够抱持性的环境，实际上，边缘性病人常将这些体验为入侵的、危险的以及淹没性的。因此，治疗师可能被迫要偏离技术性中立，降低结构性因素来控制付诸行动："我认为你应该回到学校，拿到你的学位。表面上看起来的反抗行为，实际上是对这样反抗的自我挫败的惩罚，你应该对那样的诱惑让步。退学也会威胁到你的经济支持，而这是你现在生活和继续治疗所需要的。"

在这些因素（特定的、聚焦的、短暂的契约）正在实施的时候，被这些因素所控制的无意识冲突的解释是有限制的，被聚焦在这些因素本身的需要所限制，意味着病人把治疗师放在了一个不得不这样付诸行动的位置上。治疗师探索和解释病人对治疗师的行为促动的意义，也解释了他自己对互动的理解。这一步开启了这些因素可以被减少的过程，对原始冲突的解释可以从一个新的观点来捕捉。

回到技术性中立

因为技术性中立推进了移情解释，只要有可能，治疗师做巩固中立位置的努力是非常必不可少的。在上面呈现的例子"偏离技术性中立"中，当病人暗示想回到学校的愿望的时候，治疗师需要开放地承认自己站在冲突的哪一方，并提供给病人为什么自己站在某方的解释。用这样的方式，治疗师可以回到更加中立性的位置："上个月，我建议你回学校拿到学位，因为那个时候，你看起来好像在把对自己的关心（这个功能）放在我身上，同时来测试我是否会允许你白白浪费你的时间。现在，你已经回到学校，我想我们来谈论你所有的关于回到学校的感觉是非常重要的，不管是积极的还是消极的感觉。我认为我们也应该讨论我被放在一个建议你回到学校的位置对你的意义。"

当偏离技术性中立，治疗师对于病人来说是带有禁止性的、判断性的、控制性的以及虐待性的，因此就陷入了病人自体－客体表象的投射和再内摄的恶性循环中，这是治疗师要面对的危险。治疗师能通过解释移情来抵消这种危险,然后介绍所需要的结构性因素,最后再解释移情,不需要抛弃这些界限:"我不得不强调在社会酒吧安排接送男人对你的危险,在公众的眼睛里面,你处于脆弱位置。对我来说有必要就这个方面来警告你,因为在那个时候你没有足够地关心你自己;你需要来测试我对你和你的治疗的关心的真诚度。"

对治疗师来说,要保持内在自由的最佳程度,来探索自己与病人材料关系中的情绪性反应和幻想形成,那么他必须尤其要小心地干预。只有当病人的行为形成了对治疗的威胁,才能通过建立界限从技术性中立移开。否则,保持一贯的节制态度特别重要——在移情中病人所需要的原始性依赖攻击与性的即刻满足的需求,治疗师不会屈从于这种感觉——治疗师全面地且持续地解释这些需求。治疗师的人性、温暖与关心,将自然地一直是以关注的态度贯穿在与移情中的病人的困难工作中;也贯穿在治疗师吸收的能力,而不是对来自病人原始需求的要求反应中。

非常重要的是,要避免允许治疗关系带着它满足的和受庇护的特征来替代日常生活,以免病人通过晤谈内外移情中的付诸行动(如,依赖)来满足原始性需求。尽管病人通常带着改变的既定目标进入治疗,但他们通常依照相反目标来行动——那就是使用治疗来满足他们无法在治疗外的他们的生活中所满足的需求。这种脱离治疗目的的行为必须向病人指出:"尽管你开始治疗时,你提到你失去了工作且没有地方住,但是,你现在带着满意的表情坐在这里,就好像你所有的麻烦都已经结束了。这提示你已经抛弃了治疗的主要目标——提升你的自主性——开始寻求与我在一起的某种依赖,这阻止你在你的生活中采用其他的方法。"

治疗师必须要警觉这种次级治疗目标,愿意去解释它,而且——如果外在限制所要求——尝试使用辅助的社会支持系统(案主的经理、护士、职业咨询师等等),而不是直接地干预病人的外在生活,因此失去技术性中立。治疗师必须监控整个状况,能警觉病人将要使用支持系统中的辅助部分来满足自己的依赖需求的危险性。

下面是一个处理自毁行为保持中立的例子:

病人报告说她早晨没有去上班,而是到了地铁站,在那里她花了几个小时来思考,在一列火车开过来时跳下去。她的治疗师经历了要紧急地去建立一个干预系统的冲动过程,想打电话联络病人和病人的丈夫来尝试阻止她的行为。治疗师不是对这种紧急事件做反应,而是探索自己的反移情反应,然后做出了以下解释:"你知道,我想你能够活着(与病人健康部分连接,这在当下情况下很难看到),但是我不能控制或保证这一点。你现在所做的是,把你热爱生活的那一部分放到我内心里面,这样你就能更充分地认同你攻击你自己、且威胁要毁灭你的那一部分。有几件事在这里要理解。一是你看起来有个幻想,只要我希望你活着,我就能做一些事情来救你——而不管你做什么。另一个是你的行动,好像破坏部分的你将存活下来,并享受你的死亡,实际上,那个部分也将同样死去。但是在我们能探索任何这个方面以前,我必须强调你尝试将你要活下来的部分放在我身上,目的是释放你自己的自由,来全面地认同你的破坏性部分,这是一个错误的立场。这否定了你处于冲突中的事实。尽管你的破坏性部分淹没了你想要活下来的部分,我的工作就是指出你的那个部分,我们必须设法解决存在于你内心的冲突。"

病人同意了这个解释,进一步澄清,对她来说,比起承认,内心肯定有一些冲突,假装内在没有冲突更容易一些。由于她没有走向前一步将自己"扔进"火车前面。治疗师和病人继续探索内在虐待性攻击动力,以及它们在病人用报告最近自杀来折磨治疗师的移情中是如何扮演的。

在这个例子中,尽管治疗师表明了立场("我希望你能活着"),但是,他通过聚焦病人内在的冲突保持了中立性,而不是将病人与他自己之间的冲突行动化。

避免站到某一方

病人经常性地尝试将治疗师纳入自己的某个方面而对抗另一方,或有时站在一方一起对抗其他某个人。在其他案例中,对治疗师来说,做这样努力的时候可能会导致违反技术性中立位置,除非治疗师非常清楚知道自己所站的一方是健康的观察性自我的一方。一个普遍的原则是对待病人，就好像他是一个负责任的、有反省力的成人。用这样的范式，治疗师可以与病人健康的观察性自我进行沟通，避免了在病人原始性关系演出过程中被套进去。换言之，治疗师避免卷入到移情－反移情演出之中，尽管他观察到了而被迫这样做，但是治疗师要使用这些观察来解释病人内在动力。

根据上面所述，有一些时刻，治疗师**真的**站到一方：当这是明确的保护病人、其他某个人或保护治疗时以免受到攻击驱力攻击。在治疗的初始结构化时，这种情况最明显；在任何需要设定界限的方面，这都可能发生。然而，如果治疗师发现自己持续地站在生命的一方对抗攻击，那么他需要考虑解释内在冲突的外化，就像上面临床片段中所描述的。

在一个更加细微的例子中，病人谈论她关于是否决定去法律学校时，病人对自己的愤怒，"对自己如此生气是不正常的。没有一个正常人会用这样的方式反应！"治疗师没有接受站在她一方的邀请来对抗自我责备，而是回应说，"不管一个正常人是这样感觉还是不这样感觉，我认为我们可以试图理解你的被卡住的两难，你被卡在攻击你自己和质疑攻击之间。"

持续地将反移情资料整合到解释性过程

除了病人的语言沟通和非言语行为沟通之外，在病人和治疗师之间沟通的第三个通道是反移情。我们认为反移情是治疗师对病人在任何特定时刻的全部情绪性回应；这和在精神分析文献中对这种现象的当代理解相对应。治疗师的反移情反应是由以下因素决定的：①病人对治疗师的移情；②病人生活的现实（治疗师可能担忧或者对病人生活的环境有其他的反应）；③治疗师自己的移情倾向，是由他自己的内在世界所决定的（因为反移情这个方面是治疗师必须要觉察到自己的习惯性反应，所以会建议治疗师要进行对自己的治疗）；④治疗师生活的现实（如，治疗师自己在婚姻中是挫败的，在某种程度上，这会影响到治疗师在面对病人诱惑时的反应吗？）。

事实是这四个因素对治疗师的反移情都有影响，对治疗师来说尝试去区分与病人关系中自己内在经验的来源是必不可少的。作为一个原则，病人病得越重，在引发反移情反应方面的病人移情就会越突显。这是因为有更严重病变的病人使用更加原始的防御机制，尤其是投射性认同。投射性认同倾向于在治疗师心中引发，这是病人避免感受到其内在世界冲突全部强度的努力的一部分。因此，与边缘性病人——尤其是那些低水平边缘性人格组织的病人——一起工作，大部分的反移情是由病人内化的客体关系所决定的，这些内化的客体关系常在移情中呈现。

治疗师的反移情可以被分类为**一致性的**或**互补性的**（concordant or complementary）（Racker，1957）。一致性反移情发生在当治疗师体验到对病人当下主观情感性经验（病人或多或少可以清楚地意识到）的情感性认同的时刻。换言之，治疗师体验到对病人当下自体表象的共感。可以说，当治疗师体验到一致性反移情，他也学习到了病人是如何通过尝试认同(trial identification）来感受的。

互补性反移情是将病人某刻投射到治疗师身上的部分进行认同；如果病人认同自体表象，治疗师就可能认同了当下活跃配对的客体表象。或者，如果病人认同自己的客体表象，病人就可能投射自己的自体表象到治疗师身上，导致在反移情中相应的认同发生。一个互补性反移情能提供对病人分裂出去的内在客体和当下配对总体的更好理解。例如，如果病人说，"我没有通过考试"，然后就保持沉默，治疗师可能感觉到悲伤。这呈现的是一个一致性反移情，对这个个案，治疗师可以说，"你沉默不语可能是你认为这是世界的末日。"然而，同样的情况下，若治疗师感觉到生气，这呈现的是一个互补性反移情，治疗师可以说，"你沉默不语可能是因为你认为我可能会批评你。"在这个个案中，治疗师意识到自己的生气是对病人在移情中投射在自己身上的迫害性客体的认同。

一致性反移情包括治疗师认同病人心理中病人能体验到自己的一部分；治疗师内在体验与病人的部分是平行的——病人能觉察到的自体表象的部分。互补性反移情包括病人认同与病人当下自体表象相应的客体表象。

在任何特定时刻病人内心的特定关系配对激活时，治疗师的反移情都能在一致性与互补性之间转移。除此之外，反移情能依据配对中的转换而改变，决定了病人从一个时刻到另外一个时刻的体验。治疗师对自己反移情的觉察和与病人内在客体世界的关系，在接下来的干预策略中起了必不可少的作用，这些干预的部分列在了第二章。治疗师的反移情也能被划分为急性的和长期的反移情反应。急性反移情反应在治疗中对作为确认病人内在世界元素的含义非常有帮助。长期的反移情反应是更加问题性的，通常反映了慢性的、未解决的移情和反移情的发展或治疗僵局。

在临床实践中，治疗师要清楚对治疗条件的理解，就像在治疗合同建立过程中一样，帮助治疗师觉察到反移情反应。治疗师这方任何偏离已经建立的治疗框架的企图，或接受病人偏离治疗框架的企图，都应该被看作反移情反应的信号，这与病人内在世界的一些元素是相对应的。例如，如果治疗师发现自己同意了病人的声称，那么自己对所有会谈的期待都是刻板的和严厉的。治疗师不应该抑制自己的行动，而是应该去探索包含在刻板严厉或者是施虐性特征的关系配对中的移情。治疗师应该将这种信息包括在自己逐渐形成的解释之中。应该给自己这样的反馈："关于这个病人，我开始感觉受惩罚和施虐。让我观察与这种关系配对相关的情感，也觉察配对的两极转换，因此，我就可以期待在更深水平上，或一些后来的点上接受惩罚性和虐待性的结束。"

如果治疗师没有意识到自己的反移情和探索在客体关系中的反移情的需要，治疗师会处于与病人的阻抗合谋的方式来表演（enacting），并置于风险之中。例如，治疗师确实认为病人是对的，病人不应该被期待每次有规律地参加会谈。这个反应会导致一个完整的表面积极的关系配对，但是，实际上却呈现了更深层面的一种未被探索的消极关系。在一定程度上，治疗师适应了这种位置，会导致事实上抛弃了帮助病人努力的必要性。因此，病人和治疗师会进入一种情境，这种情境表面上看起来很友好、很有支持性，但是却是防御一种更深层面的不负责任、虐待性的治疗。

因为反移情反应产生在治疗师身上，就如同在病人内在世界是一样的，治疗师必须开放地探索自己反应的来源。当病人对治疗师的行为进行评价的时候,这是特别重要的时机(如,"你看起来生气了"或"你在看我的乳沟")。

清楚地监控反移情,提供了进入理解病人投射性认同的原始性防御机制和分裂的关键,它同理解病人内在世界的部分客体表象的特征是一样的。简而言之,治疗师的反应提供了治疗早期阶段主要议题的线索:"这个病人是如何与我产生联系的?"答案通常可以在关于"我被弄得有怎么样的感觉"中得到回答。

一个资深女治疗师在一个女性边缘性病人出现的时候感觉完全地瘫痪了。这个病人与男人有长期的施虐受虐的相互关系、暴力的身体爆发、在工作中的不稳定以及神经性贪食症。病人无精打采地坐在舒服的椅子上,用一种哀怨的方式抱怨着自己日常生活中发生的成百上千件错事,从一个话题到下一个话题,始终用一种单调乏味的语调讲话,从来没有看看治疗师。心理治疗师对这些没完没了和转换性的抱怨感觉无力,也直觉性地感觉到对会谈中病人沮丧、被动、含蓄的绅士般和傲慢的行为非常气愤。

病人的母亲已经被她描述成一个施虐的、自大的、自我中心的、傲慢的和忽略性的人。病人的抱怨也暗示出,在一定程度上治疗师还没有做任何事情来改变病人日常所遭受的痛苦,治疗师就像病人的母亲一样在行动。只有探索治疗师的一致性的强烈反移情,这是从病人对治疗师的行动中带出来的"认识",就像病人目前对治疗师所表现的一样;才能让这个"认识"允许治疗师分析主要移情状况。用这样的方式,治疗师转化了没完没了的抱怨溪流,转化为一种对施虐性、傲慢的、忽略性母亲与无助的、瘫痪的受害者之间的关系的积极探索,病人在移情中交替性地扮演了两个角色。

对反移情反应的进一步评论

在与病人观察性自我联盟的结合上,重要的是治疗师能找出一些病人的可爱的、真正的人性部分;找到一个自我成长的潜在性领域,它会形成从治疗师到病人的真实交流的,初始的、最小的却是必不可少的基础。换言之,治疗师技术性中立的位置潜含着一种真诚的承诺。这个承诺是治疗师期待或希望建立起一个可用的核心。这个核心关系是一个关系能力的核心，是病人内在日常人性的核心；这个核心意味着成熟依靠的能力和建立治疗性关系。

治疗师的评论建立在内隐的联盟之上，这个联盟是在处于角色的治疗师与病人人格中对关系寻求之间的；而不是治疗师持续不断地解释，病人内在生活中反映了分裂出去的、原始部分的自体表象和带有纯粹的施虐或理想化特征的他人。

开始的时候，治疗师必须假设病人噩梦般监禁的世界里面，存在着一点正常的自体表象，这个假设允许治疗师系统性地对质病人在这个世界的监禁，而解释不会被对等于对病人的攻击。这意味着尽管病人将原始性超我迫害者投射到治疗师身上，而结果是来自治疗师的任何关键性评论观点都被当作要挡开的野蛮攻击，但重要的是治疗师既要保持道德的立场，不能变成说教性的，又要保持一个关键性的分析性的态度，不能让自己被引诱与投射性的虐待意象认同，或让自己被引诱而启动防御性沟通模式，这会强化深植于病人内在世界的对严重攻击的否认。

病人挑衅性的行为会给治疗师施压，让治疗师从技术性中立位置移开，且真实的人性关心要么会变成对病人施虐性迫害者的角色，要么是屈从于病人对攻击否认的受害者角色，或要么对病人的完全冷漠情绪性撤离的角色。自相矛盾的是，治疗师对治疗的假性投入——表面的友好，或者是否认了在反移情中的攻击，或者是反映了对病人的基本的漠不关心——会带来对治疗关系的明显升温，同时也没有解决防御病人行为攻击复杂性的否认和分裂过程的可能性。

因为病人在治疗中暴露于强烈的情绪推动下，所以在治疗中要对治疗师诚实投入进行保护，要求治疗师感觉到安全。不论何时，治疗师感觉到受威胁，第一步必须让治疗师确信自己的身体、情绪和法律的安全性。安全比任何其他的考虑都必须要优先，因为这是在心理治疗性努力中真实投入的重要前提条件，因此，也是对治疗存活的基础性保证。适当的治疗性投入需要一直保持对所有可能性的一种现实性感觉。相反，帮助和拯救不可能个案时采取"救世主"的态度——充满热情地在面对这样的病人挑衅性行为的时候提供一种完全奉献的"矫正性情绪体验"（corrective emotional experience）——这制造了一种风险，治疗师会否认在反移情中的负性方面，导致逐渐地无意识地（终于是意识地）积累，最后导致负性的反移情突然性地付诸行动，致使治疗陡然结束。在治疗那些包括主要投射性仇恨的病人时，对强烈负性反移情反应的忍耐对理解移情中的仇恨角色必不可少。

一个严格和一贯性心理治疗性框架应该会提供给治疗师现实性安全感，会允许治疗师探索自己的反移情，而无须面对即刻反应的过度压力。有病人极端挑衅行为的时刻，会引起治疗师在某种程度上的反移情付诸行动（例如，治疗师的干预被自己情绪性反应所影响）。充满仇恨的病人会得意扬扬地指出治疗师自己生气的事实，治疗师应该承认这样的行为，否认自己的行为或用过度内疚来反应，对病人来说这些行为会变得更明显。事实上，偶尔丧失技术性中立位置，治疗师的反应会将自己的人性和对极端施虐或挑衅行为的期待性结果传递到病人这方。

对治疗师来说，重要的是在自己的时间、空间以及生活情境的范围上设定严格的界限，这会受到病人的影响；但治疗师会始终如一地遵循这样的界限，对特定的移情进行回应而没有偏离自己的道路。治疗师行为的持续性会允许自己能诊断出反移情付诸行动的诱惑，沿着这个反应回到全部移情－反移情状况的分析上。对治疗师来说，保护治疗设置的完整性、身体的完整性和自己所处环境的空间性以及治疗关系外自己的私人生活是绝对必不可少的。病人内部攻击性部分会自然地直接面对他们关系的边界。挑战这些边界，作为一种企图，试图将治疗师从技术性中立的位置拉入到扮演病人自己内在冲突的一部分。

保持治疗框架

保持治疗的边界通常就是关于保持在合同中已经设立起来的治疗条件的问题。

阻止会谈中的付诸行动

特定的行为能使治疗师从探索性工作中分心,尽管这些特定行为可能承载了意义,也必须要停下来,以便治疗能够推进。因此,有些时候治疗师必须限制病人的行为。这样做的第一步是解释行为。病人对行为动机的理解会导致对行为的限制,找到更加适应性的表达深层内容的方式。在一个病人会谈例子中,病人在会谈的好几天都在抽烟,治疗师做出了如下解释:"你一次又一次地将烟灰掉到我的沙发和地毯上,这是一种告诉我你轻视我和我告诉你的事情的方式。"这个通常行为是有礼貌的和合作的病人,承认她隐藏了对治疗师未说出来的愤恨。这个行为停止了,病人开始讨论以前未说出来的情感。

如果解释没有导向破坏性行为的结束,治疗师可以设定界限来阻止行为。在这样做之后,治疗师随后要解释所发生的是为了重新建立技术性中立。例如,在会谈进行的一半,病人开始捂着自己的耳朵,冲着治疗师大喊淫秽的词语。治疗师尝试解释这个行为,但是,病人持续地用这种方式喊叫,使谈话无法继续。治疗师接下来的干预是:"在我们能继续会谈之前,你必须停止喊叫。喊叫和捂住你的耳朵让你无法听到,对于我来说也不可能为你提供任何帮助。"一旦病人停止这个行为,治疗师需要解释这个行为,例如,"你对我非常愤怒,同时你希望把我放在一个我不能帮助你的位置上,以证明你变得更加愤怒是正当的。"

病人也许会反对,说治疗师已经叮嘱过自己可以表达自己最强烈的情感。治疗师随后解释,尽管对想法和情感的表达事实上在过程中是必不可少的,但是,当这种表达变成了过程的一种障碍时必须设定一个限制。

保护治疗框架是从建立治疗合同开始的，此由治疗师与病人讨论治疗框架所构成。框架是由发生在治疗中的恰当需要所构成——条件包括日程设置、时间安排、费用、如何根据病人和治疗师的责任来推进治疗。在治疗过程中，当病人的行为方式威胁或偏离了治疗框架时，治疗师必须干预以保持框架。当清楚地知道框架是在恰当的位置时，治疗师应该随后解释病人对框架的挑战，这通常包括病人的攻击性部分，攻击治疗中追求健康的过程，或尝试避免当病人原始防御失败时所激发出来的焦虑。

各种形式付诸行动也许需要的是设定界限，这包括任何对治疗边界的攻击，不管是身体边界、时间边界还是空间边界。如对自己、对治疗师或对物体进行身体破坏；拒绝在结束会谈的时候离开办公室；对治疗师进行性暴露或性侵犯；用喊叫或威胁的方式切断谈话。

阻止付诸行动的需要有时候会应用到会谈外的行为。假设病人一旦同意了治疗合同后，所有的付诸行动行为会停下来，但这是不现实的，特定的行为是如此危险或让人分心以至于治疗工作不能继续，直到这些行为通过设定限制被阻止。如果病人不能被充分控制以阻止这样的行为，这时会需要使用辅助治疗师的帮助。然而，因为治疗师通常会在低估病人控制能力上犯错误，推荐的程序是先尝试设定限制，让病人负责任地跟随这个限制，只有在清楚病人无法做到的情况下，才会让辅助治疗师介入。

例如，一位有神经性厌食症史的病人，起初同意治疗师要保持健康的体重。然而，病人来会谈，看起来越来越瘦。治疗师尝试通过解释提及这个方面，但是没有变化，病人变得如此瘦以至于病人开始为她的身体状况焦虑，这个焦虑使她不可能用平和的心态来探索这个议题。在这点上，治疗师解释了当下的治疗不能以任何有产出的方式推进，除非病人的神经性厌食状况被调整。他进一步解释，病人必须就关于进食障碍的知识去咨询饮食专家或营养学家，与他们一起制订计划来提高体重，定期地称重，且保持在最低体重之上；只有这样才能继续治疗。

消除次级获益

次级获益（secondary gain）的概念，是在精神分析确定了原发获益的概念后发展出来的，原发获益指病人从症状中获得某种个人体验。次级获益是基于下面的想法：症状表达了一种在冲动与反对它的禁令（一定程度上满足彼此）之间的妥协，原发获益是通过这种妥协降低了焦虑，即使这是以体验症状为代价的。例如，病人割伤自己是一种无意识的妥协，这种妥协发生在攻击性冲动（或混合的攻击性冲动和性冲动）和对这种冲动的惩罚之间。症状（割伤）的原发获益是降低了由既体验到冲动也体验到对抗冲动的禁令之间的焦虑，这两者在一定程度上同时满足了。除了这种原发获益之外，病人还会体验到次级获益，例如，割伤行为吸引了别人的关注、关心以及他人的干预等。因此，次级获益包括由症状所带来的外在利益，也增加了它对病人的价值。

次级获益的外在利益有相当大变化，会对治疗造成威胁，由于病人状况的改善意味着带来了次级获益的丧失。最严重的次级获益的形式通常可以在边缘性人群中发现，主要有以下几个：①通过自毁或自杀行为来控制他人；②有慢性长期疾病的病人满足于自己被动依赖的角色，包括对社会服务的过度使用（如，残障金和治疗本身）。后者次级获益的形式可以在这样的病人中看到，这种病人将治疗不是看作改变和发展自主性的方式，而是当作一种生活方式，作为积极独立生活和其他关系的一种替换。因此，治疗本身就是疾病的次级获益。

因为像上面所描述的风险，治疗师必须确信治疗框架不是用来支持次级获益，这是作为建立治疗合同的初始部分。在这个过程中，①治疗师清楚自己"跳出了病人自毁行为的循环"，也就是说，治疗师不会过度卷入到病人付诸行动的反应当中；②治疗师不接受对没有意愿在治疗外情境中有一些积极活动的病人进行治疗。即使在治疗合同中建立了这些条件，当病人挑战它们时，它们有时仍会出现在治疗过程中。

我们在许多个案中观察到的一个陷阱，是治疗师不知不觉会开始对病人的病理和行为发展出忍耐；这在那些用被动症状，例如不进行活动来表达病理的病人那里，看起来尤为真实。对治疗师的实践性建议，是他们要定期地询问自己，"这个病人整天看电视（或保持她严重的肥胖，或无论何时当他感受到压力就会躺在床上退缩了等），为什么我应该接受，而没有质疑它？"对治疗师来说，如果能用外行听得懂的话向病人描述的次级获益和解释次级获益是与治疗目标不匹配的，这是合适的："我注意到在过去的几周，你开始重复这个模式，你看起来对治疗非常投入，但你却没有对治疗外的任何有意义活动投入努力。而你知道，我认为对你来说投入我们的治疗是必不可少的，我也担忧，这是你唯一看起来投入的事情。在我的经验中，人们寻求治疗的原因主要有两个：一个是他们如此地想改变，想变得更好一些；另一个是因为在治疗中感觉不错，有人关注自己等。在许多情况下，一个人投入治疗的动机是混合着这两个原因的。我现在对你的担心，是被第二个原因占据了，我相信是第二个原因。是因为在我们一起工作的过去4年中你看起来没有改变。我们必须要看看并讨论这个议题，因为治疗意味着要帮助你改变，而不是替代你生活其他部分。如果我们能接受那样的状况，我认为我们所做的是弊大于利。"

次级获益议题触及对边缘性病理的基础性理解和社会如何回应病人。如果边缘性病人被看作有长期的、残障的疾病，那么人们就会采用长期不能提供利益来回应这种看法。然而，我们将边缘性人格障碍看作一种状况，在这种状况中，①绝大多数病人能够达到一定水平目标取向的功能（只要先从一日活动或志愿者工作开始），甚至在进入治疗阶段期间都有这个能力，②绝大多数病人能够取得实质性进步，变得更加自主和富有成效。因此，我们相信无限期地通过社会系统来支持病人是对病人有害的。我们的经验显示出，那些接受医疗性残障帮助的病人开始治疗，对于有效地投入治疗方面是一个更糟糕的预后。有时，医疗残障的次级获益不是来自家人的经济支持，而是政府的资助项目。

从疾病次级获益中获得利益的特定亚类型病人，通常由带有强烈自恋性特征的中年病人所构成。尽管他们能工作，但他们的自恋性特征引起了工作时的人际间困难，阻止了他们在某个领域的进步。到了中年，他们面对工作的选择，他们会认为工作不够好，或者根本就不工作。他们通常会选择后者。

移情分析

分析负性移情

直接地处理边缘性病人关于攻击和对矛盾情感的无法忍耐之间的原始冲突，这是间接地强化*治疗联盟*的主要手段。负性移情应该被尽可能全面地解释，就像在这个阶段所有的材料都可以被解释一样，应该在此时此地被系统性地详尽阐述。对负性移情的分析，允许在移情中更多积极性情感的出现，也允许矛盾情感的发展。如果病人感觉治疗师在逃避面对负性移情，那么这会强化病人的恐惧或病人认为自己的情感太危险而不能忍受的信念。病人随后要么会通过压抑或置换自己负性情感的方式来反应，要么会通过得意扬扬或破坏性的爆发（或两者都有）来"吹走治疗师"的方式反应。

很重要的是要警惕在开始矛盾情感的时候，面对的是明显的不矛盾的敌对情感。通常，因为分裂的影响，越来越多的正性方面展现在病人的行为中，不会创造出任何与病人所采取的语言表达出的表面且绝对负性位置相关的冲突感觉。指出正性方面会减轻病人全坏的感觉。如果正性方面没有被认可，放在负性移情上的重点，会让病人对自己是完全坏的自体概念永存下去。因此，治疗师要指出，"即使你说我是很可怕的、不关心人的治疗师，但是你每次都非常定期地准时地来参加会谈。这是一个标志，标志着在你内心感觉我并不是像你所描述的全然冷酷且不会给予的人，你的一部分感觉到一些正性的与我的联结。"

分析正性移情

关于正性移情,解释应该聚焦在反映全好与全坏客体关系分裂的、原始且夸大的理想化部分。这些必须被系统化地解释,作为努力修通原始防御和整合自体客体表象的部分。原始性理想化的相反部分是迫害性感觉。相反,如果发现原始性部分更少,那么正性移情的调整部分就不应该在治疗早期阶段被解释。尊重移情的这些方面会逐渐地培养治疗联盟的发展。例如,病人将治疗师看作一个有帮助性的、感兴趣的人,这个迹象就不应该被解释;但是,如果病人对治疗师是一种粗略的理想化,那么如"你看我就像我不会做错事一样"的陈述是合适的,也是必要的。

必须记得"全好"如同"全坏"一样,对于在生活中获得满足感都是不利的。一个抱着全好内在自体和他人表象的人,必然会在自尊上感到困难。由于他永远无法达到自己的理想,也就无法与关系中的失败共存;因为在真实世界里,没有什么是完美的。

在治疗的后面阶段,在强烈的负性移情已经被分析后,治疗师经常容易犯错误,因为他们在分析理想化正性移情上和对病人内在世界整合和健康功能化的干预方面都不再那么精力充沛。理想化移情,包括依赖或色情的特征,能阻碍防御进一步到抑郁心位,接受好与坏的混合体才能够现实地面对这个世界。举一个例子,一位年轻的妇女来做治疗,带有非常多的防御对抗——同时也渴望着——与治疗师有正性关系的可能性,因为猜疑根植于她的基础性的偏执移情中。在治疗的第一年,当这个移情已经被分析后,病人的主要移情变成了理想化的移情:她将治疗师看作一个智力很高的、受过教育的、有文化的个体,在各个领域都有完美的品位且有完美的生活。她将他与自己的丈夫相比较,她发现越来越不能忍受丈夫的短处与局限。清楚的是,尽管负性移情已经被最大限度地分析了,但这个病人还没有前进到她内在世界的整合。她继续地展现出分裂,将坏客体外化到自己丈夫身上,而治疗师展现了一个非现实性的完美的好客体。治疗师持续性地指出,病人对自己的意象是建立在她想象的基础之上的,因为她对他现实生活中的大量事情并不知晓。病人能够理解她对他的观点的不现实特点，当她这样做的时候，她停止了将世界描绘成最糟糕的畸形的描述，她对自己丈夫的观点和她与丈夫的关系也改善了。

分析原始防御

原始防御机制决定了边缘性病人的主观体验。治疗的目标之一就是帮助病人觉察这些机制以及这些机制存在的原因。最基础的防御是分裂、投射性认同、原始性理想化、全能化和全能性控制。到这个程度，这种战术（tactic）成为治疗的核心，对治疗的整体描述就是处理如何实施这个技术。因此，我们在这个部分提供了详尽的关于此技术的解说，而且提供了一些在条件建立起来之后，可允许在原始防御水平的解释的、典型的分析原始防御的例子。

分析移情中的分裂

一位病人完成了第一年的治疗，刚开始治疗的时候她主要表现为负性移情，负性移情的特征是在许多会谈中包括强烈的情感风暴。开始会谈时她陈述说，"我感觉非常幸运能拥有你作为治疗师。我所有其他的治疗都是没有真实帮助的，我看到我的朋友们，他们不能从治疗中拿到任何东西。据我目前所看到的来说，你刚好是我所需要的那个人。"在会谈过程中，病人提出她无（劳动）能力状态（disability status）的证明就要过期了，她请求治疗师提交证明证实她有持续的无（劳动）能力状态*。当治疗师质疑她是否在那时存在有无劳动能力状态的时候，病人暴怒，并说，"我也不知道我为什么费力气到这里来。这些会谈都是在浪费我的时间，我从来没有从它们当中获得任何东西。你假装帮助病人，实际上你做不了任何事情。我唯一明白的事情是将你报告给权威人士，你是个骗子。"

---

* 精神科医师出示患者无劳动能力的证明，可以让患者获得社会保险等各方面的优惠或补贴。——译者注

治疗师通过质对病人对自己的两个相反的观点来回应她。他问病人是否记得她在会谈更早期的时候所表达过的柔情，今天她又是如何理解这两者的不同。病人陈述说她早期的话表达了她尝试让坏的情况变好，她确信自己从治疗中得到了一些东西，但是事实上那些是毫无价值的。她进一步解释自己所说内容的改变，只是简单地反映了她没有办法继续欺骗自己，那就是治疗是没有任何好处的。

在那次会谈中，治疗师继续推进对病人在移情中所呈现的分裂的分析："在治疗开始时你所描述的对我的感觉，反映了深深地根植于你内在的、对我或其他某人的愿望，你悄悄地渴望着，能够有一个完美的、滋养性的照顾者。你对这样的一个人有期待，同时你又有这样的信念：找到这样一个人对你是如此重要，以至于你要保护这种可能性，免于受到失望的威胁。所以你通常将这个世界看作相反的：这是一个冷酷的、漠不关心人的地方，在这个地方，人们要么是不关心你，要么就是希望你受伤害。我们一起工作的开始，就是以你用这样的方式看待我为特征的，即使你的行为——例如，你定期地来会谈——反映了你深层的愿望或信念，你所期待的完美帮助者会真实地在这里。当你感觉到与我有一些联结的时候，我相信，感觉到我实际上对提供给你我能提供的帮助非常感兴趣，你变得非常焦虑，担心我会让你失望。事实上，你大脑中这种模式正在工作，当你感知到你所感觉想要的是完美的照顾这方面有任何的失望、任何我这方的失败，就会提醒你，证明了你不能从我身上期待得到任何东西，而你将我体验为相反的——残酷地剥夺性的——则是正确的。这个在你这方对我的观点所形成的退缩，让你保护自己深层的、找到一个完美提供者的渴望。然而，这个退缩也阻止了你体验和接受我们关系中任何好的方面。因此，以保护你完美提供者愿望的名义，你剥夺了你自己接受这个世界能提供的真实的关心。

"然而，你正处在你可以开始质疑这个信念的边缘上。在这一刻你强烈的暴怒和对我的贬低，是在回应你的'我不关心你'的这个知觉。然而，一个人也可能会质疑，现在支持你无劳动能力状态，是否是对你最关心的态度呢？一个人可以猜测，是不是你那希望持续处于无劳动能力的愿望，难道不是你内在深层希望得到全然照顾的愿望的另外一种表达吗？且同时是你很难像成人一样适应生活的原因之一吗？"

因此，治疗师不仅指出了分裂——防御关系配对的分离，关系配对一个是建立在完美滋养性客体基础之上，另一个是建立在残酷的剥夺性客体基础之上——而且还帮助病人理解这个防御为什么被建立起来：保护内在提供者的意象，这个是内在提供者在深层想要的，但也和生活的现实是不相符的。

分析移情中的全能控制

下面的例子是分析包含在全能控制移情中的原始防御。这个防御包括对控制感的幻想，或控制他人作为变相地表达愿望的方式，从而分别地达到以下两点：①对好客体保持理想化融合的状态；②支配和控制坏客体，既为了惩罚它，也为了避免来自坏客体报复和迫害的恐惧。全能控制能防御与理想化客体丧失相关的抑郁，或防御投射到坏客体上的攻击相关的恐惧。

一位病人在她治疗的第二年，在会谈开始时询问治疗师，为什么不能在白天晚些时候见她，就像她在电话留言中所要求的。治疗师重复说自己已经在电话留言中回复了她：由于有其他承诺的事情，他不能晚些时候见她。病人生气地回应，她之前就提醒过会谈时间晚些将会是最方便的，很"明显的"是治疗师将这个更好的时间给了其他病人。治疗师向病人指出——病人曾经经历过，她的母亲戏弄式地在家里扣押了自己对所有孩子们的爱与关心，目的是让孩子们之间的竞争越来越多——他意识到她相信他把更好的时间给予了其他病人，因为这个想法让她很生气。

病人继续这个议题，请求治疗师在今天结束他承诺的事情后，找一些时间给她。治疗师指出她已经进行了会谈，但看起来想使用时间来尝试强加她的意愿，而不是探索她所带到会谈中的内容。她坚持会谈的时间是如此不方便，以至于即使她到了那里，她也不能有效地使用这次会谈。治疗师评论说病人的坚持设定一次额外会谈，与她废除使用当下的会谈可能性相结合，这暗示出她的愿望就是想惩罚治疗师。从表面的水平来看，她正在惩罚他没有做她想要他做的事情,而从深层水平上看,她正在通过牺牲自己将治疗师体验为能帮助她的某个人的机会来惩罚治疗师。

病人生气地继续追问为什么治疗师不同意在白天结束的时间见她的议题。治疗师解释为了推进他们的治疗性理解,最有帮助的是聚焦在她对他的观点上,她认为他是忽略她的,且对她努力想改变他的想法是没有兴趣的,如果必要的话,她会强行找一位好的可以提供给她额外会谈的治疗师。病人对治疗师的评论没有反思,而是使用治疗师的评论来更加有力地确信治疗师是忽略的和冷漠无情的,即使现在有治疗师自己的承认。她生气地坚持要他给她另外一次会谈,并不断地打断他的话,以至于治疗师决定保持沉默。

在病人继续一次又一次重复自己对治疗师的控诉后,治疗师最后开始说话,想知道病人不断控诉的功能是什么。病人随后开始沉默。几分钟后,治疗师注意到病人开始用一种仇恨的和反对的眼神看他。他猜想她的沉默是否依然像她之前所重复的指责一样,是同样的目的:这种敌对气氛的保持,无法阻止他们一起工作尝试理解她强烈愤怒背后的内容。治疗师随后注意到病人对他的控诉,让他想起她对自己母亲的描述:她描述当自己是个孩子的时候,自己的母亲用言语攻击她,控诉她糟糕的错误行为,当时病人体验到自己像一个无助的被攻击的受害者。治疗师继续提出,病人用这种控诉的方式让病人自己感觉到力量和权利,这个强有力的感觉是与自己相关的,是一个真实的议题,比是否能得到一次额外会谈要重要得多。(这不是一个新的解释,而是对病人倾向于在移情中扮演与母亲相关的攻击性角色主题的一个变相表达,伴随着在攻击者和受害者角色之间的交替转换。)

病人回应,尽管她依然很生气,但她能听和思考治疗师的话。治疗师询问,这是否意味着她能够考虑自己想法的可能正确性,或她是否现在将自己经验为一个强有力的母亲,是她必须服从的,而她自己就像一个调皮的女孩,这个女孩必须要补偿。病人说她没有感觉到自己必须要一些补偿,当她最后离开会谈的时候,脸上带着一种微妙的微笑。

在这个例子中,治疗师指出,病人坚持对治疗师的要求就像要将治疗师淹没一样,以至于治疗师不能说话,这时是病人使用全能控制。治疗师根据强有力的－无助的配对进行了解释，这是治疗中最重要的移情范式之一。后来的解释更全面地指出了全能控制之下更深层的动机：在病人内在世界，保护与想象中能提供所有的客体的联系，惩罚剥夺性客体，防御复仇的可能性。

解释性过程：澄清、质对、解释

澄清和质对都是为解释进行准备，因此最常在解释过程的开始阶段看到。解释当然是所有精神分析性治疗的基础性技术。在我们与边缘性病人的工作中，我们强调治疗师和病人之间互动的此时此地移情的解释。

有效的澄清、质对和解释要求对沟通的不同渠道都要非常注意（表3-2）。病人通过直接说的方式进行沟通；通过行为和其他非语言进行沟通；通过投射性过程进行沟通，这可以通过治疗师的反移情所提供的数据来看到。在TFP中，在沟通中的差异、冲突或前后矛盾都需要进行质对，这通常能通过对比不同渠道所沟通的信息来进行观察。

表 3-2　在病人与治疗师之间沟通的三个渠道
1. 病人的语言沟通
2. 病人的非语言沟通
3. 将治疗师的反移情视作与病人投射性过程关系中所提供的数据

澄清

澄清（Clarification）是解释过程的第一步。我们使用这个术语是指治疗师邀请病人，来探索和解释任何还不清楚的、模糊的、令人困惑的或前后矛盾的信息。澄清会聚焦在外在现实、病人的过去、移情或当下防御等因素上。澄清有双重功能、阐述特定资料的功能、发现病人理解材料程度的功能。澄清的过程帮助病人带来选择性沟通的新元素；明白以前的模糊的或不知道的方面。在澄清最基础的形式中，澄清可以简单地让治疗师理解病人所说的表面水平的内容。

治疗师与边缘性病人在治疗初始的主观体验是一种混乱感。这缘于病人内在世界的未整合状态，也是病人根据内在客体关系来经验外在现实的事实，而这个内在客体关系与外在现实没有很好地对应，也是缘于决定病人对现实观点的内在客体关系的事实，而病人对现实的观点也是会突然地从这刻到下一刻发生转换。除了这些导致混乱的来源之外，边缘性病人的沟通风格也是混乱的，要么是因为病人不清楚自己要尝试沟通的内容；要么是因为病人带有自恋性假设地讲话，这个自恋性假设不需要提供充分的解释，聆听者就能够理解自己；要么只是简单地因为病人的焦虑。

治疗师经常会犹豫是否要进行充分澄清。病人经常内隐地或外显地要求即刻的理解；若治疗师暗示自己还没有这样的理解，必须要对此进行工作的话，病人就会贬低治疗师。虽然有这些压力，但是治疗师仍然应该从来不需要犹豫就询问病人，以澄清病人所说的内容。这是治疗的初期阶段的主要干预。治疗师（要是）感觉应该从开始阶段就能理解病人，与此相关的对寻求澄清的犹豫，不仅反映了对病人贬低的恐惧，也反映了治疗师无意识中承担了病人投射到治疗师身上的无所不知的客体的原始角色。在治疗的开始，不可避免的是治疗师要分享病人的混乱状态。事实上，治疗师会比病人更加意识到混乱，由于病人不同状态的解离化本质，使病人能隔绝在各种状态中来自对立面的混乱体验。在任何情况下，治疗师发现自己犹豫是否要问病人以澄清某个不清楚的地方；不管是多么简单，都应当探索自己在此处的反移情。

下面是治疗师寻求澄清的例子：

- "你提到名字是约翰的某个人，但是对我来说，我不清楚他是谁。"（治疗师若连这么简单的一个澄清都犹豫的话，说明治疗师可能会害怕病人过去已经提及到过约翰，自己的提问会揭示出自己遗忘的事实。治疗师的这个对自己遗忘的害怕是属于正常人的反应，对应着病人内隐的完美客体的需求；也对应着病人对治疗师的体验有任何不完美，都会当作虐待。）

- "当你说是'一个平常化的青少年'的时候，你可以更详细地解释一下你的意思是什么呢？"
- "你说'社交性饮酒者'，这是什么意思？"
- "你能向我解释一下你提到的酒吧后来又发生了什么？"
- "当你说你的妈妈是一个'圣人'，你的意思是指什么？"

质对

像澄清一样，质对是解释的前身。也像澄清一样，比起解释来，质对更常使用在治疗的早期阶段（除了治疗中的危机时刻，治疗师必须快速地移动到深层解释来尝试挽救治疗）。质对的目的是使病人意识到自己所谈内容不一致的方面。作为朝向解释的第二步，由于材料的不同成分是彼此分裂开来的，质对同时也带出了病人所分离体验到的意识的和前意识的或无意识的材料（对于无意识的材料，病人不是体验而是付诸行动）。这会将病人的注意力或者集中到已经意识到的信息上，或者集中到被假设完全自然的信息上；而这些信息与病人其他的想法、态度或行动是不一致的。

质对常包括指出沟通中不同频道所沟通的差异。尽管在一般英语单词中质对有敌对交战的含义，但是，作为治疗技术的质对应该是被有礼貌地且机敏地使用。不管怎么样，即使是一个机智的质对有时候还是被病人体验为是敌对的，因为这种干预是质疑病人分裂开来的冲突意象和情感的防御系统。尽管澄清是纯粹地阐述，而质对表达了治疗师的一个判断。这个判断认为某些观察到的事实是具有动力性和治疗性意义的。质对会发生在与包含移情、外在现实、病人的过去或现在防御有关的材料上。

下面是几个质对的例子：

- "当你描述你感觉如何糟糕，以至于你要割伤自己来释放痛苦的时候，你的脸上却带着截然不同的微笑，你如何解释这个现象？"
- "在会谈更早的时候，你感谢我答应成为你的治疗师；而现在你又告诉我，我对你来说没有用，你到这里来是浪费你的时间。你是如何将这两件事情放在一起的？"

解释

在解释中，治疗师使用和整合来源于澄清和质对的信息，将病人意识到的材料与推断的和假设的无意识的材料联系在一起，相信这可以对病人的动机和功能产生影响。治疗师形成关于无意识或解离的内在精神冲突的假设，这个假设会解释治疗师在病人谈话和行动中所观察到的方面。解释的目的是解决材料冲突性的特征，尤其是在边缘性病人的情况下，行为是根植于分裂开来的内在精神部分的冲突之中。这个过程假设：病人对潜在无意识动力和防御的理解，会使过去明显的前后冲突合乎常理，使不适应的行为得到理解。治疗师的解释直接面对此时此地的移情、病人现在或过去的外在现实、或病人特征性的防御、或用假设的无意识过去将这些成分联系在一起〔这被叫作起源性解释（genetic interpretations），主要使用在治疗的后期阶段〕。

做有效的解释是治疗成功的核心，有效的治疗师必须训练这个技术。治疗师在 TFP 中的能力包括以下几个因素：①解释的清晰度；②解释性干预的速度或节奏；③解释的相关性；④解释的合适深度。

对于解释的准备，治疗师必须意识到病人意识层面的沟通、在病人内在世界什么于他是难以忍受的、病人通过什么防御机制来保护自己免于无法忍受的内容。治疗师通过聆听沟通的其他渠道来获得对病人无法忍受的内容的觉察。所谓沟通的其他渠道，也就是说，通过病人的非言语的行为和治疗师的反移情这些渠道。在这个过程中，治疗师必须分析自己的反移情，以便获得超出病人觉察之外的材料。当有足够的数据时，治疗师必须感觉到能舒服地说出自己详细的解释。尽管解释是一个假设，这是事实。但是，治疗师通常要带着确信传递给病人，既因为这是建立在治疗师对资料的仔细分析之上；也是因为解释通常会遭遇到病人原始防御的阻抗。

在介绍解释的时候，同时表达对病人觉察到的内在分裂和阻抗的同感，这是非常有帮助的。例如，治疗师可以这样说，"你听到的我将要说的内容，可能会觉得是一个批评……"在这样的情况下，治疗师准备对病人内在世界进行评论（如，攻击），这个内在世界是分裂开来的，如果提升到病人的觉察层面，病人自己可能会指责。

有技巧的解释的特征

解释根据接下来的经济的、动力的和结构性的标准进行是充分的，但是，一个治疗师的技术及在形成和沟通解释的能力水平依靠于四个附加标准，就像前面所提到的：清晰度、速度、相关性和深度。

解释的清晰度。解释清晰度是指治疗师精确的和直接的沟通。即使解释是一个关于病人内在精神功能和与外在行为和关系相关的假设，最好的是直接地和清晰地陈述解释。尽管治疗师头脑中对解释的确定性程度在变化，表达的语调和重点也反映这些不同的程度，但是，试探性地表达解释通常反映了反移情的上演。如果解释不是正确的，这种不精确性将变得明显。犹豫的、试探性地解释沟通通常会放慢治疗的脚步。

缺乏清晰度的例子

在治疗中，当病人报告说越来越多地感觉到抑郁和自杀冲动又回来了的时候，治疗师曾推荐她与负责她药物的精神科医生咨询。在那次咨询过后的治疗会谈，病人说精神药学家就是一个白痴，他的建议一点价值也没有。

治疗师评论道，"我认为你所说的关于 S 医生的内容是与我有关的。你知道，他和我是在一个团队里面工作。你看起来对他的反应很负性，所以，我假设你现在对我有些负性感受。这可能与你的抑郁情绪和自杀念头也有关系。有时，人们会嫉妒能帮助他们的人。或许，那就是为什么你会负性反应的原因。由于部分的你真的想要帮助，随后你就变得很心烦了。"

具有清晰度的相同解释

"你带着轻蔑回应 S 医生对你帮助的努力。同样，你重新想自杀的念头可能是对我帮助你的努力的一种轻蔑的表达。你的抑郁是对你现在内心冲突的现实性反应，你内在的冲突是你一方面绝对需要帮助，而另一方面你心中充满了怀疑、嫉妒和愤怒，并且攻击那些帮助你的人。这真的是一个比较困难的处境。"

解释的速度。解释的速度指病人话语和治疗师解释的节奏。为了要让解释过程对病人有最大化深刻影响，解释必须以一种及时的方式传递。需要合适速度的一个主要原因是，边缘性病人语言沟通的碎片样特点。这些碎片反映了对创伤性体验的防御性逃避［André Green（2000）描述的核心恐惧位置（the central phobic position）］或反映了对联结的侵略性攻击（Bion，1967b）。我们的研究观察已经揭示了一些治疗师倾向于在解释前等待时间太长。治疗师通常对于等待的解释是，需要收集更多资料来确保解释的准确性。然而，给我们印象深刻的是许多治疗师会重复性地延迟进行解释，因为对病人回应的焦虑，有时候超过好几周的时间。这种倾向反映了许多治疗师通常不情愿接受事实，事实上他们是病人生活中重要的客体，治疗的过程要求病人最强烈的情绪在会谈中展开。

由于对上面所描述的延迟风险的警戒，解释应当仅仅在以下时机中使用：①治疗师感觉足够清楚，可以形成基于病人所沟通的内容或治疗师在互动中所观察到的内容的假设；②治疗师有理由确定这个假设，如果与病人分享，会提升病人自我认知的幅度。如果证明是错误的，将有助于治疗师对病人的进一步的理解；③没有解释性的帮助，病人不可能那么容易地得出这个假设。除非这三个条件都满足；否则，治疗师要么应该保持沉默，要么要使用澄清和质对的技术（除非需要早期深入的解释，就像下面将要讨论的）。

一旦满足了这三个条件，治疗师应该尽可能快地做出解释，因为解释除了治疗性价值外，也提供了评估病人反应的机会，这会表明：①病人是否准备好了聆听；②假设病人听懂了解释后，病人是否能根据解释做事情，例如扩大了自己的理解，或做出了与理解有关的额外联想；③病人是如何体验在与治疗师关系背景下的解释（例如，作为富有成效的扩大理解、作为治疗师魔幻力量的证据、作为自恋性的伤害、作为一个礼物、作为毫无价值的内容等）。后者的考虑——病人如何体验解释——提供了关于病人移情方面的持续不断的信息。

解释的相关性。解释的相关性是指聚焦于当前呈现的材料中具有最多情绪的部分（解释的经济性原则）。

解释时没有相关性的例子

病人开始会谈，很生气地对治疗师吐出对自己一个梦的解释。治疗师通过聚焦在梦的内容上，提供了对梦的解释，但这并不与病人的生气情感相关。一个相关性的解释会指出病人对治疗师的情感，或许会也或许不会与梦的内容相关。

解释时有部分相关性例子

治疗师已经与一位退缩压抑的边缘性病人工作了几个月的时间，最明显的是她对治疗师的冷漠情感，治疗师解释："你和我沟通的方式就像你对我没有任何的感觉一样，我认为这提示着，实际上你对我有一些情感，而你很害怕这些情感。"

解释时有更高相关性的例子

"你和我沟通的方式好像你对我没有感觉一样。我想这种表面上的冷漠是用来掩饰和保护你的，让你不会感觉到你对我的关注以及你期望着我能够关心你。我这么假设是建立在一些事情的基础上的。比如说你总是早到而且看起来你很焦虑地在等我。而且每次我告诉你我要离开一段时间的时候，你说这无关紧要，而你的非言语行为提示你是关注这件事情并且焦虑的。如果我说的是对的话，那么我们下一步的工作就是为什么对你来说，意识到并且承认你希望和我亲近会这么困难。"

决定解释什么和如何解释的标准。 经济学原则、动力学原则以及结构性原则引导着对解释的聚焦和解释的内容。***经济学原则*** *(the economic principle)* 是指解释应该与会谈中主要的情感相关。这是因为病人的情感状态是病人无意识客体关系被激活的标志。与会谈中主要情感相联系的客体关系和在移情中占主要地位的客体关系是相一致的。然而，有时当情感性主要关系是与移情外的个体或情况相关的话，那就不会有与移情直接的联系。在这样的情况下，治疗师建议探索情感最强烈的领域，即使这意味着不处理在那个时刻移情中的材料。之所以这样说，因为我们的经验是：移情外所出现的承载了情感的材料，几乎不可避免地在后面的一些点上是与移情相联系的。

动力性原则 *(The dynamic principle)* 关注的是聚焦在对支配内心冲突的力量进行解释，这个原则引导治疗师从浅入深，从防御经过动机到达冲动来进行工作。治疗师通常应该接近材料，由浅及深地进行解释，也就是说，治疗师应该从对病人来说是最即刻的可得到的信息开始，为病人提供一种相对非历史性的而是此时此地沟通的无意识含义。例如，治疗师会说，"你在这里的行为，好像是一个生气的孩子与严厉的惩罚性的父母的关系"，而不是假设客体关系是历史性精确地上演，例如这样说"你一直体验愤怒，因为你从你的父母那里接受到的是严厉的和惩罚性的对待。"除了可能不准确之外，后者的干预将病人的情感从与治疗师即刻当下的情形中转移出去了。

通常来说，越接近意识层面的资料首先应该被解释，除了下面讨论的例外情况。作为一个原则，在治疗的早期阶段，解释主要针对病人所提供材料的防御性特征。病人直觉地会倾向避免对原始情感和内在碎片的痛苦觉察，这些原始情感和内在碎片是被排除在意识之外，但又在行为和人际间关系中表达出来。许多早期的工作包括帮助病人看到他们会谈内外的行为是如何形成了一种逃避，逃避去看那些最重要的、需要看和理解的材料。这个临床的现实工作是位于治疗中所提出的优先等级之中的因素之一。病人阻碍探索性治疗工作的行为必须在完成探索性工作之前被设法解决。

结构性原则 *(The structural principle)* 聚焦在对包含防御或冲动的内在精神结构上的解释，也就是说，对神经症病人在三部分结构（tripartite structure）（本我、自我和超我）的水平上进行解释。对于边缘性人格组织的病人，在主要客体关系配对（predominant object relations dyads）水平上进行解释。对于后者，目标是理解和解释服务于防御角色的客体关系配对防御对抗的冲动，获得对更深层配对的觉察。解释的相关性包括治疗师根据以上原则做出自己的干预。

解释的深度。解释的深度是指解释性过程会有从病人意识层面的行为体验进步到描述潜在的、推动病人的行为的精神结构及其内在的冲突。这是解释的动力性原则。

所有的内在精神冲突不仅仅包括了防御和冲动的一个层面，而且还包括了位于冲动－防御构造之中的相续的各层面（图3-1）。

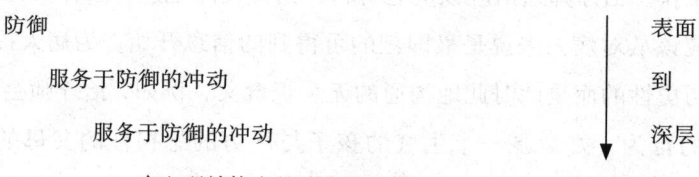

图 3-1　成功的冲动－防御构造的分层

理想化的是，治疗师应该既不在太表面化层面上进行解释（换言之，太靠近表面或对病人来说已经是很明显的了），也不在太深入层面上进行解释（换言之，病人现在还不能消化吸收的内容）。然而，解释的最佳水平必须从尝试和错误中才能找到，解释深度的标准指治疗师尽可能多地深化解释的努力，测试什么水平是病人能理解且能吸收的。

每个防御都有一个动机，也就是说，这就是为什么对应的冲动不能被病人在意识层面接受的原因。一个完全表达出来了的防御行为，它的动机防御着一个相反的冲动，那个冲动本身表明了解释的深度。

在三个水平上的解释

解释要在三个水平中的一个上进行：①解释付诸行动或原始防御是如何帮助避免了对内在经验的觉察；②解释当下被激活的客体关系，在配对中描述自体和客体表象，并在配对内描述角色逆转；③解释被当下激活的客体关系正在防御的客体关系。

水平1：解释原始防御。由于解释通常是由浅到深地推进，我们首先要设法解决的是解释原始防御的方法。通常，防御是为了避免无法忍受的冲突、发生在心理不同部分之间的冲突以及在心理部分之间的冲突和外在现实压力的机制。原始防御，与更成熟的防御机制相对比而言，尝试着去避免冲突，通过保持清晰的和不现实的内在自体和客体的爱与恨的心理分离来保持冲突,以便冲突的部分不会在病人心理觉察的范围内相遇。即使这些前后矛盾的状态出现在意识当中,它们也会在不同时间段这样做,且处于完全的分离状态(尽管有意识地体验一种状态,同时相反的状态用行为付诸行动,但是不在病人的意识层面出现)。这个极端不一致状态的分离,会导致病人将其作为病人内在世界的外在部分进行体验;而这不能同时作为意识层面所能体验的部分进行忍受。

分裂,是原始防御的核心机制,将在病人内在世界中的极端的、夸张的自体和他人表象隔离开来;保护了充满爱的、好的内在意象;远离了与仇恨相关的坏意象。这种内在表象分隔的代价,是病人丧失了处理以灵活和复杂为特征的真实世界的人和事的能力。对病人的主观体验而言,分裂通常导致病人对自己、他人和世界的体验的飘忽不定的中断。在一些例子中,分裂导致了固定刻板但脆弱的稳定外表,这个稳定外表是建立在内在坏客体持续地投射在外在世界基础之上。全能控制、投射性认同、原始理想化、贬低和否认使长期保持分裂成为可能,并通过一些信念来保持。信念是自己不能接受的部分在他人身上所呈现的,以此代替了在自己身上呈现;坏客体有时是好客体;以及前后不一致是没有情绪性后果的。

将部分自体和部分客体表象带进病人的觉察,治疗师通常必须通过说明如投射、投射性认同和全能控制等防御的使用,把这些部分自体和客体表象从它们被投射的位置找回来。病人对原始认同、贬低和否认的使用也被解释,以此来帮助病人对自体和客体意象有更准确的评估(好、坏或混合)和认识。

一旦治疗师说明了影响病人关系的全部内容(治疗策略1),下一步的任务就是将自体和客体碎片放在一起。这是当原始防御解释使用最多的时候,我们在下面讨论的各种原始防御。

分裂。分裂最清楚的表现可以在病人将治疗师或自己当作最好的或最坏的知觉中看到,伴随着所有相关的情感和概念化的完全的、突然性的逆转。病人对治疗师或自己观念的突然转换;或对相同移情主题的完全分离的矛盾反应,是分裂机制的表现。

下面的对话呈现了分裂的例子：

治疗师：现在你告诉我，我是慈善的，你可以对我完全放松下来。

病人：那有什么问题么？

治疗师：没有问题，但是我发现10分钟以前你说你必须"像鹰一样观察我"，我是危险的，我发现这让人困惑。

病人：那是你*那个时候*的样子。现在你不同了。

治疗师：我们怎么能明白我外显的改变是如此快？看起来好像，只有当你将我看做一个极端或另一个极端的时候，你才知道该对我做什么。你的这种体验我的方式，或许是让你避免焦虑的一种方式。这种焦虑是如果我没有在一个极端或另一个极端，这会让你焦虑。

原始理想化、全能感和贬低都是来源于分裂。

1. *原始理想化 (Primitive idealization)* 建立在某个倾向基础之上，这个倾向是将外在客体看作或完全好或完全坏，并人工地和病理性地提高了它们好或坏的品质。原始理想化创造了不现实的全好和强有力的意象，反映在病人将治疗师看作理想化的、全能的或像神一般的形象，病人可以毫无质疑地依靠治疗师。治疗师会被当作潜在的同盟，一起对抗具有同等力量（也同样是不现实的）的全坏客体。

2. *全能化和贬低 (Omnipotence and devaluation)*。像理想化一样，全能化和贬低也应用在自体表象和客体表象上。当边缘性病人用一种贬低的、情绪化贬低的方式来对待治疗师的时候，他们会用夸大的方式来展现他们自己，尽管有时候也会发生反转。在治疗早期阶段，经常来回发生着从一个位置到另一个位置的转换。全能控制的例子在本章前面"分析原始防御"中呈现过。

3. *投射性认同 (Projective identification)*。就像在第一章和第二章所指出的，不同于高水平的投射——以把一个自身潜抑的冲动归结到另一个人为特征，投射的原始形式——尤其是投射性认同——的特征是：①病人知道投射到其他人身上的冲动体验的事实，②受到投射的冲动或情感影响的其他人的恐惧体验；③必然产生对控制他人的需要；④无意识唤醒的其他人对恐惧和投射的认同。因此，投射性认同是在相互关系间展现，在移情中被戏剧化地反映出来；同时能通过反移情对治疗师提供重要的信息。

　　投射性认同会以两种方式出现在治疗中：第一，尝试通过无意识地防御自己内心世界某一个方面的病人，会通过无意识地在治疗师心中诱导出特定反应来达到防御的目的，而病人会指责治疗师有此特定反应。例如，当病人用一种冷酷控制贬损的方式对待治疗师的时候，病人指责治疗师是虐待性的，同时病人感觉到自己需要防御治疗师。第二，当治疗师开始体验到一种情感，这种情感看起来与自己通常对病人的反应是不同的时候，那么就需要质问这个反移情元素来自何处。这种情感，看起来不是直接地与来自病人在展现水平上的材料相关，这就是投射性认同过程的证据。在这个过程中，病人诱发治疗师产生这种情感，也是病人无法忍受的在自己身上的情感。治疗师的反移情是靠近病人这个方面的内在体验的最重要的方法。

　　常见的投射性认同的例子包含在内在攻击性力量之间的初始冲突中，攻击性的力量推动朝向毁灭，而力比多的力量，支持生命的努力和健康的关系。在治疗早期阶段，病人通常会采取他们唯一的愿望是死的立场，治疗师和他们的治疗是反对这个愿望——将内在力比多投注的部分投射到了治疗师身上。这个投射是企图将病人从内在冲突中解放出来，将病人与治疗置于风险当中。治疗师应该解释这个冲突："你说你完全支持自己想死的愿望，你将我看做是一个让你感觉挫败、阻碍你这样做的人。这是一个危险的情况，我认为这不是一个如此简单的情况。我相信在你内心有冲突，你并不是如此完全地认同想死的愿望。你开始到这里接受治疗是一个简单的事实。事实也是你自杀企图失败了，这表明你处于对这个愿望的冲突之中。然而，你更愿意避免你内在的冲突，并将之当作你和他人之间的搏斗，包括我。这是一个危险的游戏，由于它会导致你死亡。重要的是认识到你内在的冲突，并与你的这个部分工作——不管它现在看起来是多么弱小——那会让你的生命活过来。"当与这种类型的投射性认同工作的时候，关于这种危机的更加完整的片段在第十章中进行了呈现。

4. **投射** (Projection)。**投射是一个**不局限于原始精神组织的防御机制，可以在边缘性病理中扮演积极的角色。最经常的是，病人——不能忍受内在精神冲突两个方面的同时性觉察——有意识地体验冲突的一个方面，同时压抑和投射另一个方面（用一种特定的客体表象来具体表现）到治疗师身上。

比起投射性认同来说，投射是更高级的防御机制。因为投射是主要建立在压抑的基础上，对比于边缘性病人的主要分裂机制，投射的表现方式是更加微妙的。病人把治疗师的态度、感觉或思维的方式归因于病人对自己没有意识的觉察。出于同样的原因，在投射的影响之下，病人通常不会将重点放在投射的内容上，也不会无意识地引诱治疗师的投射以及不会竭力去控制在这种投射影响下的治疗师。

5. **否认** (Denial)。边缘性病人的否定强化了分裂的过程。否认通常是与想法或记忆的情绪有关。这些病人能记住观点、想法以及他们自己感觉，或与其他人当时所体验完全相反的内容；但是，这些记忆是没有情绪的成分，也不能影响当下他们感觉的方式。否认也会表现为对即刻的、严重的、紧迫的需要以及针对冲突或危险缺乏合适的情绪反应。病人冷静地将这些对情境的认知觉察传递，同时否认它的情绪性含义，或从觉察中关闭出一个完整的领域，因此，来保护对抗冲突的领域。

系统性地对原始防御进行解释可以导向会谈中激活的客体关系转换。这样的转换对于确定治疗师解释的准确性是有价值的。病人逐渐地变得能觉察相互矛盾的内化客体意象。从整体上来说，三维立体化的内化的自体和客体表象已经形成了，病人进入了更后期的治疗阶段。

水平2：解释当下激活的客体关系。这个水平的解释依靠治疗策略1。在这个水平的解释包括预备步骤；在这个步骤中，治疗师明确地描述在表面上还不明显的自体和客体表象。这个步骤尤其在这样的状况下是有帮助的：①在移情中所扮演的角色有些伪装（如，表面的显露是掩饰潜在所扮演的角色）；②病人很困难看到自己的内在世界形成了自己对此情境下相互关系的体验，在此情境中病人在一点点真相的基础上就断言，自己对此情境的观点和经验代表了严格的客观现实。这个水平的解释本身是由治疗师提示构成的，提示的是为什么病人要根据这些角色来经验相互关系。

为这个水平的解释做准备的例子：“对大多数观察者来说，现在你看起来像一个无助的孩子。事实上，我自己对此印象深刻。然而，从细微却连贯的方式来看，你是强壮的。你表现你自己不需要帮助；你拒绝我的每一次推进我们的理解的尝试；你看起来没有听或没有听到一些我所说的。这些事情可以被简单地理解为你无助的证据，但是，在我的经验中，一个无助的人通常会显示出对别人提供的帮助有一些开放。你对保持自己无助的固执与你对我说的任何事情的一贯性拒绝是结合在一起的。这制造了一种有趣的情境，你作为一个强壮的形象出现了，而我看起来是弱小的且无效的，甚至是无助的。这种情境值得我们来看看。"

另一个例子是下面的对话：

治疗师：我与我的秘书进行了核对，事实是：她询问你是否可以回电，因为她现在非常忙。然而，我认为我们应该看看你对此的回应，由于你说你不能继续与我治疗，除非我开除了她。

病人：我怎么能与一个我不信任的人继续治疗呢？我已经告诉了你，你的秘书是不负责任的，如果你不对此做些什么，那就说明你也一样是不负责任的。

治疗师：我的秘书所做的是否不负责任是一件事情，但是，你对此所做的事情对我们来说是非常重要的，需要来看看。在你的头脑中，你将这件事作为我不负责任的证据，且在其他场合，你控诉我是粗心大意的动物。

你管我叫恶魔，没有关心你的死活。所以，我们都同意我秘书所说的，但是，你用那个来防御对我的观点，这个对我的观点看起来是来自别处，现在就是我们应该看看并尝试理解的时候了。"

继续看这个例子，在这一水平的解释会像下面这样推进："用一种有趣的方式来看，当你控诉我是一个恶魔的时候，你看起来更放松。这对照于在上一次会谈当我能根据你的需求来改变日程安排的时候，你看起来是多么不舒服。同样的原因，我们还需要理解，当你感觉你在对待一个明确的恶魔时，这个恶魔是你在每一步都不能信任的，比起你对待一个可能对你很好的人来说，你看起来更舒服些。看起来你将我看做是一个恶魔，就好像你感觉你知道了底线。你可能对此并不开心，但是你看起来对此并不焦虑。你深层所抱的信念是，我在这里是利用你或剥削你而不是帮助你，这个信念会解释这种现象。如果我看起来对你很好，这就不会匹配你的期望，你会将它体验为后期虐待的计划。或者如果我对你好，你会感觉内疚，因为你直接面对我的是愤怒和虐待。"

水平3：解释防御的客体关系。这个水平的解释是最完整的水平。当治疗师感觉到已经有足够的信息能理解病人所防御的关系类型时（这不会直接在表面水平被看到），治疗师提供这一水平的解释（请见图2-2和图2-5）。

例如，治疗师会说，"我注意到每次你来会谈的时候，都会带着一种很好的感觉，这种感觉可能是与我的一种正性的联结——不管是多么微小——接着就会发生下面两件事情中的一件。你不是给我电话留言说你再也无法忍受治疗……治疗是无用的，你想要结束治疗；就是下次会谈的时候用生气的、公然挑衅的眼神看着我，并陈述说你没有什么好说的。有趣的问题是，在你的内在有什么让这些反应一下子都发生了。你说这就是'现实'——就是你不能信任我，我不能帮助你的事实。然而，我印象深刻的是，引起了这些重复性负性反应是你突然与你非常恐惧的部分接触的时刻——这个部分的你非常想要信任某个人，寻求某人的帮助……在这种情况下，就是我。在那样的时刻，你看起来不生气，且表现出一种试探性的、紧张的对真诚联结的渴望——就像与滋养性的关爱父母的关系一样。当更熟悉的生气和轻蔑的部分回来的时候，这些就消失了。这些生气和轻蔑的部分会毁坏与某人真实联结的可能性，但同时你相信这会带给你安全。"

在进行像上面所列出的任何一个水平的解释工作时，治疗师要不断地监控沟通的三个渠道，以获得必要的资料来形成解释。在任何一个水平的解释通常是使用澄清和质对来推进的。有时，一个位置恰好的质对会使解释都变得没有必要，这是当病人能够使用质对来获得对自己的领悟的时候。因为这样，治疗师应该先不做解释，直到清楚地知道若没有帮助，病人是无法自己做到的时候，治疗师再做解释。首先应该询问病人如何将呈现出来的信息放在一起理解。

治疗师：上两次会谈你迟到了，与此同时，你告诉我你满脑子都是每个人如何虐待你，对于这个事实，你有什么想法么？

病人：你是不是在暗示，我会散发我总是抱怨的事情吗？

在这个例子中，病人呈现出了对配对中逆转的角色有了一些新领悟的证据。

干预应该刺激病人去整合超出当下觉察的一步。如果质对没有足以帮助病人走到这一步，那么，治疗师应该推进到整合。

由浅到深推进中的复杂性

与边缘性病人工作的治疗师要面对解释深度的特定难题。在内容（深度之前的表面）之前，解释病人材料中的防御方面的原则是复杂的，准确地区分什么在表面与什么在下面之间的区别是一个难题。过程是复杂的，是因为分裂的特征。对于分裂，不仅是一个关系配对更靠近表面，而且同时也防御与它对应的相反配对。但是配对可能会替换，以便更深层的配对会转换为更靠近表面的配对，起初在表面的配对会变成被防御的配对。

例如，病人可能会用生气仇恨的方式与治疗师相互作用，绝大多数的交流是通过语言（第一渠道）和一些非言语的行为（第二渠道）来进行的。

然而，治疗师感觉到非言语行为的其他方面，这个方面交流了一种靠近治疗师的渴望。治疗师还感觉到反移情反应，既包括想要让自己摆脱一个愤怒的、攻击的客体（一致性反移情），也包括想要保护一个脆弱的孩子样的个体(互补性反移情)。将治疗师得到的所有信息放在一起，治疗师会推论出，更靠近表面的配对——包括一个对虐待自己的人的生气和仇恨的体验——正防御一个深层水平的配对体验。那个配对包括一个脆弱的、没有安全感的自体表象，渴望着一个滋养性个体的爱和被照顾。治疗师可以对这个结果进行解释了。

然而，状况可能会变得更加复杂，因为更靠近表面的配对和被防御的配对会改变地方。对应着一些内在或外在刺激，病人会突然性地开始交流对滋养性客体照顾自己的需求和渴望。在这种情况下，非语言的沟通和治疗师的反移情会提供关于现在更深配对的信息。这个配对包括一个仇恨的自体，与一个不能信任的客体相联系。

对于治疗师来说，困惑的是当下的防御和更深的内容会交替出现——表面的和深层的是可以内在改变的！这就是分裂的特征。与边缘性病人工作的治疗师必须要能安心地面对事实，事实是在病人的心理中没有固定的防御-冲动群组，而是一个转换的情境。在这个转换情境中，关键是要观察所有的部分，以便能向病人指出彼此分裂的重大意义。在上面的例子中，在观察到两个相反配对的交替进行后，治疗师可以做出下面的解释："有时，你将我看做敌人一样对待，这个敌人一定会毁灭你或将会毁灭你。在其他时候，你透露出你的一部分，这部分什么都不想要，只想要我完全地关心你。需要指出两件事情：第一是这两个部分的并存使你不可能向前走。如果你开始感觉到对我照顾你的渴望，你怀疑的一方就会告诉你我是你的敌人，是不能相信的。如果你体验到仇恨和想要毁灭我的愿望，你就失去了被我照顾的可能性。你赢不了。你无法前行。这两个部分让你远离用现实性方式来体验我。在现实性方式中，你可以欣赏我对你的关心，而没有感觉到你会变得完全地且无助地依赖我。"

在干预过程中的更多成分

对移情进行早期深入的干预

因为当原始防御配置显示了快速转换到深层水平的体验，与边缘性病人工作的治疗师必须准备转换焦点，从现实性的此时此地到移情中激活的更加非现实性的、幻想性的客体关系——经常包括极端和原始特征的个体，治疗师必须做出尽可能明确的理解。当病人的内在体验将用付诸行动的方式令病人、其他人或治疗置于风险之中的威胁时，这样的解释在治疗早期就要做出。

例如，治疗师可以说，"这只是从我们完成合同并同意一起工作以来的第二次会谈，我们这次会谈已经进行了一半的时间了，你却一直一言不发，除了说你在思考要结束治疗之外。当我发现继续下去没有多少意义时，第一件让我印象深刻的事情是你的面部表情，你看着我而你的头却倾斜向另一边，带着一种挑衅的意味。这表明你将沉默看作一种压过我的胜利，将说话看作你屈服于我，而不是将说话看作与我一起工作，就好像这里唯一的现实是一场强大的较量，我们中的一人将打败另一个人。这个印象是建立在你的表现上，你告诉我的关于你与男友和与老板的关系都支持这样的印象。如果我是对的，非常重要的是讨论你在此体验的强大较量。还有一种替换的方式对你来说是结束治疗，这会让你感觉有那么一刻是胜利的，但是留给你的是无法得到你需要的帮助。"

早期的深度解释会有一定的风险。一个风险是因为治疗师的干预建立在很少数量的资料上，病人也许会感觉治疗师观察的准确性支持病人原始信念，即他人是能够具有魔力的，病人自己能被神奇地治愈，而不需要治疗中的努力。因此，病人可能会将治疗师的解释作为证明自己对无所不知的他人是现实性期待的原始信念的证据。例如，治疗师做出解释，病人希望杀死她是为了报复其在过去所经历的严重的不公平待遇。在治疗师做了解释后，病人回应表明，他感觉治疗师用一种特别的方式了解他，以前没有一个人曾经能够这样理解自己。治疗师会说，"我留意到你更多会聚焦在你的这样一个信念上，那就是我拥有特别的能力，这种能力让我不需要多少的努力，就能理解你对我愤怒的感觉，以及它们为什么会出现。每次我对你说一些话，你表现得好像我给了你一个巨大的礼物，同时，从你的反应我能看出你从来没有注意我所说的话。所有这些看起来要考虑的是：我给你一些东西，然而看起来我所给你的东西即刻就丢失了。事实上，当我说你的愿望是杀死我以及原因的时候，这只是建立在目前你所告诉我的内容基础上的一个思考。真相是我无法读懂你的大脑；只有你能确定或否认我所说的是否为真相。"

早期深度解释还有其他风险。解释会被拒绝，因为病人依然过分强烈地防御去思考解释；或者解释合并了理智化的风格，被当作对真实情绪性理解的阻抗。通常状况下，聚焦在病人对解释的反应上，将会使矫正这样潜在的失败成为可能，就像上面例子中所提到的。

无论何时，当病人心理的深层方面被解释时，病人防御位置的动机必须包括在解释的陈述中。通过给病人提供关于为什么保持这样一个位置的必要性的解释，让治疗师能提高病人可以聆听解释陈述和考虑这个解释的可能性。因此，解释需要包括病人对树立起防御的认识，因为防御是令保护看起来无法忍受的、危险的或被禁止的各种冲动、想法或感觉的需要。

描述冲突

解释应该指出病人是正在冲突之中。因为分裂是原始性地避免内在心理冲突的企图，会导致在行为上的表达，治疗师的干预应该带给病人对所防御的冲突的注意。治疗师在解释防御的内容之前通常先解释防御。表面的表现通常是更加自我-谐振的，尽管所防御的内容对于病人来说是更少能接受的，因此，也会唤起更多的焦虑。

后面两个原则的使用在下面的干预进行了说明：治疗师注意到病人一言不发，因为病人的紧握拳头和面部表情，他相信病人的沉默是防御病人对医生的愤怒。治疗师说，"我猜想，当你一言不发坐着，并紧握拳头，是因为你害怕如果你讲话，你的愤怒就会冒出来会伤害到我们中的一个人或我们两个人？"

首先，治疗师将病人的注意力拉到她正在做的事情。在这个例子里，他描述她的行为：他注意到她一言不发紧握拳头地坐着。第二，治疗师做了一个关于病人为什么不说话的假设：她害怕自己的攻击（或者是治疗的报复）。注意到这个过程是依赖于对澄清、质对和解释的使用。解释的原始资料通常都是来源于治疗师对不能沟通渠道之间差异的观察。

给予解释来核对解释对病人的意义

在治疗早期阶段，边缘性病人倾向于将治疗师的行为体验为强有力的、具体的值得回报和惩罚的行为。因为治疗师的最强有力的行为通常是做出解释（尽管质对也是一个强有力的干预）；解释可以被感知为媒介，通过这个媒介，治疗师散发魔力或掌管指责。尽管将解释看作毫无价值表达了贬低的含义；将解释体验为一个很棒的礼物却是理想化的一种表达，但在这两种情况中任一种情况下，病人都是关注治疗过程，而以损失内容为代价的。这就是在治疗早期阶段可预见的，也是治疗师为什么必须更多聚焦在过程上——事情被处理的方式——而不是聚焦在早期阶段的内容上（Reich, 1933/1972）。

在下面对话中呈现的是将解释体验为礼物的例子。治疗师观察到病人在会谈中频繁地在一个便签本上做记号。

治疗师：我留意到当我说话的时候，你在你的便签本上做了一些标记。

病人：是的，我在计算你说了多少次。

治疗师：为什么要这样做？

病人：这可以帮助我知道你是否关心我。我计算着你说话的次数，当我回家后，我对比上次会谈的次数。那就是我判断你给予我多少的证据。

治疗师：这与我说的内容有关系么？

病人：关系不大。我真正计算的是看你有多少次告诉我，为什么你认为我正在做我所做的。那么我就知道你是真的听到我了,且你是关心我的。

治疗师:所以,我关心你对你来说是非常重要的,你想出了一个方案来回答你自己的这个问题。你也能看到你在对待我所说的话时就好像我说的话是毫无价值的吗?

治疗师最后的评论至少有两个目的:第一,他指出了一个事实,体验相互关系比起沟通的内容来说对病人更加重要。病人和治疗师都应该觉察到这个,由于这个状况如此频繁,也由于专门对内容的关注通常会导致治疗早期对最重要议题的相互逃避。第二,指出病人对待治疗师的话语是毫无价值的,这个评论指的是潜在的贬低——尽管这点还没有在意识层面呈现——为未来的注意打上了记号。

另外一个可能的对解释的回应是病人认为解释是一种控制的努力,这可以在下面的交谈中看到:

病人:我今天特地穿了这件看起来性感的短衬衫。我知道这会让你很激动。

治疗师:那么会发生什么呢?

病人:那么你就不能集中在你的工作上。

治疗师:你用这样的方式来展现你的性感,是一种表达愤怒的方式么?

病人:我知道你会那么说。你所有想做的事情就是拿走我对性的兴趣,你想把你的价值强加在我身上,把我变成你希望的人。

治疗师:所以,你今天性感的穿着的意思是,反对你认为的我对你控制的努力?如果你把这看作我的目标,那就可以解释为什么对你来说很难思考我所说的话。但是,如果你期待我们之间的互动像斗争一样,来看看谁能控制谁,那么我想知道你认为什么是我们一起工作的好的方面。

评估解释的影响

在治疗的初始阶段,边缘性病人——会害怕想象中治疗师倾向于要掌控、迫害或揭露他们——可能会非常怀疑治疗师,并尝试通过看起来很顺从来避开治疗师的努力。这是为什么在做出解释后,非常重要的是评估解释对病人产生的影响的另一种原因。一个富有成效的解释在病人这方产生了进一步自发的详尽描述。当这没有发生时（例如当病人看起来温和地同意解释，然后又保持沉默不语或开始改变话题），治疗师会说，"尽管你说你同意，但是你看起来并不像对我所讨论的话题有进一步思考。"

治疗师的积极作用

我们之所以包括治疗师积极作用的章节，是因为尽管我们的技术是根植于精神分析性理论和技术，但是，TFP 治疗师的积极性还是让很多精神分析性的受训治疗师感到惊讶。

自由地澄清和质对

关于澄清，当治疗师不确定病人所说的内容时，治疗师不应该犹豫是否要去询问更进一步的澄清："你刚刚所说的，我不是很清楚，你能举个例子吗？"除了有必要询问澄清来推进对工作的理解之外，治疗师表明自己不是无所不知的（因此要通过频繁与来访者客体表象的互动来质对）、重建病人对提供信息的责任、帮助和保持探索和询问的氛围。

我们对质对的理解涉及了多数精神分析性心理治疗中的核心指导：跟随病人的自由联想，不管他们导向哪里。这个原则也适用于我们与边缘性病人工作的模式，但是带有以下的理解：

1. 病人的自由联想会反映与其他表象分裂开来的自体或客体表象。在这种情况下，跟随分裂部分的详尽描述是对这点有用的；但是对治疗师来说，用所呈现的其他分裂部分的材料来质对病人是有必要的。这会推进治疗过程，也可避免让病人永远保持在碎片样的内在表象里，使彼此分离。
2. 病人会使用自由联想服务于阻抗。在这种情况下，治疗师必须质对阻抗，通过评论，如"在这次会谈中，你详尽地讨论与妹妹之间的烦恼，却没有看到你的情感，两天前的晚上你给我留言，说这次会谈你可能来不了，因为你必须要去医院，这些意味着什么呢？看起来你的内在有情感，你却没有在这次会谈讨论，倾听它们应该是很重要的。如果你不在这里讨论它们，你可能回到家后感觉好像你像其他晚上所做的一样，没有使用这次机会来尝试理解这是关于什么的。"

在做出解释时使用灵活性

由于分裂的无处不在的使用，边缘性病人会假设其他人就像他们一样刻板地用黑与白的方式来看待事物。这种倾向在一定程度上呈现出，这些个体不能将他们自己的感觉从治疗师的感觉中分离出来（因为主要的投射性认同）。因此，灵活性可以将病人与治疗师区分开来，并提供一种可选择的感知与思考的模式。通过演示对同样的人或事情持有另一种观点这种能力，治疗师给病人提供了一种对模棱两可的忍耐和对灵活性的欣赏。例如，如果治疗师考虑对病人行为的两者不同的解释，治疗师会很好地呈现给病人，承认自己对于哪种解释是更加有效的解释的不确定性："由于你害怕我会生你的气，今天你能到来是有困难的，但是，也有一些证据让我思考，这对我来说是一个信息。信息是不要进入我们上次会谈所探索的确定范围，在这点上我不确定，哪一个是正确的；或许我们能来理解一下，你为什么这样做。"

要说明的是，这样的表达是为了强化病人的责任感，这种责任感是治疗师所提供的任何假设的最终检测器。治疗师也会表达根据病人接下来的反应来改变解释的意愿："就像你现在所呈现给我的一样，我原本的想法看起来不再是正确的。根据你刚刚所说的，更可能的是……"

使用特定干预的次序

就像在聚焦主题的时候有一个优先，所以，在只用特定技术的时候也有一个更好的顺序。一般来说，解释被看作 TFP 中影响性改变的主要技术。

因此，澄清和质对的技术被首先介绍用来为最后提供的解释做准备。然而，就像在本章前面"对移情进行早期深度解释"下所讨论的一样，如果病人的行为危害了治疗，治疗师应该更加快速地深化解释的水平。如果这样的干预没有预先阻止付诸行动，或没有时间按照这样的顺序来进行干预，治疗师要转移到设定界限，使用足以包容行为的最小限制性干预。

TFP 中不适用的技术

TFP 也可以被定义为和被限定为把比邻疗法（如对以边缘性病人的精神动力性为定位的支持性疗法）的技术标示为不常使用的技术。与支持性治疗不同，精神动力性治疗追求结构性改变，聚焦在靠近病人心理更深的水平，不使用明显的支持性技术，如提供直接的保证、给出意见和建议、在实践性方面教育病人（尽管一些心理教育可能是合适的），重点强调优势和天分以及对环境进行干预（Rochland，1992）。

不使用支持性技术（认知支持、情感支持、再教育的方法、直接干预病人的环境）的原因，是因为这样的支持将治疗师从技术性中立的位置移开，倾向于把治疗师吸入到强化正性移情、或因为病人引发了支持，随后又拒绝了支持。这会激发治疗师进入到敌对的立场，因为所有这些原因，对移情进行解释就会变得更加困难。

当然，不可避免的是，有时候治疗师也会受到反移情的吸引而扮演了病人当下移情需求的互补姿态。但是，保持技术性中立的恰当努力，允许治疗师诊断和解释性地解决这样的扮演，尽管支持性技术使这个任务变得更加困难。

重要的是将技术的影响或效果从技术的名字（例如，表达性或支持性的）中区分出来。特别的是，即使"探索性"或"表达性"精神动力性治疗也不使用"支持性"技术，探索或表达技术的结果（例如，澄清、质对、和解释）通常是让病人感觉到被理解，因此也受到支持。一些批评者认为表达性精神动力治疗没有支持性。我们感觉这是一个误解,这个误解建立在混淆了因为缺乏支持性效果的干预而避免使用支持性技术的基础之上。我们避免使用支持性技术,不是因为我们不想支持病人,而是建立在信念的基础上。信念是对支持性技术的使用,会暗中破坏移情-反移情范式的工作,这通常会导致反移情的付诸行动。

在这个极端上,精神动力治疗的特点错误地被认为不仅没有支持性,而且在使用技术上是严厉的,如质对。关于这点,重要的是要仔细核对质对的定义(就像前面"质对"中所提供的一样)。质对不是对病人严厉的攻击,而是认真地用语言来表达病人行为和自我概念的矛盾方面。使用质对的效果——一种表达性技术——是病人开始感知和整合自体迥然不同的部分,因此感觉能被精神动力的治疗师深刻地理解和支持。

因为错误假设病人被连珠炮地接受解释,解释已经超出了病人理解的能力;所以,对边缘性病人的解释通常被看作冒险的。就像以前所强调的一样,解释是从表面开始的——也就是说,从病人和治疗师分享一种当下现实的普通观点这点开始——然后帮助病人变得对深层次发生事情的好奇;也好奇自己害怕的或不能接受的心理生活的深层方面的原因。因此,解释总是应用于与病人分享病人所经验的观点、病人如何体验治疗师以及治疗师如何体验情境等为起点。

第四章

治疗战术
——奠定技术的基础

移情焦点治疗（TFP）的战术是治疗师在会谈中用来设定治疗阶段的策略，也是使用合适技术的指导。例如，战术告诉治疗师何时使用解释、以何种深度进行、什么为最优先进行。这些策略是服务于对定义和理解病人原始关系的核心策略，也服务于病人在某次会谈中激活的情感性为主导的关系，以便使部分－自体表象和部分－客体表象能够被认同，最后被整合。

战术（表4-1）包括治疗师从为治疗创建框架工作（合同化和限制设定），到引导治疗师对所设计的材料进行选择（优先等级），再到对病人和材料保持合适的态度这个幅度内的治疗师的活动。在本章中，我们提供了对这些战术的统观，在接下来的章节中，将进一步详尽说明合同设定和选择优先材料的关键战术。

表 4-1　治疗战术

1. 设定治疗合同
2. 选择并且锁定所呈现的材料中所涉及的优先主题（包括监控沟通的三个频道、遵循干预的三个原则、干预会谈中出现的材料类型来奉行优先等级）
3. 保持恰当的平衡，这个平衡在为解释做准备时，对病人和治疗师之间的对现实不一致观点的进一步阐述与对共享现实基础的建立之间的平衡
4. 调整情感卷入的强度

治疗师的基本态度是要警惕在治疗师和病人之间遗漏了什么，尤其是与普通人互动的差异是什么。*正常*被定义为通常的可接受的行为，这个行为发生在来求助的人和提供帮助的人之间；且是在当治疗安排设置时，他们都同意的条件基础上。例如，治疗师期待病人用病人自己的主观体验来沟通。如果病人没有这样做，治疗师怀疑病人被激活的内在配对所困扰，这个内在配对歪曲了病人对互动的感知。通过注意到由治疗框架所确定的边界，和注意到从心理治疗性情境边界的偏离，推动了治疗师对这些非现实性方面的觉察和注意。这些边界包括固定的空间、固定的时间、对参与治疗中每个人的任务和责任的清楚期待。

受到治疗框架的保护，治疗师能够探索在病人身上所激活配对的内在情绪反应。例如，病人会使治疗师偏离通常的姿态（如，直接给出建议）。在那种情况下，治疗师应该努力去理解互动的含义，这个含义的展现需要时间。例如，在短程治疗中，病人会引诱治疗师进入照顾者的角色。然而，如果病人遵循治疗师设定的建议，随后回来说那个建议是多么错误和愚蠢，病人是在上演包括一个优越自体（病人）和一个无能客体（治疗师）关联的配对。

治疗性态度总是受到未控制的移情感觉付诸行动的威胁，有时候，是受到引诱将反移情付诸行动的威胁。边缘性病人无意识地试图引诱治疗师，去感受他们在受到别人回应时候的恐惧，也希望确定他们的渴望是什么，以便能让他们自己安心于那些不想要的品质（生气、敌对等）是别人的，而不是他们自己的。矛盾的是，在心理治疗性关系中，病得越重的病人，由于他们更远地"远离"了能预期的反应，就会越歪曲整个的人际间互动。广而言之，就边缘性组织而言，更健康和更高水平的病人，在互动中的歪曲就更加微妙。因此，治疗师经常发现，比起更低水平边缘性病人来说，更难以捕捉住更高水平边缘性病人的动力。

战术1：建立治疗合同

在开始TFP之前，治疗师和病人必须建立治疗合同。合同建立了限制（框架），在此限制内，治疗会发生，且命名了允许探索性治疗的必要性条件。这些关系到日常安排、时间安排、费用、病人的和治疗师的各自角色以及治疗元素——这些元素可以设法解决中断或干预治疗病人的行为。比起更少混乱的病人来说，这些条件对于边缘性病人在治疗中通常是更加具体明确的，因为当探索原始防御机制的时候，边缘性病人倾向于付诸行动。治疗合同设定了帮助治疗师保持治疗框架的条件，也是帮助治疗师进行探索性任务：一旦治疗的条件是恰当的且可以被双方理解的，任何偏离合同的行为都可以理解为是关于病人内在世界的沟通信息；或如果治疗师偏离了建立起来的框架，就是治疗师的反移情。

除了一般治疗条件之外，合同设法解决具体的付诸行动的形式，这要求限制的设置，包括对自己或他人的严重攻击，对治疗边界的攻击，不管它们是身体的、时间的或空间的界限（见表4-2）。

表4-2　对治疗有明确威胁的例子

自杀和自毁行为
有杀人的冲动或行动；威胁到了治疗师
撒谎或保留信息
对治疗会谈很少的投入
物质滥用
用一种改变了的意识状态来参与会谈
不能控制的进食障碍
过度地给治疗师打电话或其他对治疗师生活的入侵
不付费或安排了却不能付费
同时见好几个治疗师
在会谈中浪费时间；琐碎化
会谈外制造的难题阻碍了治疗的处理
一种慢性的被动生活方式，尽管不能即刻产生威胁，但是因为将从疾病中持续的次级获益，所以朝向改变的治疗性努力将会受到挫败

战术2：选择并锁定优先主题

在心理治疗工作中，尤其是与边缘性病人的心理治疗工作中，治疗师最常遇到的难题之一，就是在所有同时呈现的材料中决定选择哪一个议题，这恰是应该设法解决的问题。与边缘性病人的会谈看起来经常是混沌的；在病人大脑中的大量迥然不同的部分－自体表象和部分－客体表象的活动，会导致在会谈中出现多重的主题。有时，当太多的信息看起来都需要立刻处理的时候，治疗师感觉被信息淹没了，或者治疗师可能会迷失，因为病人看起来在给定的会谈中几乎没有提供清楚的兴趣点。因此，治疗师通常会感觉到迷失，没有线索，不知道该如何推进。在这种困境下，帮助治疗师根据会谈中要设法处理的方面有清楚的感觉是必不可少的。就像本章开始时所提及的，选择优先注意包括：①监控沟通的三个渠道，②遵循干预的经济的、动力的和结构性的三个原则；③干预会谈中出现的材料类型来奉行优先等级。

监控沟通的三个渠道

沟通的三个渠道是：①病人所说的语言内容；②病人非语言的沟通：病人是如何说出所表达的内容（声音的语调、说话的音量等），用身体语言形式所表达的非语言沟通（姿势、身体的位置、手势、眼神接触等），病人对治疗师的整体态度；③治疗师的反移情。尽管反移情能帮助治疗师选择主题；但是，对反移情的使用需要足够考虑，这是一个单独的技术，就像在第三章中所讨论的。

当然，治疗非边缘性病人的治疗师也应该觉察到这三个渠道。然而，作为一项普遍的准则，越是原始性的病理，对第二和第三渠道的关注就变得越重要——非语言的沟通和反移情——缘于边缘性病人内在世界分裂的特征。一般来说，病人在任何特定的点都已经能够觉察到自己所说的话，但是没有觉察到内在分裂开的部分的前后矛盾。这个矛盾穿越了病人的觉察，而只是通过行动或躯体化来表达（Green，1993）。这是极端重要的一点，因为要是治疗师已经被培训为习惯于认真聆听病人自由联想，而不是对病人与治疗师互动的微妙观察和反移情在同一个渠道上；那么在治疗中就会要经历很长时间而没有获得任何进步。

经济的、动力的和结构性的原则

经济的、动力的和结构性原则是建立在精神分析性概念的基础之上，包括心灵中的运作的动力性力量：驱力、情感、内在禁令以及外在现实（表4-3）的互动。*经济的原则*是指对病人在任何给定材料中情感的主要投入，这指导治疗师聚焦在病人投注情感最多的材料上。这个原则的基本原理是：强烈情感是指向移情中主要客体关系的旗帜。考虑一个议题应该是以情感为主的，或者是明显的情感伴随着内容，或者是对应于内容明显的情感缺失，这暗示着情感被潜抑、压抑、置换或分裂。有时，主要情感表现是不言自明的，例如当病人讨论他的妈妈被诊断为癌症时，带着强烈的情感。然而，可能的情况是，病人拿出了他妈妈被诊断为癌症这件事，但是在同一个会谈中，却对那天会谈的迟到带着更强大的情感。治疗师首先应该询问和探索情感。

表 4-3　指导解释相关性的三个原则

1. 经济性原则	重点是治疗性注意和解释都是与主要情感联系在一起的
2. 动力性原则	包括对精神冲突中力量的考虑，它们在客体关系配对中是如何展现的；决定了解释的顺序，从浅入深、从防御经过动机，到达冲动。
3. 结构性原则	突出于统观病人精神中主要客体关系配对之间的关系，伴随着聚焦在解释既包括防御、也包括了冲动的结构上。对神经症性病人，这些结构是本我、自我和超我；对边缘性病人，它们较少清晰度的主要客体关系配对。

如果情感与治疗师所预期的不一致，那么治疗师必须询问病人来澄清明显的不和谐。例如，"你正在说自己是否应该继续活下去，然而，你看起来并没有对你所说的话感到担忧。"这会导向发现主要主题。当病人的行为

与自己的话语是一致的，主要的情感是不清楚的，行为可能比语言内容更加重要，应该先被探索。尽管跟随病人的情感只不过看起来是一件普通的事情，但是，无论如何这是一个非常有帮助的指南。例如，在情境中，从逻辑上来说看起来应该是优先主题（如，配偶生病）和看起来承载着最多的情感（如，病人对治疗师行为举止的感知）之间的差异。

如果治疗师在决定主要情感领域的时候有困难，应该接下来转向病人话语内容中的任何其他移情迹象或行为（移情将在这个部分的后面进行讨论，是与动力性原则相关联的），然后再转到反移情。如果还没有出现明显的主题，那么治疗师应该继续评估进行中的材料流、等待，直到以情感为主导的主题出现。情感的缺失可能显示出病人有意识地潜抑了重要的材料。如果是这样，对出现的优先主题的指南（见下一个部分"根据内容来遵循优先等级"），尤其是根据沟通的琐碎化，可以帮助治疗师聚焦。明显情感主题的缺失也可以被看作无视性自恋性病人的特征。

当治疗师已经决定了哪一个材料是最被情感投注的时候，治疗师就可以根据动力性原则来思考。这个原则与心理冲突中的力量有关，是建立这样的假设基础上的——增强的情感呈现标志着包含防御-对抗冲动的无意识冲突。就像在第二章中所讨论的，冲动和对冲动的防御都是通过各自客体关系配对呈现出来的。由于病人的内在关系配对是可以清楚地在移情中观察到的，动力性原则与治疗性对移情的聚焦紧密联系在一起。动力性原则指导治疗师从防御开始工作，防御是可以在表面观察到的；而对于冲动，处于更深水平已超出意识觉察之外。

治疗师在会谈中最常观察到的是移情，移情是更接近深层材料的阻抗。阻抗是防御操作临床的表现，从操作意义上说，病人在已经同意的治疗合同中所呈现参与治疗的任何困难都是接近更深材料的阻抗。全面核查内在世界的任务不可避免地是使人畏缩的；尤其是对那些内在世界是以强烈的、未整合的部分为特征的病人；尽管合适的做法是将与病人工作的重点放在困难任务上；但是，治疗师必须总是要警醒与阻抗合谋的风险。从客体关系的观点来看，与阻抗的合谋造成了治疗师演出病人内在客体表象之一的角色，而没有核查正在上演的配对和防御的角色——这些一直在视野之外——和其他内在配对。这种情况的例子是接受了正性移情的治疗师——仁慈帮助的角色——没有探索病人内在世界的其他方面,而是直接进入关系。

阻抗不是像墙一样需要被移除,但是它是精神结构的一部分,必须要被作为有价值的信息来欣赏。他们防御性地使用了配对,这必须要被解释;也就是说,它们出现的原因必须要把它们放在所防御的关系中进行理解。这样的解释的一个简单例子:"你正把我体验为是一个严厉的、威胁批评性的(防御)人,因为将我体验为滋养性的、关爱你的人,对你来说太可怕了(被防御的力比多冲动)。"从浅入深的解释在第三章中已经进一步讨论过了。动力性原则在这里提及,是为了帮助其明白在哪里进行干预。

治疗师在设法处理用于解释的材料的时候,在决定次序的时使用动力性原则。在实践性方面,治疗师可以询问自己,"什么在防御,又在防御什么?"通常也应该选择干预,干预是在设法解决防御的冲动之前,先设法解决防御的水平。关于这个方面的另外一个例子:"你非常坚持将我看做是冷酷的且认为我用一种虐待性的方式来剥夺你。当因为周一你无法来参加会谈,即使我给你提供了一次另外时间的会谈,你严厉地回应我,说我只是提供了一次另外时间的会谈,而这次也是方便我自己的。我已经注意到你对我冷酷的描述,而且过去几周你保留信息的情况也不断增加。我们可以认为这是因为你看待我的方式的问题吗?"这个干预是描述了服务于防御功能的配对。如果病人同意,治疗师可以继续:"看起来你这样看待我的强烈程度已经淹没了其他你拥有的感觉,你对此非常不安,这使你也非常焦虑。用一种更加细微的方式来看,如有时可以在你的眼神中发现,你看起来正对我有不同的感觉。这些细微的信号在提示你对我还有一些正性的感觉,但是由于某种原因,这看起来使你焦虑,导致了你一步步在批评我,就好像通过说明你和我之间没有任何正性的方面来使你自己安心。"治疗师开始设法处理被防御的情感和冲动。这个过程的一个步骤是理解防御这些情感的需要。

如果治疗师在使用经济性原则时有困难——也就是说,如果治疗师没有找到病人情感的焦点——通常建议治疗师根据动力性原则来思考,由于情感会在移情中被展现出来。用操作性的说法来看,这意味着干预有明显移情材料的地方。事实上,尽管大部分时间主要情感与主要移情相一致,但是,也有主要情感没有处于移情核心的时候。然而,大部分时间里,移情的含义是相当明显的。例如,在会谈开始的10分钟,病人讨论了好几个变化的话题,一直都是很温和的,没有注意到治疗师,主要聚焦可以放在探索病人如何感觉和对待治疗师:"你在说话,就好像今天我不在这里。"移情的这个方面变成了治疗师干预的焦点。当描绘在移情中活跃的关系配对特征时,治疗师也应该尝试去理解更深层的病人可能防御的配对。

如果情感和移情是分开的——也就是说,如果出现了主要的移情范式,但是一些其他议题是承载了更多情感的——那么后者应该被选择作为焦点。通常,与移情的连接会出现在后面一些的节点中。是什么使与移情工作如此微妙?是因为沟通并不总是通过言语来进行的,或者是直接地与治疗师相关的,或者是间接地通过讨论其他重要个体来展现的。移情通常是通过细微的行为姿势或整体的态度来进行沟通的。举例如下:

- 更重要的是,治疗师要聚焦在病人陈述时带着一丝讽刺的笑容,并且锁定在这个现象的移情含义,而不是聚焦在陈述的内容上。
- 重要的是,治疗师首先要聚焦在治疗师所观察到的病人眼睛里面的不信任,然后思考如何将这个观察与病人所说的内容相联系。

*结构性原则*也是对指导治疗师的干预有帮助的。这个原则包括治疗师发展出对病人特定冲突结构的理解,这来自治疗师回看和得到对特定配对的整体观点,这个特定配对是在移情中所激活的,与更大的模式相匹配在一起。对于神经症性病人,结构性分析包括在本我、超我、自我以及与外在现实之间的冲突,或者是与其他固定认同中的不一致元素之间的冲突。对于边缘性病人,不像在神经症性病人内在一样,本我、超我和自我还没有整合,冲突是结构性地围绕着最主要内在关系配对和它们彼此之间的关系发生的。尽管关系配对的数量可能是巨大的,在临床实践中,我们发现每一个单独的病人只呈现有限数量的高投注的配对,这些配对是频繁地在移情中重复出现的。因此,在每次治疗中,都有有限数量的移情主题。关

于确立哪一个移情主题是主要的和它们彼此之间的关系如何，特定的病人会帮助治疗师引导治疗师的干预。结构性原则包括决定什么客体关系配对有防御的功能，防御的是其他哪个客体关系配对，且防御到什么程度，病人就能够从**排除在外的他人**（excluded other）角度参与到冲突之中。这三项原则会将病人自我的观察性部分引发出来，这部分是在与治疗师分析性功能短暂认同中所呈现出来的。因为在 TFP 中，我们看到心理结构发展的过程，用结构性原则来思考；也包括治疗师根据病人会成为和能成为什么样的人的思考。

与边缘性病人的工作，最有效率达到这种构想的方式，是测定长期的基础性的移情，这个移情是位于可以观察到的刻对刻的转换移情之下，也呈现了在治疗特定阶段的主要冲突。尽管并不总是这种情况，大部分边缘性病人开始治疗的时候带有长期的偏执性移情——也就是说，带有弱小的脆弱自体的自体表象的个体，会保护反对病人自己发展出来的任何靠近的感觉，因为病人的信念是，客体不可避免地会拒绝、抛弃、入侵、伤害或利用自己。

总而言之，这三个原则提醒治疗师要注意以下几点：①跟随病人的情感，将情感作为主要客体关系配对在某个特定时刻出现的标志；②寻找并设法解决初始是服务于防御目的的材料；③根据表面配对防御潜在配对来寻找整体的配对组织。

根据内容锁定优先等级

首先，治疗师必须确定在每次会谈中是否有任何**紧急优先主题**（emergency priorities）呈现，或是否有包含动力性治疗的一般优先情境。治疗师必须将威胁到病人、治疗师和治疗安全的行为给予高度优先关注。根据相对于日常事务来说的紧急状况或对治疗的威胁，（表4-4）治疗师决定什么是需要设法解决的。如果得到有效的处理，紧急主题（例如，自杀威胁、自伤威胁、对中断治疗的威胁、保留信息）倾向于在治疗的前六个月逐渐消失。这允许治疗师聚焦在表4-4所列出的有更低优先的主题上，因为它们真的不会威胁治疗，但是，事实上治疗师聚焦于这些更低优先级主题的行为形成心理治疗的根本：当病人的内在世界在移情中展开时，理解病人的内在世界。

每一个主题在设法用合适的技术来处理：澄清、质对、解释、限制设置或保持技术性中立。随着时间顺延，当对治疗的紧急威胁去除后，会谈应该逐渐地聚焦在对移情主题和潜在动力的探索上。可以把优先等级当作逐渐清理互动领域的指南，它清理了通向移情发展进行全面探索的道路。病人对设法处理相关主题的阻抗能够在行为中表现出来。这类行为威胁到治疗继续，或者是通过威胁要彻底终止治疗或者是威胁要结束病人的生命，或者是暗中破坏探索性过程，即使治疗看起来正在顺利进行。从更细微的水平来看，影响到会谈中持续进行沟通的行为必须按顺序地设法处理，按照它们对沟通和对治疗本身威胁的顺序进行。在表4-4中，首先列出的优先主题（条目1a-1g）呈现了对移情探索的障碍，从最直接的到更加细微的。如果这些主题没有呈现，或者已经被充分地处理了，治疗师聚焦在第二和第三优先水平的主题上，即与移情相关的材料和其他情感灌注的材料上。

表4-4 主题优先性等级表

1. 阻碍移情探索的主题 [a]
   a. 自杀或谋杀威胁
   b. 明显干扰治疗持续性事件（如经济困难，准备离开居住地，要求减少治疗频率）
   c. 不真诚或故意地说话有所保留（如对治疗师撒谎，拒绝讨论某些主题，治疗中大部分时间沉默）
   d. 破坏治疗合约（如同意会见辅助治疗师又不去，不服用药物）
   e. 会面中的付诸行动（如破坏治疗室设备，拒绝在治疗结束时离开治疗室，吼叫）
   f. 两次会面间的付诸行动
   g. 非情感性的主题或微不足道的琐事
2. 明显的移情表现
   a. 口头讨论涉及治疗师
   b. 内心的付诸行动（如摆出明显的诱惑性姿势）
   c. 暗指治疗师（如提到其他医生）
3. 非移情性的灌注着情感的主题

[a] 阻碍对明显移情表现进行工作的行为，它们自身也渗透着移情的意义，并提供了检查这些行为的移情意义的机会，只要它们不阻扰或破坏治疗。

从病人外在现实所来的信息

边缘性病人经常性地在他们日常生活的议题上付诸行动,这需要在治疗中被探索。治疗师应该要警惕这些付诸行动的线索,它们可能是通过病人顺带的话语呈现,或者是由第三方提供的信息呈现。任何出现在病人外在生活中的议题应该可以提醒治疗师,这作为移情的范式已经或将很快会出现在治疗中。例如,病人详细地讲述她确信丈夫正在欺骗她。治疗师没有办法知道这是否是真的。然而,他感受到潜藏的议题是,是否有男人或任何其他人,会对她保持持续不断的兴趣。一两周后,病人说她想要退出治疗,因为她意识到她的治疗师很厌倦她,对她很漠然。因为治疗师现在拥有的材料"还在房间里",他可以与她探索是什么明显地让她得出这样的结论;为什么她把他想象成是一个厌倦的、漠不关心的治疗师,而治疗师却继续见她;等等。第二个例子中,治疗师了解到她的住院病人已经拒绝了在住院期间与咨询师会谈。她的拒绝表达了一种被评判的恐惧。在移情中,这通过陈述呈现出来,在陈述中,病人将治疗师看作一个有很高道德感和武断的判断者。

总而言之,关于选择优先主题,对病人感觉到自己所说的和沟通的内容,与治疗师观察到的病人所做的以及对反移情的联合分析,会引导治疗师决定此刻什么是最重要的议题。这与比昂(Bion,1967b)的**选择性事实**(selected fact)的概念是一致的。

对结束治疗的威胁

病人的威胁,不管是公开的还是隐蔽的,会不成熟地结束治疗,这是压倒一切其他议题的优先主题,除了威胁到病人的生命和安全或者其他人的生命和安全的议题之外。可能推动边缘性病人考虑退出治疗的动机包括:依赖需要的出现制造了病人内心的焦虑、负性移情的发展(负性移情可能是防御潜藏的正性移情,而正性移情使病人很焦虑)、对治疗师嫉妒的自恋性议题、轻躁狂的状态或快速恢复健康、保护治疗师远离攻击性情感的愿望,或通过挫败治疗师的努力来贬低治疗师的愿望等。脱落的威胁能发生在治疗的任何点上,但是在治疗早期阶段是常发生的。在这些情况下,治疗师至关重要的态度是积极,例如,病人没有通知治疗师而没有来参加会谈,治疗师可以通过打电话给病人表达关心和好奇这种行为的含义。使用早期深入的解释来设法处理脱落的威胁也是有帮助的。

接下来对治疗最严重的威胁,是公开的或隐蔽的对治疗过程缺乏参与的模式。这种参与的缺乏会采用不诚实、保留和付诸行动的方式。

不诚实

治疗过程容易受到不诚实的损害,由于这个问题在治疗师觉察到之前,会持续很长一段时间。一个细心的初始历史了解,包括原先治疗的历史,能帮助治疗师感知到这个问题。在治疗过程中,治疗师应该了解病人是否是不诚实的,治疗师必须做到以下几点:①向病人解释不诚实沟通的模式会使治疗变得无效,如果不能解决,会一直带到结束;②与病人探索隐藏在不诚实沟通下面的动机。

撒谎是一种病人如何表达自己、他人和治疗的方式。病人撒谎主要有以下几个原因:①避免质对,因为质对将导致他们必须要对自己的行为负责任;②避免治疗师不同意或想象中的报复;③竭力对治疗师施压控制;④通过哄骗治疗师来表达压倒治疗师的优越感;⑤阻止一种真实关系的发展。从更深层含义上说,持续的撒谎表达了一种信念。这一信念是所有人类关系都是剥削性的或迫害性的;因此,代表了长期移情位置。这种精神病态性移情——以持续的不诚实、欺骗和操控为特征(如,对治疗师的虐待)——通常防御的是隐藏的偏执性移情(也就是说,害怕治疗师的虐待,这个信念建立在确信对他人敌对和不诚实的基础之上)。因为治疗任务的成功或失败是依靠诚实的交流,撒谎必然是被作为严重的欺骗,就像任何自毁行动一样。如果病人选择不诚实,当治疗师意识到自己无力来保持病人远离不诚实的沟通的时候,治疗师必须尝试获得对不实的陈述或潜抑的信息进行全面的和一致性的解释。

聚焦在撒谎或保留信息上的解释的努力，会花上几周或几个月的时间，尤其是带有反社会特征的病人。然而，不管花多长时间，除了对生命有威胁的付诸行动和即刻从治疗中脱落的危险外，对病人撒谎含义的充分解决会具有超过其他材料的优先性。如果病人是习惯性撒谎，也会很明显地呈现出对生命威胁或付诸行动的治疗威胁。治疗应该从住院开始，提供一些保护和准确的报告（通过医院员工），这是病人所无法提供的。习惯于撒谎和有证据表明其有严重超我缺失的病人，倾向于将他们自己道德价值观的缺失投射到心理治疗师身上，并确信治疗师是不诚实的和堕落的。因此，对这种移情的解释性方法包括聚焦在病人对治疗师不诚实的投射上："我不奇怪，寄给你一次会谈的账单后，你感觉到你相信你不应该为之付费，因为你是如此经常地编造故事来替代告诉真正发生的事情，就好像你不能想象这个世界里撒谎和剥削不是常发生在沟通中的一样。"

就像在所有的解释性工作中一样，对撒谎的移情含义的全面探索由浅入深推进。移情解释常会聚焦在撒谎上，将撒谎作为病人对自己的敌意表达，就像是对治疗师的敌意一样。关于病人绝望的深层解释只有在攻击性和偏执性部分被解释后才能做出。包含的普遍原则可以总结为下列方式：精神病态性移情的解释推进了对偏执性移情的解释，对偏执性移情的解释推进了对抑郁性移情的解释。

下面是一些不诚实作用于不同功能环境下进行质对或解释的例子：

- 撒谎作为对自己敌对的表达："你一直在改变你身上发生过的故事。这对我来说，使我不可能帮助你，因此，最终会挫败你。就好像你的某个部分想要让你远离你拼命想要的帮助一样。"
- 撒谎作为一种对治疗师的攻击："你不断告诉我同样的事情，即使在我们同意这是一个捏造的故事之后。因此，你对待我就好像我是不值得你尊重的，也好像你想要让我的努力变成白费力气。"
- 撒谎作为对报复恐惧的表达："你看起来害怕告诉我真相，关于你从我等候室带走我的杂志的真相，因为你认为，如果你告诉我，我将会很生气，并停止见你。"

● 撒谎作为一种幻灭感的表达:"你的行动就好像帮助你渡过难关的唯一方式,就是对所发生的一切创作一部小说。那就意味着,对于我来说,你根本不相信,万一我要是真的懂你的话,会有任何好结果。"

状况出现在治疗师对病人的不诚实有模糊的感觉,而不能准确地描述这种印象的基础。在这种情况下,非常合适的是告诉病人下面的话:"我有一种感觉,那就是你没有直接面对我。让我们来探索这是我的问题还是你的问题。"只要治疗师感觉到病人可能在隐藏信息,核查这类主题便构成了最高的优先主题。

保留

保留(withholding)是不诚实的变形,必须要被作为对治疗直接的威胁来设法处理。与不诚实相比,治疗师通常采用不同方式来回应保留,因为他们认为保留反映了病人这一方的困难和尴尬;然而,他们认为不诚实是更加严重的反社会表现。根据所包含的动力,不诚实和保留都是同等地受破坏性内在部分自体的驱动来攻击治疗过程,以此来保护自身免于被监视和保持分裂,这构成了病人的体验。因此,保留也是一种严重的、活跃的且具攻击性的对治疗的威胁。

保留的证据来自病人汇报的内容和其他资源信息之间的不同。例如,在采集历史的治疗阶段的这个例子:"你没有告诉我你在晚上给史密斯医生打电话,这成了你与他治疗的议题。但是,当我与他谈话,得到他认为你与他进行治疗的观点后,他说你越来越频繁打电话给他,是他推荐你寻找其他某个人进行治疗的主要原因之一。"

治疗师对病人保留信息的担忧也会来源于更加细微的差异感受,这种差异是发生在病人所报告的内容和治疗师其他时间从病人那里所听到的内容之间。下面是一个治疗合同设定阶段的例子:

治疗师:我们刚刚重温了对我们一起在治疗中工作所必需的条件。你毫无保留地同意了这些条件,几乎是充满热情地同意的。一方面,我理解你想要在这次治疗中做真正的努力;另一方面,我惊讶地发现,当你的上任治疗师为你提供持续治疗的时候,你对这些条件却并非是毫无保留地同意,你所说的这些内容,对你来说是极其重要的。

病人:由于你把这个提出来……我只能告诉你,我努力对你有一个好印象,只是隐瞒了一些其他材料。

在研究诚实和全面沟通的失误或失败的特征时,治疗师要区分几种形式的歪曲。

1. ***偶然的隐藏***(*occasional suppression*)是有意识保留关于环境方面的信息。通常,病人会被引诱来隐藏那些最冲突的内容,但是病人正性的动机将会克服这些诱惑。

2. ***正在进行的***(*ongoing suppression**)是病人在一段持续的时期内系统性地、有意识地保留材料,或在会谈的多数时间、或许多次会谈中拒绝说话的时间延长。正在进行的隐藏会反映控制治疗(或治疗师)的努力,反映与治疗师积极的竞争、反映严重的偏执性恐惧(就像在无处不在友好或围绕特定行为的内疚的精神病性或偏执性移情中所看到的一样)。

当病人承认谈话有一些困难时,治疗师应该立刻进行澄清;在处理特定被保留的内容之前,治疗师要探索病人对揭示秘密结果的假设。这是一个在内容(什么是被保留的)之前需要探索防御的例子(例如,保留的原因)。除了探索病人的幻想之外,治疗师应该质对和探索在病人同意开放沟通的基础原则与随后保留或撒谎之间的冲突:"你同意自由地谈论,随后却没有这样做的事实是我们必须要努力去理解的情境部分。"朝向治疗师的行为,其意义会增加关于病人对治疗师假设的不同水平的理解(例如,病人会假设治疗师将用一种生气的、批评的方式反应;然而,通过保留这种行为,病人能够适应激发的愤怒和批评)。在保留背后的竞争、恐惧或内疚,经常

---

* suppression,一词多义,在作为防御机制的一种时,经常被翻译为"压制""压抑"或"克制"。——译者注

性地在延长的一段时间内得到修通。

当怀疑病人在隐藏信息的时候,治疗师不应该犹豫,应该立刻就呈现出这样的证据。偶尔,病人和治疗师不能对压抑或撒谎的存在或缺席达成一致意见。在这样的情况下,治疗师应该标记这个议题作为未解决的议题;当治疗继续时应该对它的再度出现保持警惕。关于已经持续了几个月时间的难以控制的不诚实的治疗核心部分会使治疗不可能进行。

不规律的出席

治疗师能觉察到病人在过去治疗期间有规律地不参加治疗的历史,或可以观察到病人在评估期间不参加会谈。这个问题的出现是显而易见的——如果两方不在的话,治疗就不能发生——但是,对治疗师来说,设法处理这个问题毕竟不是一件容易的事情。病人经常发出呼吁,有规律地参加是建立在**不可能**基础上的:"在我的工作流程上,你从来都不知道老板什么时候就会给你一个临时的工作";"我必须依靠保姆,你从来都不知道她什么时间能赶到那里";"我的丈夫开车送我到这里,他不理解准时的重要性";"我的大肠炎(或偏头疼、月经前的不适症状等)发作了,我不能离开家。"治疗师开始感觉到简单的参加会谈的要求是一个严厉的、刻板的、甚至是虐待性的要求。当治疗师开始思考治疗的基础性要求——例如出席——作为要求时,这是一个反映移情和反移情发展的标志。在最真实的水平上,尽管努力要求参加会谈是真的需要考虑的;但是,也不应该忘记治疗对病人生命受到疾病威胁的重要性。

在这一点上,必须要与病人沟通的简单事实是:如果病人不到的话,治疗就无法进行。尽管这看起来是很明显的,这个现实应陈述给错过会谈的病人。全能感控制的原始性防御的一个变化是,对病人来说想象其他某人能照顾自己,即使那个人在现实方面并没有办法有效地行动。如果原来规律性地参加会谈的病人开始迟到或不参加会谈,治疗师必须首先向病人说清楚,病人的行为是付诸行动的一种形式,会使治疗无法进行且有效地影响到治疗的结束。治疗师随后继续探索行为的含义。

在培训中的治疗师通常会问,"在我结束治疗前,病人可以不来参加多少次会谈?"这种表达问题的方式表明还有两个关键概念没有被领会。首先,这不是治疗师结束治疗;这是病人,通过他们自己暗中破坏的行为使治疗无法进行,因此会结束治疗,治疗师指出了这是会发生的事情。第二,有一个错过会谈的绝对数字,可以觉得治疗在何时可以被判决为无效。这种理念就表明治疗师正在放弃自己临床的判断,而迎合了一个客观性的原则。这种原则可以应用于治疗每个阶段的每个病人身上。尽管这样的一个原则看起来会对治疗师有帮助;但是,治疗师的责任就是要决定,什么时候缺席的会谈已经构成了一个模式或倾向,使继续治疗变得无意义。提前选择一个固定数量的缺席会谈次数,这会激发病人将治疗师投射为一个提出规则就要让病人必须服从的刻板武断的人。这种策略也会导致"胆小鬼(chicken)"的游戏,在这个游戏中,病人逐渐地接近恶魔般的会谈数量,通常在明显的时间性强制危机下,就好像病人敢于让治疗师实施治疗师对结束治疗的"威胁"。如果这种事情发生,解释它的发展尽管是有可能的;但是,一个更加治疗性的框架会提供一种最初的理解。如果缺席的会谈成为治疗中的一个议题;那么,这必须要被讨论,要依据这是否会使治疗变得不可能进行而讨论。

会谈中要有心理可用性

要求参加会谈的必然结果是在会谈中心理可用性(Mental Availability in Session)的需要。如果有任何迹象说明病人是在酒精或药物的影响下来参加会谈,那么治疗师应该解释,这会使任何有效的工作变得不可能,也会导致一次会谈的结束。如果这成为一个模式,就会直接导致治疗的结束。通常情况下,物质滥用议题在合同设定阶段就要设法解决,如果它们还存在,就需要设立限制,病人必须要没有喝醉并承诺在开始治疗前参加十二步戒断项目。然而,物质滥用的问题也会出现在治疗过程当中,或病人并没有遵守初始的承诺,而继续或者重新开始物质滥用。

如果病人在一种非清醒状态下来参加会谈,治疗师应该解释自己不能继续会谈,因为病人已经违反了自己的责任,继续会谈将表明治疗可以在病人没有做自己责任部分的情况下进行工作。在这样的情况下,治疗师的角色包括做足够的评估,来决定是否让病人回家是安全的;或是否要求病人住院治疗。治疗师应该清楚,当他们下次会面的时候,他们会探索病人违反合同的意义,将回顾物质滥用的限制。

违反合同

许多优先主题在上面这个部分进行了讨论,包括对违反一般条件的处理也在合同中进行讨论。病人也会违反一些明确的安排,这是要设法处理的明确的问题。下面是违反合同的一个例子:

病人有割伤自己的历史,并也越来越试图将她的治疗师卷入到自己的生活中。治疗师在治疗合同中包括的约定是,如果病人割伤自己,在下一次来看治疗师之前,她应该找医生进行检查,以确保没有必要缝合伤口,没有感染的危险。在一次会谈的开始,病人提及她割伤了自己,因为她很生气,并继续说是什么让她心烦。她的治疗师打断了她,并询问病人是否已经去看过医生并进行了检查。她说没有。在确定了现在没有更高优先主题(例如,自杀威胁、脱落威胁)存在之后,治疗师提醒病人关于她割伤自己这一点在签订治疗合同时候病人是同意的,并告诉病人她不能继续会谈,就好像病人要履行她对约定的部分。她告诉病人,在病人已经完成了自己的责任后,她们可以再回到治疗工作。第一件需要探索的事情是要探索所发生的事情的含义,既包括病人割伤自己,也包括病人违反他们的约定。

入侵治疗师的生活

入侵治疗师生活的议题类似于对治疗师身体威胁的议题,但是在某种程度上又是不同的。作为威胁的伤害,入侵治疗师生活比起身体威胁是更加心理性的,而且也包括可能在表面上看起来更少攻击性的行动。入侵可能由反复地给治疗师家中打电话,暗中监视治疗师和治疗师的家人,或看起来是在公众场所撞见治疗师。入侵治疗师生活的更加攻击性的方式,例如暗中监视治疗师，而没有考虑到像围绕打电话一样有更多的灵活性。因为监视通常表现了无处不在的偏执和敌对信念的行动化表达，是从来没有正当理由的；也暗示了在治疗框架内无法包容移情性情感的严重性。治疗师应该清楚地表达，任何这个方面的实例都需要即刻寻求对治疗可行性的检查。

会谈外制造的问题侵犯了治疗

我们已经讨论了病人直接通过对自己、对治疗师或对治疗的行为威胁了治疗。病人也通过间接的行动威胁到了治疗的可行性。这个方面典型的例子包括病人制造了一种情境，在这种情境中，病人无法付费（辞去工作、中断保险、疏远为其提供经济支持治疗帮助的父母等），或不可能规律性地参加治疗（例如，找到一份没有预期时间表的工作）。治疗师必须警惕病人报告的任何行动的含义，因为病人不可能带进一些消息，而这些消息是与治疗含义无关的。病人也会从做一些让病人生活中的第三方对治疗产生强大负性反应的行为。例如，病人会激起配偶的强烈嫉妒，随后配偶被激发后就开始采取行动反对治疗。

付诸行动

在以上的考虑之后，解释性干预的下一个优先主题一般是付诸行动。付诸行动是无意识冲突通过行动的表达，而不是在情绪的体验、记忆和语言的沟通中。付诸行动会为病人的冲突提供基础性信息；但是出于同样原因，付诸行动通过自己防御性功能也阻止了病人的领悟或人格的改变。因为付诸行动服务于降低围绕冲突的内在张力，因此，也能获得高度的满意。付诸行动倾向于使自己永存。

付诸行动应该被系统性地探索、理想化地通过解释来解决。在治疗的这些点上，治疗师需要快速和深度地解释。只有重复性地努力降低付诸行动的解释失败了，治疗师才应该指导病人停止行动。治疗师随后解释这个行为的潜在含义，包括治疗师终止病人的行为对病人的意义。换言之，治疗师必须探索和解释使自己远离技术性中立的情境,将恢复技术性中立作为解释推进过程和付诸行动得到解决的标志。

有许多类型的付诸行动,可以发生在会谈之间或会谈之内。治疗外冲动的和自毁的行为包括对自己身体的伤害、激起他人的攻击或将某人自己冲动性地投进长期的、病态性的桃色事件当中。会谈内付诸行动的行为包括病人喊叫、扔东西、迟到、早退或用使劲敲门来代替语言表达自己。付诸行动也会在会谈中采取非常简要的行为方式,有时候是一分钟或者更短时间。在这短暂时间内,病人做的事情会使治疗师完全地没有防备和感觉失灵。病人也许会突然说某事而明显地改变了整个情境。例如,病人说,"哦,我忘了告诉你,我已经怀孕三个月了。"然后就开始谈论其他的事情。在这个例子中,有两个形式的付诸行动:一是隐瞒了已经发生在会谈外很长时间的某件事;二是做了一个突然随便的叙述,而这个叙述对会谈产生了强有力的影响。

另外一个例子,是一个病人突然告诉治疗师,"我已经决定与 X 医生进行一次咨询,X 医生是在超大剂量维生素疗法*方面的专家,他对于治疗的观点与你的完全相反。"这种付诸行动的方式有一种挑衅性的特征,也通常给治疗师制造相当大的困难,治疗师的任务首先是沉默地分析这个行为的重大意义,然后再与病人分享自己的想法。这个过程要花费时间,最后,病人一分钟长的行动可能令会谈剩余的时间都要对此行为进行全面详尽的说明。处理这种付诸行动工作的技术性方法,是将这种超浓缩的付诸行动转化为治疗师对在治疗性关系中经验的叙述性描述:"你的陈述让我一下子很困惑,所困惑的是有几件事情,我们现在需要来讨论一下。如此重要的一个决定不是由你轻率地做出的,而是你深思熟虑想法的结果;因此,我想知道你第一次提到这个决定意味着什么。另一方面,如果这不是一个认真的彻底思考的计划,你决定这样做这件事情,用这种匆忙的方式,又是

---

* megavitamins,超大剂量维生素疗法,兴起于 20 世纪 30 年代,在 20 世纪 60 年代有所发展的一种治疗法,宣称可以使用超大剂量的维生素,预防和治疗癌症、胃病等多种疾病。——译者注

什么重要含义呢？尽管我对会谈外的咨询本身没有一丝反对，你是有权利这样做的，而我困惑的是，你是如何思考这件事情？又是如何将之带到这里呢？这是一个你所说的我和治疗的议题，不仅仅是通过你没有事先讨论而寻觅的咨询的方式，而且也是通过粗鲁态度的方式来表达这个议题。我确信还有一些额外的议题，我们需要以某种方式慢慢地且仔细地来看看它们，包括理解你为什么选择通过你所用的这样那样爆炸性通知的方式，来挑战我们一起的工作。"

会谈内相类似的付诸行动包括病人拒绝讲话，这可能表达了一种难堪，但也可能表达了一种企图破坏时间、关心、诚实和认知的理解。对病人拒绝讲话采取等等看的态度是一种危险的治疗性姿态，主要有几个原因：这支持了病人有权利练习不受约束的控制和阻抗的全能观点；这会冒险让治疗师产生一种观点，即病人是无法包容生气挫败的；这与病人对治疗师贬低的观点相共谋，会暗示出他们两个都加入了什么都不做的态度。相反，持续地质对病人的治疗师表达了自己对时间和工作的严肃性："你坐在这里盯着我，什么都不说，就好像你在要求我接受你所需要做的都是显而易见的。或者你将我体验为危险的、对我有怀疑性的反应。你对此的想法是什么呢？"

除了质对病人对治疗过程的挑战之外，很重要的是，明确地聚焦在病人对时间全能的态度上，就像聚焦在这个态度的前后矛盾一样："你上次会谈没有来，今天你晚来了15分钟。你表现得就好像你是永恒的，而不是时间会在你身上划过一样。然而，上周你提及，你害怕去上课与同学重聚，因为你害怕你将看到其他人是如何将你甩在后边的。"

当忽略了边缘性病人对他们自己所做的事情时，边缘性病人经常会牺牲他们自己的生活（当内在客体关系被澄清后，将会理解其中原因）。解释必须聚焦在攻击是如何面对自己和面对治疗师表达的，也要解释当下的现实是如何在为破坏性结果服务时被忽略的。向病人指出治疗师和病人都会成为这种攻击性力量的牺牲品对病人是有帮助的，内在的敌人暂住在病人的头脑中，病人会被引诱与这个内在的敌人共谋，来避免对来自内在威胁觉察的合理的恐惧。换言之，病人会感觉到破坏性力量是更强大的；因此，比起内在的力量来说也是更安全的。而内在的力量是尝试反对破坏性力量，并试图建立更加正性和健康的关系。

治疗师也能通过持续地解释移情中病人生气、要求和自我挫败态度与其他时段朝向治疗师的冷静、友好、放松和关心的行为之间的分裂来帮助病人。存在一种需要，将潜在的观察性自我和关注自身的领地，同人格中未核查的攻击和偏执占优势的部分联结到一起。

在会谈之间更加细微的付诸行动方式。一般类型的付诸行动相对容易诊断和处理；与此不同，还有更加细微的付诸行动的方式。一种类型通常是在会谈外表达的，反映在分裂、长程行为模式中，这种模式通常是在治疗开始前就存在的；尽管原来的病理行为模式作为与治疗师相关的付诸行动获得了新的含义，但是，这种形式被看作在"生活中（living out）"，而不是付诸行动的模式。治疗师必须对在病人会谈外生活中正在发生的付诸行动的诊断保持警惕。有时候是很难做出诊断的，因为这种细微付诸行动的发生随着时间逐渐增多。下面是一个在会谈之间的细微付诸行动的例子：

在病人第三年治疗中，病人突然宣布他不能再见治疗师了，因为他没能升级而失去了他的奖学金，这个事件使他无法继续为治疗支付费用。只有这时，治疗师才意识到，在过去的几个月里，病人一直在报告他没有按时上交作业，或没有阅读规定的材料。作为这个病人频繁的状况，他持续地将这些活动归因于（解释为）其他原因，例如注意力集中的困难或过度要求的教授。只有回顾这一切的时候，治疗师才真的意识到病人的这种终身的破坏性方式的付诸行动模式。这种模式再次出现在威胁治疗的方式之中。

琐碎主题

对刚开始学习 TFP 的治疗师来说，最细微的挑战之一就是，决定什么时候病人正在将所呈现的材料发展成琐碎化（trivialization），并逃避某些重要材料。这种挑战的出现通常发生在从治疗早期阶段向中期阶段的过渡期间。当病人付诸行动的水平消失时,病人的动力变得集中在治疗的框架内,病人通过掉入一种治疗中琐碎化的一般状态，开始避免最受情感掌控的领域和病理性冲突的领域。治疗师需要花一点时间就能觉察到，因为病人看起来首先是遵循自己联想的基础原则；然而，有一定的行为与琐碎化紧密相关，下面将对之进行描述。

首先，病人看起来在会谈中充分地工作（对治疗师来说经常是对应的放松的状态），但是报告的却是在会谈间的强烈的、使人莫名其妙的严重焦虑或病理性恶劣心境的时刻，这在会谈内传递了一种看不见的忧虑。当病人在会谈间进行电话留言时，这尤其像戏剧化地描绘了一种强烈的、几乎是难以忍受的情感状态，在随后的下一次会谈，治疗师继续用一种相对温和的方式探索，而没有提及这个信息。

第二，病人适应了与治疗师所发展出来的一种感觉，这种感觉本身变得如此满足，并开始在病人的生活中替代外在现实——这是一种"移情性治愈"（transference cure）。在这里面，病人看起来越来越好，但是除了付诸行动的水平降低了之外，在病人自己会谈外的生活中并没有变化——人际关系问题、功能水平或身份认同混乱等问题都没有解决。在这样的状态下，治疗原则上会成为一种自恋满足的来源，治疗师也许会被体验为一个有兴趣的听众。会谈的内容是由病人表面水平的日常生活的描述所构成，没有自我反思的迹象或未对将病人带入治疗的问题严重性有继续的意识觉察。治疗师能被安抚进入一种忘记病人问题严重性的状态，对于治疗师而言，要提醒自己努力获得对病人工作生活、社会生活和爱的生活的不满意状态的关注。当这样的状况在治疗中占优势的时候，病人倾向于变得越来越多地与外在世界隔离和不卷入。这种隔离经常是一种保护特别性感觉甚至是夸大感的努力，这种夸大感会在治疗中体验到，它也来源于对在外在世界所体验的自尊的挑战。

识别琐碎化表达了一种特别的挑战，因为这看起来质疑了精神分析性心理治疗的基础原则：自由联想。自由联想假设了进入病人头脑的任何想法的相关性。治疗师的任务是决定材料何时表达了琐碎化，并不是反对自由联想的原则，而是用对阻抗现实的足够判断来补充自由联想。换言之，病人的自由联想总是相关的，但是它们在表达阻抗的证据与进行深入探索时是相关的。如果情况是这样，治疗师的任务就是指出那些陷入*相对的*、可有可无的材料中的退却，尤其是自从病人的历史揭示了这种状况，好多年都迷失在倾向于在治疗中提供琐碎的材料，而病人的生活还在继续恶化。需要设法处理琐碎化，这是治疗边缘性病人的优先主题；因为这些病人使用原始防御机制构成了深入探索的可怕障碍。

战术 3：保持平衡。在扩展病人和治疗师之间对现实不一致观点，与建立共享现实共同基础之间保持平衡

在 TFP 中，通常的方法是让病人详尽说明病人对世界的观点，尤其是对治疗师和他们之间互动的观点。聚焦在互动上面的一个原因是，这是唯一的背景，在这个背景中，治疗师能准确地评估在病人所描述的自己的体验和体验本身之间的差异。例如，如果病人重复地描述他妻子对他的麻木不仁的虐待，治疗师通常没有足够的治疗来了解病人的描述是否准确或者包含着一些歪曲。然而，当治疗师只不过是坚持自己的角色时，如果病人严厉地批评治疗师的麻木不仁的虐待，那么治疗师就会有更加清楚的观点，病人倾向于通过内在客体表象这面歪曲的透镜来感知外在真实的客体。因此，TFP 治疗师必须要小心地抵挡这种极端的人性诱惑，来快速地修正病人对他们自己的歪曲意象，因为，这种歪曲意象为治疗带来了极其重要的精确资料（Steiner, 1993）。

这个战术需要治疗师这一方的平衡感觉。一方面，治疗师通过观察病人对外在现实的歪曲在推进；另一方面，除非病人同意治疗师所观察到的现实，否则，就无法对无意识材料进行解释。唯一能被解释的现实歪曲，是那些本身已经被认知到且自相矛盾的现实。因此，目标是详尽描述病人的主观体验或信念，随后确定（或者是使）病人是否能觉察到自己的信念偏离共享现实的程度。在详尽描述和质疑歪曲之间的平衡是建立在病人内在

客体世界的基础之上。在某种程度上，约翰·斯坦纳（John Steiner，1993）的建议是，在治疗早期阶段，治疗师应该检查病人对治疗师的意象，而不是拒绝也不是接受这个意象。这种方法的治疗性期待是病人对投射性表象有越来越多的觉察，这将最终推动病人对自己内在世界所创造的意象角色的承认。治疗师对治疗承诺的一贯性态度和对病人的感兴趣是引导病人质疑自己投射到治疗师身上意象的部分。然而，当病人歪曲的观点威胁到了治疗的进步和继续的时候，治疗师必须采取更加积极的角色来挑战歪曲和尝试建立共享事实的基础。下面是列出的一些例子：

- 病人刚刚陈述了她的恐惧，就是害怕如果她从治疗中脱落，她的治疗师将会感觉到深深的烦恼，将会把它作为个人化的攻击和挫败。在对这种假设持续不断地进行探索后，如果她依旧绝对地保持着这种确信：她的离开会毁坏她的医生的生活，那么治疗师不可能解释她无意识的愿望是毁灭他，这是由于她只能简单地理解这种行动的真实后果，她只可能会觉察到对某些其他更表面的原因的反思，例如抱怨治疗进行得太慢了。不是解释她无意识破坏性的愿望，而是这点上的任务是提高她的现实检验能力，以便她能开始考虑他不会因为她的离开而受到毁灭的可能性。只有那样，他才能够探索和解释为什么她有这样的幻想，幻想她的离开会导致如此灾难性地对他的影响。

- 病人描述自己的能力，能够采取"尽可能多地服药而不会杀死我自己。"治疗师会说，"你是在说不管你怎么样吃药，你都会很好？"病人回答说，"不。也可能我判断失误吃了太多，尽管那种可能性不大。"在确定了病人没有抱有错觉的观点，认为自己是对药物的作用百毒不侵之后，治疗师可以说，"或许你必须确信你自己，你能控制情况，因为你真正的感觉是，你已经脱离了控制，且害怕你不能够停止自己了。"

澄清、质对和解释是治疗师评估病人现实检验能力的调查性工具。这个过程有几个步骤，就像下面例子中所说明的：病人表达了自己的信念，信念是她的医生对与她做爱感兴趣。治疗师首先必须澄清病人是否在表达一种情绪性体验、一种理智的思考、一种幻想或是一种错觉的信念："这是你现在的想法吗？你认为我会想或者把我看作对与你做爱是非常感兴趣的？"假设病人指出的是后者，那么治疗师下一步的干预是澄清病人想法的基础："关于我，或者是我的话语，或者是我的行动，是什么让你感觉我想和你做爱？"下一个任务是询问她对这个信念的反应是什么，建立在治疗经验基础上："到目前为止，在我们会面中有什么使你想起这种想法可能不是实情？"

然后，治疗师尝试来评估病人抱持这种观点的确认程度。重要的是记住病人分配给歪曲信念的可信度的数量能否变化。例如，治疗师可以说，"你是说我所说的和所做的，没有什么可以让你确信我对你没有做爱的兴趣？"接下来可以说，"也就是意味着，你认为我没有办法使你确信其他的可能性？"

作为下一步，治疗师通常会解释防御性方面，来看看现实检验能力是否可以改善："你对我抱着这样的看法，因为这看法表达了你深层所抱持的信念：男人是不值得信任的，男人只对占我的便宜感兴趣，是这样吗？关于男人的任何其他相反的可选择性的想法都会威胁到，你现在对男人任何亲密皆表现逃避这一点，也将会使你面对自愿将亲密抛弃这一点。"尽管没有明显的证据说明病人的看法在任何方面是自我-失谐振的，这个解释还是做出了；而且，解释进一步构成了对澄清可能性的努力（尽管原先的努力看起来是失败了），这种可能性在于病人的观点可能是有些自我-失谐振（ego-dystonic）的。

如果所有上面所描述的方法都失败了，治疗师应该依然努力去找到病人信念中是自我矛盾的点。这样做的时候，重要的是治疗师对病人的确信一直保持内在的疑问。对病人的信念系统而不是对病人是什么有更加逻辑性的想法时，治疗师会竭力提高对这点的认同，病人的信念系统对病人来说就再也站不住脚了。因此，在这个例子中，治疗师站在病人信念的逻辑性角度会说，"你真的相信我会冒着我的职业名声被危及的危险而与你做爱吗？"或"如果你对此百分百确信，为什么还待在这里呢？"

因此，从浅入深地推进，首先测试病人对现实理解的局限性，然后解释推断的、对准确感知的现实防御（在这个例子中，治疗师没有对与病人做爱感兴趣，病人的信念是一种投射，是防御对治疗师的性幻想的投射），这提供了一种妥协，这种妥协提供给病人一些力比多的满足，而同时也确定了男人对自己感兴趣是出于剥削自己的本性的信念。危险存在于病人会将治疗师对自己兴趣防御性否认的解释作为微妙的、对操作的试探。因此，病人对治疗师解释动机的假设，可以被同样解释为："你相信我询问你的真实原因是我尝试让你喜欢我，为什么不考虑一下你承认对我的正性情感有困难？"

如果在治疗师实施了所有这些步骤后，很明显的是病人有妄想性确信（也就是说，一个错误的确信，这是高度偏执的且被驱动的，不会与通常的归因方式相对应），那么处理移情中精神病性退行的技术就必须要被使用了。

下面的例子就说明了这一点：治疗师比规定时间晚了5分钟开始会谈，病人的第一句话是："越来越清楚的是，你不喜欢我，不想看见我。每天都有这样的迹象。你让我等，就好像表明你希望我离开一样，我几乎要这样做了。如果你让我多等1分钟，我就会离开这里，你再也不会看见我了。"许多治疗师会忍不住联合使用防御和安慰的方式去回应，想要对病人改变的努力进行支持，但是没有接触到问题的根本："让我们看看你在这里的反应，你倾向于对你自己和别人的要求是如此刻板，没有灵活性的空间。5分钟的耽搁真的不是罕见的事情。"

TFP治疗师宁愿用下面的方式进行回应："告诉我更多关于现在你怎么看我。我开门晚了5分钟是你认为我不喜欢你的证据。你能详尽描述你对我对你的感觉是如何看的呢？对于我不喜欢你的原因，你是如何想的呢？"治疗师可以晚一些干预，用一个类似的评论，"如果你确信我不喜欢你，你如何理解我为什么还要见你呢？"在许多情况下，病人能从这种详尽描述中获得一些对自己的领悟。她可能会看到自己对治疗师态度的描述中发现自己是如此极端，以至于病人将之作为一张不切实际的夸张漫画，并开始从漫画的夸张中减轻下来。病人会看到在自己报告中的矛盾；她会意识到自己极端的对治疗师负性的描述与其他可得到的信息是不相匹配的,例如治疗师有时对重新安排会谈的方式有其他的含义(这种能力的类型是将正性的和负性的联想放在一起,表达了整合的开始)。

尽管如此,有时候病人依旧坚决地固守着自己的投射,不能获得对自己的任何领悟。这些时候,治疗师必须采取更加积极的角色。在极端的个案中,病人的观点包括歪曲客观性现实;从先前的例子中,病人可能会说,"你让我等了半个会谈的时间——你可能也想告诉我不要来了。"像这样的情况,在探索这些事情对病人的意义之前,要做的第一件事情是,看看病人与治疗师分享事实的共同观点到了什么程度。治疗师可能会说,"当你说我让你等了半个会谈时间时,你真的是这个意思吗?或者只是打个比方?"如果病人承认是有些夸大,那么治疗师能与病人继续探索病人对治疗师的想法,以及晚了5分钟的含义。

介绍探索不一致现实的方法

如果病人等了5分钟,但却说,"你让我等了20分钟,如果你不承认你是一个说谎者,我现在就离开,"治疗师必须在开始之前先用他们对现实的有差异观点来质对病人。他会说:"你说我开门晚了20分钟;我说我开门晚了5分钟。我们不可能都是对的。我们必须在这里看看不同的可能性。我们中的一个是错的,是不是能重新考虑自己的立场。就好像一个正常的人和一个完全失去理性的人在一个房间里,我们不能决定谁是正常的,谁是失去理性的。因此,我建议我们一起看看这个房间里的疯狂元素,我们尝试找出这种疯狂来自何处。另外唯一的选择是我们中的一个在撒谎。如果你认为我在撒谎,请告诉我,那么我们就能探索我的撒谎意味着什么了。"

这种探索不一致现实的方法是遵循TFP普遍探索移情的原则。其必不可少的议题是,在那刻,治疗师和病人对现实没有共同的基础。优先议题是澄清包含在疯狂内的幻想特征。病人如何理解不一致的现实呢?治疗师是恶意的、忽略的、愚蠢的或是疯狂的吗?关于不能掌握时间,治疗师是如此疏忽、漠不关心吗?治疗师在贬低病人指出治疗师在对他撒谎吗?如果病人认为治疗师在撒谎,治疗师为什么要撒谎呢?为什么病人相信治疗师在撒谎还要继续来看治疗师呢?

探索这些不一致的现实,通常会导向揭开病人投射到治疗师身上的内在世界的一部分。在讨论的情况下,病人将内在客体归因于治疗师。这个内在客体是高度批评性的,而且要为病人常将病人自己体验为令人厌恶的部分负责任。当她聚焦在某人拒绝她的念头上的时候,她对自己的攻击是让人厌恶的这一部分就减弱了:"你让我等了这么长时间,因为你不能忍受看到我。"

在极端的例子中,病人可能会坚定地固守一个想法,这使病人表现出现实检验能力的短暂丧失。在这些情况下,治疗师必须在急性精神病发作与精神病态性移情之间做出诊断性区别。急性精神病发作有时会发生在与边缘性病人治疗的过程中;而在精神病态性移情中,现实检验能力的丧失只会发生于与治疗师的关系中,不会影响病人治疗外的生活。

对详尽描述歪曲的观点和建立共享现实之间平衡的最后一点,是在绝大多数的情况下,边缘性病人的观点是建立在外在现实的一些元素上。这对治疗师来说,保持均衡的感觉尤其重要,要定期地问自己一个非常重要的问题:"病人的反应与正常范围内的思考和行为的可预期的反应相比怎么样?"这个问题是建立在实践的、操作性的移情定义基础上,也就是说,移情是病人对治疗师的任何反应,这种反应是否超出了正常可预期的反应。例如,在治疗师晚开始了5分钟会谈的例子中,治疗师让病人等待是真的,但是一个正常人的可预期反应是能理解这样一件偶尔发生事情也是真的,而不会将之作为治疗师不喜欢自己的证据。

重要的是新治疗师要记住,要与正常可预期的反应相对照比较病人的反应,因为病人强烈情感的力量有时会使他人确信,他们对这一点事实的解读是准确的,与他们需要分析的内在世界的部分没有关系。病人感知事物方式的这种确信的力量可以被作为正性移情,有时被作为负性移情情况的一种象征。后者经典的例子是一种情境,在这种情境中,病人对治疗师相对温和或可预期行为的反应,就好像是严重的虐待一样。

例如，治疗师需要在三个月的时间内安排出三周外出时间，病人对此的反应是清楚的虐待的例子，"这是完全不专业的且不尊重你的病人的；事实上，这是对你的病人的主动的忽视。我从来没有听说过治疗师从病人那里拿走那么多时间。你应该已经在开始时告诉过我。（治疗师事实上在合同设定阶段讨论过离开的时间安排）这说明你不关心你的病人。这真是我的运气，与一个毫不在乎我的另外一个人搅在一起，他只关心他自己。但是，这次我要为此做些事情；我要把你报告给执照局（state licensing board），他们应该了解你是如何对待病人的，或许，你根本不应该治疗病人。"面对病人如此强烈的指控的猛攻，新手治疗师可能会困惑自己是否安排离开的时间太多了，是否这真的是不够专业的。如果治疗师开始相信病人的指控，治疗师就失去了探索指控所揭示的内容的机会，指控所揭示的是关于居住于病人内在世界的客体表象。

一个例子，是关于在正性移情内有同样极端反应的病人，如下："这次不是我的想象。我知道它……你爱上了我。如果你不是……你就不会用那种方式看着我，当我说我想离开我丈夫的时候，我看到了你的笑容，这是事实。当你同意我在这里进步很多，我认为这是你告诉我们可以尽快结束所有的工作的方式，然后我们就能自由地去做我们都想做的事情了。"再一次，新手治疗师觉察到对他的病人有一些吸引的感觉，在大脑中开始出现一些怀疑自己看病人的方式是否表达了鼓励这些幻想的产生。一个更加老练的治疗师会意识到，即使在自己脸上有友好的表达，但是病人的反应是极其重要的，是对病人内在世界元素的表达。

像这样的情况，是真的需要区分内在世界和外在现实之间的区别，这是极其重要的。区分内在现实和外在现实之间的困难是，一些病人有使他人相信自己的能力，相信他们的内在现实*就是*客观的现实。在与边缘性病人治疗过程中这能导致严重的实践性问题，包括对治疗师这一方认为的虐待或不合适的行为的掌管，以及对攻击性部分投射的固定化。

建立共享现实和处理不一致现实的战术，成为在移情中处理严重偏执性或精神病性退行的核心。

战术4：调整情感卷入的强度

对治疗师来说，为什么去观察病人情感强度且用自己的干预方式去匹配病人的强度是重要的呢？有几个原因：首先，有边缘性人格组织（BPO）的病人能吸收进他们自己的情感，在他们情感风暴期间，不会注意或听到一个极端冷静或相对安静的治疗师的话。实际上，他们可能将治疗师的反应体验为轻蔑。治疗师应使用强烈的情感来获得病人的关注，重点指出与病人不同的观点。第二，我们已经观察到，有BPO的病人与治疗师相互作用的过程中，他们的情感变得非常强烈，若治疗师用一种冷静的、非情绪性的回应来面对的话，病人不会感觉到被听到或被理解。在治疗的开始阶段，对BPO病人来说这是特别真实的，而且他们处于情感的不稳定之中。

有两种情境，治疗师在其中应该用带有情感的解释来说话。第一，当病人在用强烈的负性情感（朝向自己或他人）说话时，当治疗师能匹配病人情感的强度（当然，没有负性的特征）时，治疗师将更加有影响力。第二，当病人对威胁生命或威胁治疗的行为只表现出很少的情感（如，当说自己割伤自己的时候很淡漠地微笑）时，治疗师应该有情感性的强度、反应性关心，对那些切断了情感连接的行为进行讨论和解释。匹配病人的情感强度或补充病人缺乏的情感强度，不会造成对治疗师技术性中立的违反。有两个原因说明这种真实性：

1. 尽管保持中立包括不要与病人冲突的任何一方以任何特定方式结盟，但是，治疗师通常的立场是与病人健康的部分结盟，这会设法达到整合病人分裂出去的情感。在一些例子中，病人会投射冲突中的一方，导致治疗师处于反馈病人所投射的位置上："你的模式是找到一个理由，来避免我们提出的每一个你走出家门参加一些创造性活动的计划。你的这种模式将我放在了一个代言人的位置上，为你放弃你的被动生活模式做一些有意义活动代言。然而，你所做的完全是取决于你的，这种治疗真的是偏爱积极的生活，而不是被动的生活。你有选择治疗的自由，如果你喜欢，我也能帮助你找到一种帮助你调整你的生活变得更好的治疗。"通常，当治疗师向病人指出冲突一方的投射时，病人能够承认冲突并与之工作。

2. 然而，在一些例子中，病人固执地否认自己内在的任何冲突。在这些情况下，尤其是当包含了高风险的时候，治疗师有正当理由可以提升情感水平来努力面对，反映在病人不合适情感（或情感缺失）的原始性否认的时候："你温和地坐在这里告诉我，在你的包里有你自杀的便条，你来我这里只是简单地需要我解释给你的孩子们，你自杀是你能做的最好的事情了。想想看，我同意你的这个立场，对于你在这里所知道的我的任何事情而言是多么荒唐！（用一种强烈情感来表达）。我们已经讨论过你的自杀感觉是一个问题，而不是一个解决方法。你今天的要求完全地且残酷地将我们在这里一起的努力给抹杀了。我确信，我们在这里探索你的需求与我的关系，就像探索你和你的家人的关系的含义一样，我们能获得更多的理解（为后面的解释奠定基础），但是，如果你执行你描述的计划，我们就做不了这些工作了。"

在使用这些战术时治疗师的灵活性

尽管移情主题是这种疗法的焦点，但是，移情主题也不总是处于最高的优先地位。有时，当强烈情感灌注的经验发生在直接移情范围之外时（尽管移情的含义总是在那里），在这样的环境下，治疗师应该能并愿意聚焦在情感灌注的材料上，就像表4-4所列出的最后一个条目。在会谈中，与次级主题的一些工作可能是有帮助的，帮助的是奠定了设法处理优先主题的基础工作，就像下面的例子所说明的：

病人在她第一个月治疗的时候，已经取消了两次先前的会谈。因为缺席的会谈已经暗中破坏了先前的治疗，出席会谈的极其重要性已经作为一个元素在与这个病人初始合同设定中进行了介绍。因此，在会谈的开始，清楚的是对合同的违反是一个即刻的议题。然而，病人忽略了她缺席的事情，开始用一种非常栩栩如生的方式来讲述她的孩子如何使她强烈地感觉到不足以做个妈妈。然后，病人又转向到攻击治疗师。她说治疗没有以任何方式帮助到她。她断言，治疗师提供的建议是无用的，没有提供任何有价值的东西。

在病人内部，一个不足以胜任的、空虚的母亲的自体表象已经在与她女儿的关系中被激活，她的女儿被看作一个不知满足的、不懂感恩的婴幼儿。妈妈感觉到抑郁和恐慌。在会谈早期，在激活的表象中有一个突然的转换。病人将自己的自体表象投射到治疗师身上，而病人被假设为是一个不知满足的、要求性的婴幼儿角色。在治疗师的反移情中，开始质疑她自己的实施治疗的能力，开始感觉到强烈地对于病人违反治疗合同想质对病人的需要。然而，尽管这样的一个质对在当下是必要的；但是，这会预期到强化病人失败和不足胜任的感觉。

在这点上，有几个方法是与这本手册的指南一致的。治疗师可以直接地转到违反合同的优先主题，质对病人通过不来参加治疗而忽略治疗。当病人对这种质对的反应是越来越多的无望和愤怒，治疗师可以检查和解释病人对初始质对的反应。治疗师可以假设病人那天感觉像个失败者，尤其是作为妈妈，而且，这使病人对于治疗师合同的质对体验为另外一种她无法能满足的要求，强化了她的失败感觉。因此，会谈开始的几分钟的信息可以用来设法处理病人对质对自己违反合同的反应。

更好的方法是，在回到缺席会谈的优先主题之前，先花一些时间澄清、质对和解释投射的不足以胜任的、空虚母亲的自体表象。这个方法会使病人对合同违反能更加接受澄清和质对。也可以解释病人的缺席，诸如她表达对治疗师的轻蔑就如同治疗师是一个不足以胜任的母亲；同时，她将治疗师的手脚捆住阻止她来帮助自己；因此，将治疗师体验为一个不足以胜任的母亲，而不是在自己身上进行体验。

　　在第二种方法中，要设法处理次级主题，成为会谈中返回到优先主题的基础工作。总是有多种途径到达同样的结尾，即使使用的是基础的操作性的原则。

　　因此，在任何一次给定会谈中，优先主题的原则不是随意地决定设法处理的主题顺序，但是特别重要的是，在会谈结束的时间内，最重要的内容应该被设法处理。在我们的例子里，在会谈中设法充分地处理违反合同的失败，将冒着病人会持续取消会谈的风险以及冒着治疗崩溃的风险。如果次级主题首先被设法处理，治疗师必须在会谈中保留足够的时间回到优先的主题。

第五章

评估阶段 I
——临床评估与疗法选择

  根据形成了精神分析的资料的事实本质，我们不得不在我们个案的历史中，对纯粹的人性和病人所处的社会环境给予关注，如同我们对于躯体化材料和障碍的症状的关注一样。

——Sigmund Freud，(《少女杜拉的故事》，
"Fragment Analysis of a Case of Hysteria")

  我们精神动力分类学是建立在病人主观体验、可观察的行为、潜在的心理结构基础之上的。因此，临床的评估是先于疗法选择和治疗开始的，临床评估必须包括下面三个方面的每一个：①主观体验（例如，症状如焦虑与抑郁）；②可观察的行为（例如，对关系和工作的投入、功能上有缺失的地方）；③心理结构（例如，身份认同与身份认同混乱、防御、现实检验能力）。这个评估的方法不单单是描述性地聚焦在症状上，就像有时候在精神病学中所看到的，而是定位在治疗体验的本质上。治疗体验是由人格组织水平（神经症性人格组织或高水平或低水平的边缘性人格组织）塑造而成的，病人所体验到的症状和功能化的领域是妥协形成的。

人格的（心理结构的）组织是病人言行举止的核心，通过这个组织病人来整合和组织自己所有的体验和行为。特定的症状群（抑郁、焦虑、进食障碍、物质滥用、自杀行为）和功能障碍领域（社会关系、工作）在不同水平的人格组织（如，神经症水平、高水平边缘性、低水平边缘性）上有所变化。因此，在开始治疗之前评估病人的原始目标，是为了正确地识别病人的症状、功能障碍的领域、人格组织，由于它们直接地影响到聚焦的点、过程和治疗的结果。在这些领域的评估过后，治疗师形成了自己的诊断印象，并能在治疗本身开始前继续讨论治疗合同。

有 BPO 的病人，通常想要在没有提供关注自己的成长史的初始细节和治疗合同设置时就"开始治疗"，事实上，许多 BPO 病人来见治疗师，带有自我定义的危机，寻求即刻地对细节的关注，如重新大剂量用药、突然的自杀意念的爆发或原来心理治疗过程的崩溃，这些状况变得退步了或更糟了。我们的方法是机智地承认病人的状况，但是同时在承诺由制定合适治疗合同所确定的治疗之前应进行足够的评估。在尊重病人想要即刻治疗和改变的同时，治疗师表明，有效的帮助是依赖于对问题产生背景的理解和参与治疗的双方对如何进行治疗有着清楚的一致性想法。如果病人的状况是临床上的危机事件，病人要被转介到急诊服务机构。细致的评估与治疗合同化需要在晚些时候进行，也就是在病人的危急状况得到处理之后进行。

临 床 评 估

临床评估的目标，通常是在治疗合同化之前的一到三次访谈达成，目标通常是提供给治疗师关于病人的症状、功能障碍的领域、人格组织水平的一些信息。在移情焦点治疗（TFP）中，与接下来的治疗合同清晰度最相关的是，临床工作者必须引导出关于病人尝试原先治疗的信息，特别关注病人与前治疗师发展出的关系质量和原先治疗结束的方式。与前治疗师电话沟通是有用的（在病人允许的情况下），尤其是关于治疗破裂或中断的原因，以及如果有另外一次机会该治疗师会有什么不同的做法。

结构访谈

结构访谈（Kernberg，1984）是一种临床评估的方法，聚焦在病人当下和过去的症状群、病人的人格组织（包括自体和客体的概念）、在与病人访谈中此时此地的互动关系质量以及对病人家庭和个人历史的聚焦。访谈者聚焦在病人主要的冲突和机智地评估防御、认同冲突、社会现实检验能力以及情感的与认知的冲突方面，这些访谈活动被假定为会创造出足够的张力，以至于会让病人主要的心理功能的防御性或"结构性"组织浮现出来。结构性诊断的主要依据之一就是看病人如何处理在结构性访谈中对自己困难领域的探索。

与应用于研究的结构的或半结构的精神病学访谈相比，结构访谈不会沿袭一个完整的既定顺序。把它叫作结构访谈是因为它的目标在于评估病人内在心理结构。尽管开始与结束是清楚的，但是，访谈发展的方法与诊断元素的出现却很少是刻板地建立起来的，相反是依靠病人自体表象和诊断者对这种表象的回应所出现的。循环过程是结构访谈的突出特征。对于访谈者来说，锚定症状的想法落实于一个循环的边缘是可能的，当访谈者从一个重要的症状进展到下一个的时候，最后再回到开始的点，然后重新开始新一轮的问询。这不同于决策树的问询方法（decision-tree model of inquiry），决策树方法有固定的进展模式。对锚定症状（anchoring symptoms）的再循环的问询方法，使访谈者能够尽可能在不同背景下经常地回到同一个议题，可以在访谈后期阶段重新检测初始阶段发现的结果。将会看到的是，锚定症状不是有意地被一成不变地系统性地探索。依靠初期的发现，将推荐不同的循环问询的方法。

结构访谈有三个部分，每个部分由一个主要的引入性问题所勾画。在第一部分，访谈者探索病人的症状和治疗方法。第二部分，访谈者让病人清楚地表达自己对自己和他人的概念；这对于评估身份认同或身份认同混乱是必不可少的。在最后一部分，简单地探索与当下困难相关的过去。在访谈的每个部分，访谈者感兴趣的不仅仅是病人回答的内容（如，病人是抑郁的，或描述自己没有亲密关系），还有回答的方式（言谈举止）、病人表达时的困难以及病人对自己问题的态度。

初始阶段

在结构访谈的第一部分，访谈者将病人当下症状的信息聚集在一起。访谈可以从这样的陈述开始，"在这点上，我对你一无所知，但是，我有一些问题想问你。是什么原因将你带到这次访谈中？你的困难的特质和程度是什么？你希望从治疗中获得什么？"

这种开放提供给病人一个机会，来讨论自己的症状、寻求治疗的主要原因以及在自己当下生活中所体验到的其他困难。在聆听病人回应的时候，访谈者能评估病人对病变的觉察、对治疗的需要以及病人自己现实性的或非现实性的对治疗的期待。没有精神病性或器质性困难的病人，经常讨论他们在人际关系生活中的困难，从这里可以暗示病理性性格特征，当他们同时保持现实检验能力的时候，他们也呈现出了关于投射、外化冲突和对他们的问题负责方面的原始防御机制的证据。病人聆听和回应访谈者问题时的言谈举止，也提供了间接的关于病人感知中枢、记忆以及一些智力评估方面的证据。例如，病人可能呈现出记忆缺失或抽象能力有限制，或病人可能过度地具体化。病人可能合适地回应问题，但是在澄清过程中，病人的回答又变得迷失在细节中。

在与 BPO 病人的工作中，我们发现对自杀和其他自毁性行为、摄食障碍、物质滥用以及尤其是抑郁的特征和程度的评估是非常复杂的，且对疗法选择有直接的暗示影响。由于抑郁是一个宽泛的领域，可以指生理上的抑郁（以植物神经系统症状范围为标志），人格上的抑郁（从属于病人的心理结构），甚至是适合于病人生活环境的抑郁，临床工作者必须小心地辨别病人所正在体验的抑郁的类型。在人格抑郁的个案中，我们发现抑郁性情感，就像病人所体验的其他情感一样，对应于一个潜在的客体关系配对。这个配对正在影响病人，但病人可能不会觉察到。例如，潜在配对可能包含一个弱小自体，它残忍地遭遇到来自一个权威性客体的冷酷无情评论。下面的例子中，潜在的配对是一个低人一等的自体，它从来没有满足一个夸大客体（当然也是位于病人里面的）的非现实性期待。

一个35岁的单身女人因为在其他治疗中没有变得更好而出现挫败感来寻求治疗。她从15岁时过量用药以来，已经接受了无数的治疗。她的初始诊断是重度抑郁发作。这么多年来，这个诊断发生了改变，成了双相障碍。她曾经两次住院：一次是在她第一次过量用药后，还有一次是在她30多岁的时候，当时她感觉到生命是无望的，于是第二次过量用药。这么多年来，她服过三环类抗抑郁药、选择性5-羟色胺再摄取抑制剂、低剂量的神经阻滞剂、抗焦虑药、心境稳定剂以及电休克治疗。在评估的时间，她正在服用加巴喷丁（gabapentin）（1200毫克/天）。她的治疗包括很多尝试，如个人治疗（支持性和认知性治疗）、团体治疗、日间住院治疗，就同每次过量服药后的两次住院治疗一样。

病人说，"我变得如此抑郁，我不能起床。我没有力量，对任何事情没有兴趣。有时，我几乎脱水了，因为我无法起床拿一杯水来喝。这种状况持续了好几周。几乎在过去的6个月中都是这样。今天起床来到这里是我所能做的极限了，我都不知道以前什么时候还可以做到这样。"

治疗师恰当地询问了她植物性神经系统抑郁的症状（睡眠、饮食、注意力、性驱力等）、关于她原先的治疗，就像上面所描述的。

他接着问病人当她处于抑郁状态躺在床上的时候在想些什么。她回答到，她想的都是她能像个作家一样成功和出名，如果她没有受到这个"不能治愈的抑郁"的折磨的话。她与那些目前成功的作者比较了她的写作能力。这些材料提醒治疗师关于病人自体表象和在她抑郁性症状群中可能的自恋性性格病理角色的重要信息。

中期阶段

就访谈者来说，对病人当下的生活状态和功能获得理解性的和深度洞察是必不可少的：

治疗师问病人关于她的职业的、社会的、人际关系间的功能与影响，如果有的话，她的症状应该表现在这些领域。病人报告她离开学院一年半后，因为注意力困难和与同学交往的困难——尤其是，她感觉到他们总是把她排除在外。她做每个工作到最后都被炒鱿鱼，因为与工友和老板的摩擦。关于社会性功能，她没有朋友，从来没有过性交往。当她30出头的时候，她与一位男士约会了一个月，但是当他尝试要与她发生性关系的时候，她感觉到恐慌，然后指责他要试图强奸她。病人单独住在一个小公寓里面，躺在沙发上看电视度过了最后6个月的时间。当她的收入用完的时候，她向她的父母寻求帮助来支付房租。病人表达对任何活动没有兴趣，包括活着。她没有把这个看作一个问题，她用一种挑衅的方式来叙述她缺乏对活着的兴趣，就好像这应该是治疗师的问题，而不是她的。尽管这种态度与她前来寻求治疗是前后矛盾的。

为了评估病人的认同，临床工作者接下来让病人描述自己："你已经告诉我关于你的症状和困难，现在我想要听更多关于作为一个人的你。描述你自己、你的个性、你认为对于我来说最重要的，要知道的大量关于你作为一个人的感觉。"这不是一个简单的问题，它要求病人采用自我反思的方式，尽自己最大可能用完整的前后一致的语言来描述建构自己。在临床评估病人反应中，治疗师不仅仅专心于病人所说的内容，也专心于病人参与中的思考过程和语言清楚描述过程。到一定程度，病人能用一种表达清楚的、细节化的、多层次的描述自己的方式来建构，这可以提示患者是身份认同混乱还是身份认同整合，可以帮助判定病人人格病理的水平。很明显，病人的智力和受教育程度将会影响自我反思的水平和风格。

先前的个案例子中，病人回应描述自己的要求如下：

病人：我是抑郁的——我告诉了你这些。人们都不喜欢我。我也不知道为什么。或许因为我是胖的。只要我上公共汽车，我看见每个人都盯着我看。有时候，他们还讨论我。这是另一个我不能出去的原因。（病人停下来）

治疗师：你能告诉我任何其他的关于你自己的方面吗？

病人：我曾经有一个男朋友，我们出去了几次，然后他就试图强奸我。

治疗师：强奸你？

病人：是的。我们看完电影回家，他就试图强奸我。我提出要控告他。你可能会从犯罪受害者组织（Crime Victims' Organization）那里收到某人的来信。调查还在进行中。

治疗师想到病人前面给出的信息中，她想成为作家的抱负，治疗师注意到她没有在她的自我描述中提到这点。这个遗漏增加了治疗师对她自我描述时候自己所产生的无力的和碎片样的感觉，是身份认同混乱的证据。

访谈者接着询问关于病人生活中的重要他人，这将提供关于病人对他人概念的信息："我现在想要问问你，谁是你当下生活中最重要的人？告诉我一些关于他们的事情以便我能够形成一个关于他们的真实的、鲜活的印象。"这个探索可能不仅会及时揭示出病人在某个点上身份认同的跨域整合程度或混乱程度，还会揭示出跨越时间的与他人的纵向的、历史性的关系。

病人接着描述她的父亲，"他就像一个独裁者。我知道你不相信我，但是他就像独裁者。我没有夸张。他不关心别人。他所有关心的就是分数。如果我在房间里面哭是没有关系的。那时候，我从来没有看到他。你说我可以请他帮忙付治疗费！你不了解他。他从来不对我做举手之劳的事情。他只想他的家庭是在表演。他从来不关心你的感觉。所有他做的就是表演。他想要我们都变成他的样子。"

几分钟后，当她开始描述她的母亲时，病人又转向她父亲的主题："他很关心她。她有过一些危险。或许那就是为什么她从来不为我们存在。但是当她进入到危机之中，他做他所能做的。他真的不知道做什么。他不是那种类型的男人。但是他做了他所能做的。她真的很难相处。我不知道该如何与她相处。"

当病人提供了父亲的两个部分的且不连接的内在表象，治疗师注意到这些关于父亲的不一致的描述，这些描述增加了在这个范围内对身份认同混乱的其他证据。他提出了病人对父亲描述的不一致性，来看看是否病人能够将它整合到什么程度。

治疗师：在这点上，你告诉我你父亲尽了他最大可能来做，而之前你又告诉我他就像一个独裁者，你对此有什么理解？

病人：他是像独裁者——难道你看不出来么？可能那就是我母亲从一开始就抑郁的原因。

病人恢复到对父亲是全负面的观点，而没有表现出任何能整合她父亲的好的和坏的品质的能力，这表明了她分裂的内在心理结构和身份认同混乱的进一步证据。

病人过去的相关信息，会时常很自然地从关于病人现在的人格和与他人的关系的问题中流淌出来，尤其是与 BPO 病人工作，过去的细节被当下的困难所污染，被未整合的内在表象所扭曲，只是沿着一般的线路去探索过去是更可取的。评估过去的最重要元素是有意义的人际关系历史，包括与前任治疗师的关系（这是好的预后性的征兆），还有反社会行为（这是坏的预后性的征兆）的任何历史。

病人给出的历史是普遍低劣的和敌对的人际关系。她没有朋友。她每份做过的工作都被炒鱿鱼，因为与他人相处的困难。她从来没有性关系。她描述的唯一与"男友"的关系，被她最后以抱怨试图强奸而告结束。她对以前治疗师的描述聚焦在他们的不胜任上。她记得投诉了他们中的一个，没有管理好她的治疗。她定期接触的唯一的人是她的家人。她描述与他们的接触是负面的，强调他们的批评和对她的拒绝。她用积极感觉描述的唯一的人是一个上了年纪的治疗师，她感觉这位治疗师是真的尝试着去理解她。然而，即使她感激他的努力，但是她感觉到他没有帮助她改变。即便如此，她很遗憾由于他的退休，结束了他们在一起的工作。这个关系的例子中，负性感受没有占主要成分，这也是唯一的暗示一种与他人形成依恋的能力。

病人的发展史与她所描述的与他人的关系缠绕在一起。她的家经常搬动,因为她的父亲是一个陆军军官。病人描述他对自己的孩子从不关心,除非是关于他们学业的表现,她添加了她和哥哥从来没有做到足够能取悦父亲的信息。她总是感觉在学校自己像一个外人。她认为她在学校唯一吸引男孩子的方面,已经被秘密地压碎,因为她假定如果让这些吸引方面展现出来会导致羞辱。她的母亲是不能持续地照顾孩子的,因为她母亲在自己的情绪中进进出出。即使病人看起来是聪明的,病人在学院读书的第二年后就退学了,因为与别人相处的困难和将自己隔离在房间里不再学习。通过她父亲的影响力她获得了工作,但是她总是被炒鱿鱼,导致了先于现在评估之前的丧失功能的时期。

在评估认同之后,尤其是严重的身份认同混乱的个案,访谈者探索病人行为、思维过程和内容、情感的任何方面。对访谈者来说,这些方面看起来让人觉得奇怪或怪诞,或与病人和访谈者互动的通常方向是脱离的。如果这样的行为、思维或情感被注意到,访谈者应该机智地用自己对这些方面的困惑来对质病人,提出问题来看看病人是否能理解在诊断者头脑里面的困惑和能否提供解释,让访谈者更加理解病人的这些表达。

病人对诊断者提供这些解释的能力——换言之,就是同感访谈者在这点上所提出的社会现实一般标准的能力——提示着好的现实检验能力和确认人格障碍的诊断。如果病人缺乏这种同感能力,同感访谈者感觉他的奇怪的行为、思维或情感的能力,那就提示着现实检验能力的缺失,因此就能知道病人有精神病性疾病或器质性障碍的可能性。这是一种相当简单的将 BPO 从更严重和攻击性状态中区分出来的实践方式。

继续我们临床案例,治疗师转向评论他认为可能反映现实检验能力的问题:

治疗师:你说当你上公车的时候,每个人都盯着你看,而且讨论你。你真的完全地确信这些么?或者更像是一种可能或不可能发生的可能性呢?

病人:对我来说,他们看起来是正在讨论我,但是,我怎么能知道呢?你认为我能读懂他们的心思么?

尽管病人的回应有一些攻击性,但这样的回应反映了病人能考虑观点的不同之处,并表现出——至少适时地在这点上——她没有在现实检验能力上完全受损。

最后阶段

访谈者通过结构性访谈到达最后阶段,确认已经完成了访谈任务。访谈者通过问询病人是否想要继续提供信息,或提出到目前为止还没有结束的议题。一个有帮助的问题或主题是,"你认为我还应该问你一些什么?或者我还没有问到什么?"

诊断任务

在诊断任务中,访谈者必须做到以下这些:①探索病人主观体验和主观世界;②观察病人的行为以及与访谈者的互动;③使用与病人互动过程中自己所产生的情感反应来理解病人带到访谈中的潜在激活的客体关系。访谈者一直在建构病人对于自己的自体表象的意象模型、病人能觉察的范围的模型以及病人与自己的观点沟通能力的模型。同样地,访谈者也在建构病人生命中重要他人的模型,建构在自体与客体间互动的表象模型。从这个意义上来说,访谈者是 TFP 治疗过程的先锋。

总结以上评估

对照于先前对经常发生的严重抑郁发作和双相疾病的诊断,结构性访谈导向了对有自恋特征和性格抑郁的 BPO 的诊断。这个诊断是建立在身份认同混乱和原始防御——尤其是分裂和投射性认同(包括投射性愤怒、攻击以及对他人的力比多感觉)——的证据之上;也是建立在她的自体表象的一些夸大特质之上。她的抑郁可以被看作性格性的,因为抑郁的临床特征与她内在客体关系(夸大的自体意象与严厉的自我批评,朝向她自己的对自己行为的拒绝相互轮流替换)相联系,当探索她的植物神经症状时,发现她缺乏一贯性的植物神经症状,对重复性的药物治疗尝试很少有回应。病人在生活的各个方面是有功能障碍的:工作生活、社会生活以及爱情生活。DSM-IV-TR 对这个病人的诊断是：轴Ⅰ，抑郁障碍，没有其他特定性的；轴Ⅱ，边缘性人格障碍。

对这个诊断推荐使用 TFP。与病人讨论的诊断和治疗设想是连在一起的。确切地说，治疗师首先要向病人解释，尽管她对情绪性痛苦是生理上的脆弱性反应，理解她的症状和功能障碍是有可能的；这些症状和功能障碍是她正在体验的，是建立在潜在心理条件下，可以被理解；也可以通过深度心理治疗来改变。治疗师在这个讨论中要包括对人格障碍概念的一个外行性的描述。病人感觉到对自己问题的理解可以更明白，且同意继续前进到签订治疗合同。当她确定进入治疗框架的时候，她的药物治疗计划（加巴喷丁，1200毫克/天）继续执行，然后逐渐停药。

半结构访谈：对人格组织的结构性访谈

对那些受训实施结构访谈的医生，我们提供了结构性的人格组织访谈（STIPO）。使用这里面的结构性问题和调查，STIPO 给临床工作者提供了一个指南来评估所需要的重要方面，是动力性诊断来区分有 BPO 的病人和那些有神经症性组织的病人（见图1-1）。尽管 STIPO 缺乏临床直观性和结构访谈的细致，但这种半结构性的访谈提供了一个标准化的方法来收集信息和客观地打分，对于研究目的来说有非常大的帮助。STIPO 的目标是达成一个结构性诊断（神经症性组织、高水平边缘性组织或低水平边缘性组织），通过全面地评估七个必不可少的部分：身份认同（identity）、应对和刻板（coping and rigidity）、原始防御（primitive defenses）、现实检验（reality testing）、客体关系的品质（quality of object relations）、攻击性（aggression）以及道德价值观（moral values）。有神经症性组织的个体呈现出的是坚固的认同、相对的稳固和持久的客体关系、没有原始防御机制、在应对上是变化的刻板程度、道德价值观可能是过度地严格和刻板、现实检验能力是完整无缺的。高水平边缘性病人是适度的身份认同混乱、带有一定稳定程度的分裂和肤浅的客体关系以及受损的同感、有原始防御和适应不良的应对、带有直接指向自己和他人的攻击、但是也有爱与亲密的渴望、道德价值观是可变的、在现实检验能力方面有中等困难。有低水平边缘性组织的个体比起高水平的边缘性病人来说，在所有七个维度上都更严重一些，最显著的是在低劣的客体关系上（没有同感、没有保持恒定客体关系的能力）、攻击（危险的针对自己和他人的攻击）、缺失有组织性的价值体系（反社会特征和行为）。

其他作者也考虑到评估有人格困难病人的诊断性议题。派珀和邓肯（Piper and Duncan，1999）的客体关系访谈用于评估病人对主要心理治疗方法的不同回应。最特别的是，韦斯滕和塞德勒（Westen and Sedler，1999）指出在临床实践中，临床工作者通常会通过获得病人对他们自己和他人的描述，捕获病人在人际关系中的叙述来评估病人。这些访谈能结构化，也可以用Q分类技术来评定信度。

疗法适应证

对有BPO的病人来说，可以考虑使用精神分析、TFP、心理化基础疗法（Bateman and Fonagy，2004）以及支持性心理疗法（Kernberg，1984；Rockland，1992）；对有频繁自杀或准自杀的BPO亚群体病人使用辩证行为疗法（Linehan，1993）或图式聚焦疗法（schema-focused therapy）（Beck et al.，2004）。

通常情况下，不是病人的一个特征而是特征群对疗法选择最为重要。病人的特征如反社会人格障碍或行为、严重的自大将会影响病人从治疗师那里学习，次级获益、贫乏的客体关系品质、生活中由药物或酒精使用所引起的显著的崩溃、不能改变的可怕的生活状态，这些都提示治疗将是困难的。对大多数疗法起积极作用的病人特征包括改变的动机、想自我改善而在现实生活中投入时间做一些事情、对治疗负责、有智力、有一些真实的能力、具有作为一个人的吸引力（Stone，1990）。

TFP适合于有BPO的病人，这些病人至少有平均水平的智力和适度的严重症状。在结构性访谈中呈现的更大能力和自我反思程度在 TFP 治疗中是有价值的，但是我们对那些在初始评估中有极少反思的病人也有成功的成果，TFP 的过程将导向反思功能的提高。

有自杀行为的 BPO 病人，极少反思和有接受建议的能力（不是严重自恋性的）的病人适合辩证行为疗法。如果这些病人对辩证行为疗法没有回应，可以尝试用 TFP。对于有多重症状、对治疗持有消极态度、几乎没有资源投入治疗的 BPO 病人，可以使用支持性方法（Rockland，1992）。缺少动机和很少能坚持治疗也暗示出需要支持性心理治疗。

对于神经症性人格组织的病人（如，那些有癔症人格、强迫性冲动人格或抑郁受虐人格的人）来说，精神分析和 TFP 是合适的疗法*。他们对于那些婴儿性与癔症性混合症状的病人也是合适的疗法。如果没有明显的边缘性冲动行为特征，病人也能忍耐焦虑且有升华的途径；那么，有自恋性人格障碍处于高水平 BPO 范围的病人对精神分析有回应。

转介进行 TFP

在这里描述的临床评估带来了接下来的信息，这些信息通告了治疗师接下来的步骤：结构性诊断、当前症状和功能障碍的领域、治疗类型的适应证、在 TFP 设置中（如果这是所选择的疗法）签订合同的基础材料以及任何需要药物治疗的适应证。

---

* 这里提到的针对高功能性人格病变者的手册，已经于 2007 年出版，书名为《*HANDBOOK OF DYNAMIC PSYCHOTHERAPY FOR HIGHER LEVEL PERSONALITY PATHOLOGY*》，作者是 Eve Caligor, M.D., Otto F. Kernberg, M.D. 和 John F. Clarkin, Ph.D，这种疗法被称为 DPHP，相当于 TFP 的一个变种，具有较高的临床参考性。——译者注

TFP 合并其他干预方法

TFP 可以与其他干预方式合并,包括对特定症状群的药物治疗,对特定症状行为的行为治疗(如,物质滥用、继续恶化的进食障碍)或技巧训练(skill deficits)(Koenigsberg et al., 2000)。

TFP 与药物治疗

　　心理治疗合并药物治疗对于边缘性病人的治疗具有潜在的很大的帮助作用。药物能帮助病人获得情感性倾向(affective climate),在此情感性倾向下,病人能更好地利用心理治疗。因为解释的影响能够通过病人当下传递的情感状态发挥影响力。对边缘性病人来说,他们的情感强烈性和不稳定性常会引发出一些病人无法接受治疗师语言干预的时段。药物能减缓边缘性情感的极端性,可以提升病人的接受性(尽管过度用药会使病人减弱接受性)。短暂性的精神病性现象,如现实性歪曲或混乱思维也影响心理治疗过程。低剂量的神经阻滞剂*对这种状态会有潜在的益处。药物能改善冲动控制,能降低破坏治疗本身的付诸行动。

　　因为没有针对 BPO 或边缘性人格障碍(BPD)的特定药物群,在当今针对药物问题的临床标准,是通过考虑病人所表现的特定靶症状来达成,使用药物的目的是试图获得一定程度的症状缓解。对药物和对应的边缘性症状以及药物和对药物仔细评估之间的特定关系进行总结,见表5-1和表5-2。尽管一些发现有分歧(研究中在主观选择标准上有部分的区别是可以解释的),但是仍然显示有很多症状模式对药物治疗有影响。

　　索洛夫(Soloff,2005)将靶症状分类为三个领域:认知-知觉的

---

* 神经阻滞剂(neuroleptic),是较为传统的精神药理学术语,和抗精神病药(Antipsychotic drugs)同义,指氯丙嗪、氟哌啶醇、奋乃静等药物。——译者注

表 5-1 对边缘性人格组织病人进行药物治疗的潜在目标

靶症状	评估考虑
抑郁	区分心境波动、性格性抑郁以及由植物神经系统所致的生理性抑郁
精神病质	区分真正的精神病质和精神病态性移情以及假性精神病质(如,假性幻觉)
轻躁狂或躁狂	区分心境波动、躁狂性防御以及真正的躁狂发作
心境波动	能表现为轻躁狂、躁狂或抑郁;心境波动以情绪的快速改变为特征

表 5-2 症状群与药物选择

症状群	药物选择
认知-知觉性	低剂量的神经阻滞剂
情感失调	第一选择:选择性 5-羟色胺再摄取抑制剂(SSRIs) 第二选择:单胺氧化酶抑制剂(MAOIs) 第三选择:心境稳定剂(锂、丙戊酸钠、卡马西平)
冲动性-行为失控	第一选择:SSRIs 与相关的抗抑郁剂 第二选择:MAOIs(谨慎使用)或碳酸锂盐 第三选择:丙戊酸钠、卡马西平

摘自:Soloff,2005

(cognitive-perceptual)、情感性失调-心境(affective dysregulation-mood)以及冲动性-行为(impulsive-behavioral)(表5-2)。他强调药物的合适使用会减弱甚至阻止与压力相关的代偿失调,尽管精神药理学不能治愈人格障碍。

尽管 BPO 特定症状可以被当作精神病理学治疗的靶症状,但是,还没有清晰的针对特定症状的治疗选择。而且,发现总体上对 BPO 病人的药物治疗的效果是微弱的和非特定性的,且随着时间而减弱。如果临床工作者相信药物对 BPO 病人是适用的,乔治·亚历克索普洛斯(George Alexopoulos,2003)推荐系统性的、成功的、有反应为基础的,尝试在一个时间只用一种药物。坚持这样的计划对病人来说并不总是容易的,病人会给临床工作者压力要求快速地解除症状,而且病人的体验和对症状的报告是快速地变化。因为初始对药物的反应模式随着时间的流逝而减弱,这经常被提及。如果有明确的证据说明病人在三个月或三个多月后可以持续地变好,亚历克索普洛斯推荐病人只用一个药物。

由于药物不会提供性格病变上的治愈,对临床工作者来说,意识到这个方法的有限性以避免持续地通过逐步升高的药物剂量的策略来追求治愈，这是非常重要的。有一个危险是，对药物治疗抱有太多期望的临床工作者会丢掉精神动力学的聚焦，而沉浸在一系列药物尝试之中，甚至一些重要的动力在围绕着药物的相互作用中被耗尽了。

许多病人在服药（抗抑郁类、神经阻滞剂、抗焦虑药、锂或抗惊厥的药物）的同时进入精神动力性心理治疗。我们普遍的观点是当病人进入治疗的时候，继续服用药物具有临床上的有用性，但是治疗的目标通常是尝试逐渐减少药物。这包括仔细地诊断区分性格性抑郁和严重抑郁爆发阶段的可能性。

在心理治疗期间出现的症状

在治疗期间，有严重人格障碍的病人会体验到严重抑郁爆发、躁狂发作、精神病性发作或惊恐发作。这些并存的状况通常要求合适的生物学的干预。然而，抑郁心境、短暂的精神病性症状、惊恐、冲动性或心境波动是人格病理本身的表现而不是合并的状况。正因如此，在治疗的情境下去理解症状是必不可少的。在大多数的个案中，我们的经验是，这样的症状表现了在移情发展中的反应或病人生活中事件的反应（如，对激活配对的反应）。如果这是对个案最有效的治疗，这个治疗可能是帮助病人理解症状的起源和意义，这通常会导向问题的解决。例如，当环境中的某事激活了病人的一个威胁性且关键性的内在客体表象时，就可能导致惊恐发作。而且，许多功能差且很少有满意关系的病人有很多理由变得抑郁。从对症状的探索中转移开，将抑郁的表现作为生物学的事件来进行治疗，这将导致人格结构深层次的改变。

合并心理治疗与药物治疗

关注心理治疗性过程能够很大地提高药物依从性和让病人尽可能长时间地保持在药物治疗中以获得效果。有效的药物治疗要求一个联盟，在这个联盟中病人准确地报告药物的积极的和消极的作用。当边缘性病人的内在世界通过轮换分裂出去的客体表象来主导的时候，病人的主观性体验包括认知和心境状态的快速转换。因此，这些病人倾向于提供药物疗效的歪曲报告。同时心理治疗提供了一个机会来诊断这些歪曲的表现，通过使用解释来理解病人内在客体世界以达到减少这些歪曲。

药物治疗对病人的意义

病人对药物治疗的贡献意义是无比重要的。当药物被介绍到治疗当中，治疗师应该从三个优势点来决定药物的意义。治疗师应该知道病人对药物所激起的意识信念和幻想，应该考虑在当下移情状况背景下药物对病人的意义。治疗师也应该意识到在自己的反移情中用药物治疗病人的意义。

评估当下移情状态是必不可少的，因为病人对药物的反应将会被强有力地涂上色彩。依据移情的状态，药物可以被看作代表治疗师的控制、作为滋养的标志、作为一个礼物、作为治疗师无法忍受病人情感状态的证据或作为治疗师绝望的确认。理解对药物移情的意义将允许治疗师来理解在移情中的转换和激烈程度，同解释非依从的潜意识动机是一样的。如果围绕药物的严重的付诸行动是可能的，治疗师要选择预测它并提前解释它。

当考虑到药物的时候，治疗师应该也检查自己反移情的状态。治疗师可能转向药物治疗，例如，当对于病人的行为感觉到特别无力的时候。有时候，当他们感觉到对治疗无望的时候，或被病人搞得感觉失去了作为心理治疗师的技能的时候，治疗师可能尝试转向药物治疗。药物治疗也被用来保持与病人的距离。

症状、副作用以及药物作为探索的防御

尽管症状是任何诊断群的病人进行人际沟通的一个渠道，可是边缘性病人尤其倾向于报告症状来引起治疗师特别的反应。症状的强度变化或混乱的药物副作用的出现会反映移情转换，就如同它们能反映真实的药物作用一样。如果存在症状和副作用，尝试着理解动力性含义是非常重要的。病人通过报告症状或副作用试图要控制治疗师的反应——通常作为对进行探索计划的防御。对聚焦探索工作或药物管理没有信心的治疗师，就会允

许病人掌握决定药物或剂量变化的节奏。因此，BPO 病人经常会遇到药物的不足（剂量和疗程）的实验性治疗，或维持性地使用药物，要么是顺势疗法*的剂量，要么是长时间地过量。

因为所有的这些原因，对边缘性病人使用药物的一个原则就是仔细斟酌思考地行动。因为情感与行为的不稳定性是边缘性病人的特征，决定症状的改善与加重是否为药物的作用是一件困难的事情。移情因素可能会强有力地粉饰药物的原发效应和副作用。决定药物真实的作用，治疗师应该等待确认在情感状态与移情转换的背景基础之上的长期倾向。治疗师倾向于慢慢地做出改变。

对边缘性病人合并治疗的复杂性

病人接受治疗的方式（心理治疗、药物治疗或合并治疗）会鼓励病人紧抓住一个自体表象；不是一个生物学的自体，就是一个心理上的自体。如果自体的生物学观点占优势，冲动和感觉状态被归因于化学的和生理的事件；如果自体的性观点占优势，这些状态就被归因于意识的或潜意识的欲望、恐惧与价值。当实施合并治疗的时候，这两个模式都被唤醒了。边缘性病人可能争取这两个参考框架中的任一个作为防御性目的。他们通过将感觉状态归因于化学作用而用来防御内在心理冲突或人际间经验的含义。或者，他们可能通过不遵守、缩小药物的改善作用或将真实的生理效果归因于心理过程来防御对药物角色的认知。治疗师在药物治疗辅助的强化式心理治疗中的任务之一，就是解释这样的防御性位置，且理解一个特定病人为什么持有他自己的观点。

关于谁提供药物管理的问题

如果病人相信需要药物治疗，下一个问题是谁应该提供药物管理。如

---

* 顺势疗法起源于 200 年前的德国，提倡使用药物的最微剂量，刺激患者的身体自身治愈自己。——译者注

果提供精神动力性治疗的治疗师是一个精神科医生,那么他应该也管理药物么?在什么条件下最好由第二个人来提供药物管理?如果精神动力性治疗师不是一个医生,在治疗师与精神药理学家之间沟通的原则是什么?对于谁应该管理药物这个问题没有绝对正确或错误的答案,但是有确定的原则可以应用。

1. 如果治疗是分开的,负责药物管理的医生必须是熟悉精神动力性治疗模式。尽管这也不能保证在治疗者之间没有分裂,但至少创造了可以在治疗框架下讨论这种发展的条件。对于提供药物治疗的医生必须接受的关于治疗的一个必不可少的方面是症状——尤其是抑郁感觉、焦虑以及心境易变性——能表达病人内在情感状态,这个状态是通过病人内在表象世界的发展、移情或病人生活中的事件来催化出来的。这些症状经常通过解释来得到解决。

2. 将药物治疗从治疗中分离出来的问题一定程度上取决于所使用的药物和监控身体反应的需要。治疗师从来不应该参与到要求他去处理病人身体检查的情境之中。治疗师与病人身体接触的局限性是连给病人量血压都不要做。

3. 如果治疗师不是医生,他应该对在治疗中药物的作用有一定比重的理念。否则,病人可能感觉到治疗师对药物的掺杂感觉不舒服,病人可能使用药物这个议题来与治疗师耗尽某些动力。例如,病人可能通过陈述或暗示治疗师在几个月的时间内都毫无帮助,但药物只不过在几天内就解决了问题来贬低治疗,因此将治疗师描画为一个无能的无用的形象。

4. 如果治疗是分开的,治疗师——不管是不是医生——都应该对药物有足够的知识,知道能现实地从药物中获得什么样的期望。如果不是这样的话,治疗师可能会发现自己求助于药物来解决治疗的僵局,而这个僵局实际上是心理治疗干预的范围。

合并两个角色的风险。从理想上来说,治疗师不能承担给病人药物治疗的角色。如果治疗师同时担当两个角色的话,对每个角色要求的不同任务而来的复杂性会出现。药物学治疗师必须经常是指导性的，既包括主动询问症状改变和副作用的情况，也包括推荐剂量的改变。精神动力性心理治疗师希望是担任一个少指导性的角色，并尝试避免偏离技术性中立。如果治疗师兼顾两个角色，病人可能使用两个角色的功能来破坏探索性工作——例如，通过防御性地消耗晤谈中的大量时间来讨论药物使用的问题。如果这个安排是合适的，治疗师应该观察这种复杂性，并重点提出它们进行讨论，通过解释病人用防御性或破坏性的方法来使用治疗师的双重角色来重点提出它们。

避免对药物及副作用的讨论产生防御性，一个实用的方法是在晤谈（可能是一周一次）开始的时候安排一个固定的时间来讨论药物的问题、开处方以及药物的作用和副作用的简要评论。然而，即使在这样的框架下，病人在任何时候都可能产生对药物的想法和感觉。这样的安排提供给治疗师一个框架，在这个框架里，他们可以积极地监控药物，保护治疗免于陷入琐碎地聚焦在具体药物的问题上。当药物在框架外的时间被讨论的时候，治疗师要警醒药物被用来讨论——或避免讨论——其他治疗议题的可能性。

在心理治疗中进行药物治疗的机会也表现了反移情的并发症。除了通过介绍药物治疗将无望或无力的感觉付诸行动的风险之外，对医生来说还有一个强大的诱惑是假定进行药物治疗时自己的权威性地位。其他被动型倾向治疗师可能从对引出开药这个必要信息或给出药物指导性中退缩，且通过引用尊重病人自由联想的原则来合理化自己的行为。

分开两个角色的风险。尽管分开药物角色和治疗师角色是完美的选择，这样的安排也承担着潜在的缺陷。这种分开的安排要求细心的合作与警惕分裂两个提供者的危险。病人经常把药物治疗师投射为好客体。这种客体表象的唤醒可能是由一些事实来促发的。这些事实就是医生作为药物治疗师的角色，这个角色可能对边界和技术性中立没那么严格、更显得对病人是开放的、可得到的、温暖的。相对照的，病人可能会抱怨治疗师是冷酷的与剥夺性的，"甚至都不愿意回答一个问题。"治疗师能与这套分裂的客体表象进行工作，例如，①探索病人关于治疗师冷酷与剥夺性动机；②尽管治疗师是冷酷的和剥夺性的,但是治疗师安排病人去会见更加滋养性的药物学治疗师,询问病人如何理解这个明显的前后矛盾;或③想知道病人如何体验,在病人认为治疗师是冷酷的和剥夺性的情况下,治疗师仍然持续地关注病人,并与病人一起工作。

与上面的例子相反,可以推测药物学家被感知为坏客体。病人可能在治疗晤谈中说药物学家如何在安排时间上制造困难、不回电话、人很粗鲁、没有聆听或关注、看起来是嘲讽的、不相信自己等。对治疗师来说,这些情况会制造一个两难处境,治疗师可能对这些抱怨的有效性产生怀疑,以及开始怀疑自己同事的专业性。在这种状况下呈现两个重要议题:①治疗师相信药物学家足够好,是可以对他的专业性有基础信任,这是绝对必要的;②探索病人对药物学家的负性体验,不是指责病人在撒谎(尽管病人可能断言治疗师在指责),而是帮助病人理解移情为基础的歪曲(对药物学家)的可能性,目的是为了更好地描述病人内在世界的客体表象。通常,对药物学家的诽谤是发生在病人对治疗师理想化被卡住的时候。这也可能发生在负性移情是被分裂出去且超出了病人的觉察之外的时候。也可能发生在病人觉察到了对治疗师的负性移情,但是审查到这些导致害怕治疗师会报复自己的时候。因此,当呈现的是理想化移情的时候,后一种情况实际上是一种妄想移情。无论哪种情况发生,如果病人将药物学家作为坏客体分裂出去,治疗师必须对病人移情到自己身上的情况来探索这种分裂的含义(例如,"你如何理解我把你送到一个粗鲁的却不专业的医生那里去?")。

总之,治疗师通过与病人探索和解释这种发展,并保持开放地与药物学家沟通来处理在病人对两个治疗者之间的潜在分裂。尽管后面的这个观点看起来很明显,但是在今天忙碌的世界,治疗师与药物学家经常不能充分地沟通来全面地理解在分化治疗情况下演出的动力。当治疗分开的时候,两个部分应该在每次常规日程药物治疗晤谈后进行沟通,也在下面任何一种情况下进行沟通(尽管病人应该被期待可以通知药物学家这些情况,但遵从这样的期待是有问题的):①如果病人在晤谈中提及的任何可能构成新的药物副作用(发疹、过度睡眠、焦虑不安、莫名其妙的失眠、持续性的胃肠困扰、震颤、癫痫发作、虚弱、头昏眼花、或其他不明的对药物的抱怨）；②如果病人通过另外治疗的临床工作者开辅助药物；③如果一个新的医疗条件被诊断 (if a new medical condition is diagnosed)；④如果病人计划怀孕；或⑤如果病人的心理状态有一个标志性改变——如过度兴奋的情绪／欣快症、严重抑郁、持续了一天或两天多的精神病性症状或对记忆或认知有损伤——这些变化看起来对动力性议题（如就移情精神病而言）没有帮助。辅助的药物治疗晤谈将根据药物学家的意见被安排。

为 BPD 病人提供合适（非致命的）数量的药物

开药者应该意识到药物的致命潜力，应该小心不要开出危险剂量的药方。这意味着，例如，以一周一次或一个月两次为基础来开三环类抗抑郁药方。尽管这种预防措施是很容易理解的，但病人有时还要求一月一次的药方，为此会经常产生争论，对病人来说这是更经济的做法，因为他们的保险计划对每张药方有固定收费率。他们可能指向小药方并控告治疗师不相信他们。治疗师不需要防御，只是简单地向病人指出，当病人的行为提示病人还受支配于某些自我毁坏性的强大的力量，它们还不能成功地在病人健康部分的掌控之下，这时候假设病人能全面控制是幼稚的。

有时候，选择以一月一次为基础开药方的临床工作者是为了避免额外的书面工作。其反驳点是想自杀的病人将不会通过拿到小药方而被阻止自杀；病人可以攒齐药物，买数瓶阿司匹林，或选择另外一种方式的自杀。然而，考虑开药的移情含义是重要的。一些病人可能特别地选择他们治疗师开的药物（直接地或间接地通过一个同事）作为试图自杀的工具，也是一种表达对治疗师敌意或者指责治疗师在伤害自己而不是帮助自己的方式。当开药者开出大剂量药物．病人认为这是治疗师冷漠和忽视自己的标志，或者认为这是治疗师鼓励自己过量服用药物，这都是病人有可能的想法。

关于药物的不诚实沟通

一些病人常找不同的医生来获得他们想要的药物。这对那些滥用小剂量镇静剂的病人来说是最常见的情况。如果治疗师知道这些，第一要优先考虑的事情是决定病人是否药物成瘾达到需要进行住院戒毒治疗，或在家，或日常项目的物质滥用的治疗。第二个要优先考虑的是向病人清楚说明——当治疗师遇到任何不诚实沟通的情况下——不诚实让治疗无法进行，且如果不诚实沟通的模式持续进行的话，病人将会毁坏通过治疗获得帮助的任何可能性。

病人进入治疗有时候会夸大他们正在服用药物的服用量，目的是让医生能够给自己开出比自己应该服用的剂量更大剂量的药物。一次又一次，这是那些小剂量镇静剂成瘾的病人常见的实例，这应该像上面段落所描述的进行处理。

药物依从性也是一个常见的问题。因为人际控制的问题是边缘性病人主要的问题，药物就代表了控制的含义，是谁在掌控的象征。药物可以被感知为化学的方法。通过这种方法，治疗师能控制病人的大脑和行为。按照医生的规定服药可以被看作让出了控制权，服从于治疗师。病人会通过公开的或隐蔽的不服从来试图否定治疗师的控制。对服药的不顺从也是投射性认同的一种传播方式。例如，病人无助的感觉可以投射到治疗师身上，或在对病人处理治疗师开出的药物方面感觉无能为力的治疗师身上被诱发出来。尽管药物服用的行为会被控制的问题所渲染，即使是在纯粹的药物学家那里也是如此；但是在合并治疗中，在动力性治疗期间原始防御的激烈程度可以使这些依从问题更加恶化。

TFP 合并技术方法

TFP 的焦点是在病人与治疗师之间激活的主要客体关系，目标是改变自体和客体的概念，相关的改变是对爱与工作的投入。对 TFP 来说，在特别情况下是可以与支持性的、指导性的以及提高技术的个体化和团体治疗方法相合并,这些方法可以由辅助的或额外的治疗师来实施(见Koenigsberg et al., 2000a)。特定的合适辅助治疗的例子包括十二步戒断项目(例如,匿名酒精戒断、匿名可卡因戒断、匿名毒品戒断)或体重观察者项目、营养治疗、内科治疗、技巧训练、夫妻治疗以及白天住院治疗*等。

---

* 白天住院治疗,指病人白天到心理医院住院部住院,参加心理治疗、药物治疗、团体治疗等活动,夜间回家。——译者注

第六章

评估阶段 II
——签订治疗合同

初始治疗任务之一是设定治疗的框架,在第四章的移情焦点治疗（TFP）的第一个战术中介绍过。这是在诊断评估完成后的首要任务,通过治疗师与病人协商治疗合同来实施。治疗合同是治疗框架的基础,定义了参与双方各自的责任、评估了病人是否有动力要进行这种类型的治疗。合同详细列举了最低限度的一组条件,对于确保心理治疗性过程能够开展的环境是必要的。因为病人接受合同的能力与意愿直到呈现给病人之后才能知道,合同定义了确保治疗可以开始的最低条件,所以,合同设置先于治疗开始。将初始治疗的发展纳入计划之中,治疗师根据以下顺序进行推进：评估和收集病人的历史（平均是3次会谈），然后是治疗合同的签订（平均是2次或3次会谈,对于复杂的个案需要更多次会谈），然后是治疗的开始（如果病人和治疗师都同意合同）。

合同的第一个目的是创造一个环境,在这个环境中动力性探索可以发生。这里的一个指导性原则是,治疗师必须要感觉到足够舒适,能安全地保持中立和清醒地思考。在治疗中,病人经常对治疗师创造一定程度的焦虑,导致治疗师放弃精神动力性技术来支持某刻看起来满足病人需要的任何方法,这非同小可。这样做的时候,治疗师通常参与了病人原始性动力的付诸行动，而不是帮助病人理解和解决它们。治疗框架设置的第二个目的是限定病人从疾病中二次获益——例如，使用症状来获得额外接近治疗师的机会，或声称功能丧失，因此导致药物无用。

在讨论治疗合同时，治疗师必须强调：①适用于精神动力性治疗中所有个案的、普遍与必要的治疗限制（表6-1）；②对治疗特定的威胁，这是以个体病人独特的、有可能使治疗陷于危险的历史和病理为特征的（见表4-2）。这些威胁要求建立的特定限制超出了精神动力性治疗的通常界限，并根据个体化病人有所变化；这里的一个例子是，治疗师需要建立起意外事故处理规则，澄清自己在其中的位置。对于这样的病人——曾有自己原来的治疗师，原来的治疗师是如此卷入病人自杀企图的危急处理当中，导致原来的治疗师无法进行探索性的治疗工作。

表 6-1 签订治疗合同的必要元素

病人的责任	治疗师的责任
参加并参与治疗 付费 不带审查地自由报告自己的想法和感觉的努力。 努力反思自己所报告的内容、治疗师所评论的内容以及两个人互动过程	安排日程表 努力帮助病人获得对病人自己的理解，以及对病人自己的人格和困难更深方面的理解 澄清自己参与的有限性

参与到治疗当中，病人必须做出有意义的承诺，承诺尝试从治疗开始就在治疗的界限内工作，但是治疗师应该理解病人坚持合同的难度，在完全能遵守合同前，这个原始的话题会不断被讨论。治疗师也应该理解，即使在治疗开始前合同已经签订；但是，在治疗的过程当中，治疗的工作经常会包括到再次回到合同，有时候包括修订或增加一些内容。

我们强调，如果病人不同意接受治疗的基础性方面的话，治疗师不应该被迫与这样特定的病人工作。确保能提供合适的治疗是治疗师的工作。这与一个外科医生在没有必不可少的条件下不能进行手术是类似的。如果病人不接受这些治疗的必不可少的条件，对病人来说更好的选择是另外一种治疗，而不是参与病人自己反对的治疗。

签订合同的阶段也包括与病人的父母或配偶进行面谈,如果治疗师认为与他们沟通治疗的特征和限制是必要的。做这些通常是在病人非常依赖这些人的情况下,当他们不能理解病人疾病的特征,也不能理解治疗提供的没有保证的事实的情况。没有保证是指不能保证即使是在治疗的情境下,自毁的病人不会伤害或杀死自己。这些情况若不让病人的父母或配偶知道,是有风险的。没有这样恰当的理解而推进治疗的治疗师,通常有要成为一个"救世主"的压力,这会导致工作没有成效,且导致偏离探索性治疗师的角色。

协商合同的过程

讨论合同的过程不只是治疗师单方面的陈述,而是治疗师与病人的对话,在这个对话中,治疗师要细心关注病人对治疗条件陈述的反应,关注是专门朝向避免表面的无意义的同意,也朝向辨明在这个过程中出现的早期移情模式。*

治疗师不同意要求不寻常努力或英雄式方法的治疗安排。提供英雄式治疗的诱惑牵出了反移情困难开始的线索。无论何时治疗师的接受比在一般治疗性治疗中的合理性接受更多的时候,病人的自毁性潜力就被强化了,同时也可能引起无法处理的反移情发展,这会使治疗师筋疲力尽、不知所措或疲惫不堪。治疗师要谨记"够格"的治疗师能做的是什么,如果内在有强迫要超越关心的层面,就需要检查自己的动机。

---

* 读者可以在我们的网站看到合同评定量表。读者能检查这个等级量表来获得更多关于行为(包括治疗师也包括病人的)的细节化概念,这些概念可以获得对合同评定过程的定性理解。事实上,本章的大纲与使用这个工具的评定顺序是一致的。

病人的责任

治疗师应该与每个病人照例地讨论病人负责的领域，包括参加、参与、费用以及病人在这种疗法中的角色。在治疗中负责的想法对许多病人来说是陌生的，病人感觉治疗师的角色是照顾他们。这种态度有时候受到治疗师的支持，治疗师将边缘性病人看作没有能力获得正常功能水平的。我们的经验是假设这些病人通常是有高控制水平和高活动水平的能力，用这样的理解来接近他们是对治疗进程有益的。

参加治疗

病人被期待每次都能准时来会谈，并按照日程规定的结束会谈时间离开。如果病人不能够来会谈，病人有责任尽可能早地通知治疗师，如果可能，重新安排时间。例如，治疗师可以对病人说，"每次会谈准时来和结束的时候离开是你的责任，如果你提前知道你不能来会谈，请让我尽可能早地知道。尽管可能有各种问题让来参加会谈变得困难，但是你努力来参加每次安排好的会谈是重要的。"

尽管治疗师认为这些关于参加治疗的条件是非常合理且明显的，病人可能用其他的观点来看待。例如，这些条件可能被病人感知为这是对病人全能感客体信念的威胁；换言之，治疗师要清楚的事实是：如果病人不在治疗中，治疗师就不能帮助病人。这可能会挑战病人原始化概念，这个原始化概念是有一个全能的且能魔术般地解决他的问题的拯救者。另外一个可能性是病人将治疗师关于参加治疗的评论看成是治疗师怀疑自己参加治疗动机的证据，提供了在移情中偏执性成分的早期证据。另外一种可能性是病人将治疗师的评论作为受治疗师的限制或被治疗师控制的方式来体验这种责任。这些原因中的任何一个，都可以被病人用来反对治疗师对其出席治疗的期待。尽管我们强调讨论这些合同条件是必要的，这有利于理解病人与他们关系中的位置，但基础的界限对这种类型的治疗是必要的。因此，要是病人反对的话，治疗师会注意到这种反对，并指出理解病人的反对可能是对治疗提供了有价值的信息。然而，为了治疗的目的，治疗师重新回顾参与治疗的要求，解释这是治疗的前提条件。如果治疗师和病人在治疗条件上不能达成一致的话，重复阐述这个合同设置阶段；对治疗师和病人来说，最完美且有效的结果是同意不在一起工作。在我们的临床经验中，如果治疗师能对治疗条件背后的原因给予清楚的讨论，病人很少会拒绝签订合同的。

因为设计签订合同阶段是为了决定是否可以开始治疗（如果开始，就在这些条件下），在这个阶段的解释是过早的，通常会避免解释（尽管一个早期解释对一个不想回到会谈中的病人的危机状态可能是有保证的）。这个议题没有全面理解为什么病人反对最低的条件——因为它们是必不可少的，但是——病人是否有意愿在这些条件下工作。一个切合实际的陈述是这样的："我理解有许多对你来说有些困难的原因，实际上，我期待能通过看这些原因中的一些来形成我们一起工作的重要方面，要是我们同意开始治疗的话。然而，在这点上，重要的是注意到你不在这里，不能进行工作。对你来说来参加并待在治疗会谈中可能有困难；但是，我们讨论这些困难是非常必要的，而不是让你用不出现的方式付诸行动。"

付费

病人和治疗师必须同意每次的费用价格、病人采用何种方式付费、什么时候付费、错过的会谈按照什么政策付费。如果治疗师的工作收费是有一定范围，这个范围是依据病人收入来决定，那么就有必要讨论费用。不同的治疗师可能对错过的会谈会依据不同的政策来重新约时间以及什么时候应该支付。我们不会对这些事情指定一个特定的政策。对于签订合同的必不可少的观点，不是在于治疗师选择了什么政策，而是在于治疗师描述的是一个始终如一的政策，并准备一直遵守下去。在开始的时候建立关于费用的基本规则就是建立了一个锚定点，如果条件适当，治疗师可以回到这点上。

考虑到病人的情况，一旦治疗开始，病人没有按时在双方同意的时间内付账单。同时，在会谈中，她激昂地表明，依据她早期母爱剥夺的历史，她是很愤慨的，她的创伤的过去不能使她免于在她成人生活中不负责任："这是不公平的。某人应该补偿我。然后我才可能消除我的愤怒。"

治疗师可能出于害怕愤怒会聚焦在自己身上而放弃讨论这未付账单的尝试。然而，承认病人的情感是直接地与此时此地的移情联系在一起，对治疗是至关重要的。建立起来的合同是一个提醒者，提醒病人呈现出的关于责任的议题，而不管治疗师体验着怎样的不情愿。事实上，这样的不情愿很可能是与在移情中这些材料的情感性意义相符的，而且，讨论这些材料将是在那一刻所能做出的最好的干预。在这个例子中，病人没有付款是一种他所讨论的主题在移情内的付诸行动。在其他情况下，不付款的发生可能没有如此清楚地与会谈内的语言内容相联系，但是，应该考虑到它是与治疗框架和合同相关的付诸行动。

治疗方法内的病人角色

如果想要每一种类型的精神病学治疗有效，治疗师都会要求病人一定形式地参与（即使是心理药物学治疗也要求病人信念上的服从）。然而，病人通常带着对医学模式的极端观点来接触治疗：他们被动地接受治疗，然后医生来给他们治疗。对于边缘性病人，这个期待通常是特别地强烈，因为他们内在客体世界的原始性特征。向病人指出在病人自己的治疗中参与的需要，更重要的是，告诉病人治疗成果取决于病人自己的积极参与，会接触到一些在边缘性病人中普遍存在的主题：对全能性他人的期待、依赖的愿望与恐惧，享有权利的议题。

一个典型的对治疗方法的信息式陈述如下：

治疗师：你在治疗中的角色就是自由地说出任何在你的心灵中所出现的东西，尤其是和把你带到这里来的主要问题，带着去理解你行为背后未明动机的目标。尽管有时对你来说这样做有些难，但是不带任何审查地说出你的心中的一切是非常重要的；这包括想法、感受、梦、幻想等等。你的想法也许会出现的一种形式是，出现一个针对我的问题。要是出现那种情况的话，我或许会回答或许不会回答，这取决于我感觉在那种情况下什么东西是最有治疗性的。由于我们的目标是提高你的理解，对于我来说鼓励你自己的反思是更有帮助的，而不是直接回答你的提问。

除了在会谈中自由表达的一般原则以外，如果在你生活中有什么事情正在危及你自己或他人，可能会影响到治疗继续的话，那么你应该把这个议题带到治疗中而先不用管其他的事情。例如，如果你突然发现你不得不搬走离开这个地区，你把这件事带到治疗中讨论是非常重要的，而先不管其他任何进入你心中的事情。

治疗师的责任

治疗师清楚说明自己责任的这一事实，就等于具体化地将自己关于治疗是双向过程的信念告诉了病人。责任界定了参与程度，从而强调了治疗的工作性部分。治疗师的核心责任是帮助病人获得对自己、对自己的人格以及自己面对的困难有更多的理解，目的是帮助病人解决这些难题。治疗师其他的责任是必须安排会面日程、在会谈中投入工作、限制自己对病人的卷入而开展探索性治疗工作、保持保密性。

安排会谈

治疗师与病人讨论会谈的安排，包括时间的安排和关于治疗师离开一事通知病人的程序。治疗师应当清楚地、简洁地陈述，对自己已经计划的行为和将要发生的自己取消会谈的事情都不需要抱歉："我将为你安排一周两次常规的会谈，有时我们需要一起解决问题。每次会谈的长度是45分钟，将在我办公室进行。除非我有紧急事情，否则一般我都会提前一个月告诉你我计划不在办公室的时间。如果我不得不取消常规的一次会谈，而那周其他时间我在办公的话，我会尽我所能在那周的其他时间重新安排一次会谈。我承诺与你进行常规的、一周两次的工作。"

陈述费用

治疗师对于费用的陈述有重要的临床意义。在宣布病人应该付费时，治疗师表明提供的服务是自己所期待补偿的价值。尽管关于费用的陈述可以用几个词表明，但是更多的是表明态度沟通。当治疗师提到费用的时候，病人开始咳嗽、声音变低或看着别处，这具有重要意义。同样地，出于内疚，感觉自己不管预定而必须要与病人工作的治疗师可能会生气地宣布费用，就好像在说，"我要与你一起工作——但是你要付大量的钱给我。"相反地，对自己帮助病人的能力持怀疑体验的治疗师可能会用一种抱歉的语调与病人讨论费用，意思是他不可能提供给病人符合病人所给的钱的价值的工作。

理想地，治疗师讨论费用，就像他谈论其他任何主题一样。这对于倾向于歪曲治疗师关于费用的含义的边缘性病人特别重要。治疗师告诉病人自己的努力是应该被补偿的，通过收到病人支付的费用得到补偿；除此之外，治疗师不会从病人那里要求任何更多或更少的东西来补偿自己的服务。因此，病人不用因为治疗中的进步来回报或惩罚治疗师。费用是支付治疗师的时间与努力，不是为任何特定的成果。病人对于自己从治疗师那儿所收获的信念和态度，可以在移情意义中被分析。

治疗方法

任何治疗合同的目的之一，就是教育病人知晓所选择的特定治疗的特征。假设病人，哪怕是过去曾接受过治疗的病人，已经认识到了参与双方的责任，这是幼稚的。关于治疗角色的陈述应当包括讨论治疗师将聚焦在聆听并努力帮助病人获得理解上，治疗师所使用的原则将指导治疗师选择何时说话、没有身体接触的事实、保密性的特点："我的责任是尽可能专注地聆听你所说的，当我感觉你所说的内容对帮助进一步理解你有帮助的时候，我会对此发表评论。有时候，当你问我问题时我没有回答，或当你想让我说些什么的时候，我可能在那个时刻无话可说。不管状况如何，我总是会对你正在体验到的一切感兴趣。有时候，你想让我给你一些建议或告诉你该怎么做。我推荐给你的治疗形式，意味着会推动你自己的能力来成功地反思你自己、反思我们的互动、反思情境。也意味着会推动你的自主性和独立的功能。因此，在多数情况下，我直接地提供给你的答案或建议（尽管我有所有的答案）将不会像帮助你自己达到你的决定一样有帮助。而且，假装知道你所想要的和知道什么是对你是最好的，这是自以为是的做法。因为我的职务是努力帮助你理解什么是你想要的、是什么冲突妨碍着你想要的；而不是告诉你应该怎么做。关于保密性，我们在这里所说的一切都是我们两个人之间的隐私。我不会提供任何信息除非我们事先在这里讨论过并同意了我可以提供信息，然后，在泄露任何信息前，我会请你写一份书面同意书。"

对于那些有自杀企图或暴力爆发史的病人，要添加一些内容是必要的，"这条规则只在一种情况下适用，就是你威胁到了你自己的生命或另外一个人的生命。在这种情况下，我将被迫采取一些必要的措施——可能包括违反保密性——目的是保护你或其他相关的人。"

对于治疗师来说，对自己所描述的角色感觉舒适是重要的。新手治疗师有时候会没有意识到保持探索性治疗师聆听的角色是多么重要、多么困难。有些治疗师对通常的一些批评想不开，如，批评他们面对病人的痛苦和混乱的生活是"坐在那里什么都不做"。这种贬低式批评的形式是病人原始信念的相反部分，这些原始信念是全能的他人能神奇地治好他们，不这样做只是因为虐待性的扣押。新手治疗师很容易就放弃了中立性位置来回应这样的批评。然而，事实上，致力于注意和专注病人内在世界的强烈和混乱的发展是最重要的理解；治疗师可能是病人生活中唯一的能起到这种作用、并有能力这样做的人。

依据病人的历史和现状，治疗师可以更明确地勾画出他与病人互动的限制，尤其是治疗性尝试是局限在办公室里面，在已经建立的会谈时间内的言语互动，除了真实危急状况："你告诉我，过去当你感觉心烦与焦虑的时候，你会给你的治疗师打电话。尽管那会使你短时间内感觉好一些，但是从长远来说对你解决问题并没有帮助。在这种治疗中，我们的工作不会发生在我们安排好的日常会谈和我们都同意的时间框架之外。有些时候，你想要在会谈之外的时间与我沟通，或是通过电话、邮件、电子邮件，或者是通过私下见面。在绝大多数情况下，我会让这样的讨论发生在我们日常见面的办公时间。就像我前面所说的，这种治疗形式是努力推动你自己的反省、你的独立功能和你自己做决定。那就意味着，举例来说，除非是真实的危急状况，否则我不会回复你的电话。

对治疗师参与治疗的限制可以进行更加细节化的阐述——例如，如果病人有介入先前治疗师隐私的历史。

在讨论合同的这个阶段，对于危急的特征通常让人困惑。病人相信任何时候当他感觉是心烦的、焦虑的或自杀的时候，都是危急状况。过去，他的治疗师可能同意这种对危急的理解。在 TFP 中，治疗师将危急状况与长期慢性的正在发生的状况相区分："过去，当你感觉心烦或有自杀想法的时候，你打电话给你的治疗师。我不认为这些是危急的时刻，因为，这样的感觉在这点上呈现了你的一种慢性长期的状态。不管你体验到什么压力，你的习惯性反应就是变得心烦，通常还会出现自杀想法。这也是你到这里寻求治疗的原因之一：改变这些习惯性反应。然而，我们同时可以预测你将会体验到这样的感觉。过去，长程的住院治疗会有可选择的方法来治疗你的状况。这样的治疗现在是不可行的，所以，我们需要安排允许以医院外病人为基础的治疗方式。我们知道你将会持续体验这些心烦、焦虑以及自杀念头很多次。在会谈外的时间，当这些感觉出现的时候，处理这些感觉是你的责任。在那个时候想想我们在这里的讨论可能对你有帮助。有时，给你的亲人或朋友打电话会有帮助。如果你感觉自己在危机当中，你感觉到失控，你要去医院急诊室或拨打急救电话。

"不管怎样，在会谈之间有时会有危机的时刻，这是合适的打电话时间。我认为危急是一个严重的、意料之外的应激性事件，会对任何一个人都产生影响：如果你知道你的母亲去世了，或你的丈夫被诊断为癌症，或你的房子被火烧了。在这种极端应激情况下,是适合打电话的时间。我会针对你反应的某些方面帮助你;这也是在下次我们约定会谈时间之前适合于安排的一次特别会谈。然而,即使在这样的情况下,你也应当记住我不会带个 BP 机,也不会用几个小时的时间就知道你的情况并给你反馈。了解事实是重要的,事实是我提供持续的治疗,我相信从长远来看这会帮助到你,但是,我不是在提供危急服务的位置上,而且,根据我们工作的性质和我们的目标,我认为即使我可以做,这对我来说也没有什么帮助。"

治疗师对来访者可以见到自己的时间进行描述是重要的,这不仅仅是建立病人现实性的期待,而且也是提供一个慎重且持续的模式,完全不同于由冲动驱力所导致的飘忽不定的接触。在会谈中,病人经常抱怨治疗师没有给他们的痛苦提供任何帮助。然而,提供的治疗会帮助病人发展保持内在他人稳定的积极意象,就像解释性工作帮助病人理解是什么样的内在动力驱使病人来破坏这些意象的稳定性。

治疗师的位置对于处理来自病人的电话会根据情境的动力发生变化。在这个部分上面的例子包括病人的打电话,是受与治疗师额外接触的次级获益的驱使,这让病人感觉满意但是却不会帮助病人在过程中改变。就像治疗师所解释的,电话是用来满足危急的状况的。一种类型的危急状况是当病人——通常是在会谈间没有打电话历史的个体——开始经历严重痛苦和焦虑的时候,这个痛苦和焦虑是来源于治疗工作开始挑战病人性格性防御结构的时候。这是一个自恋性边缘性病人,他的内在结构是建立在夸大自体感觉(尽管可能是脆弱的)和贬低性的失职客体的基础之上。客体的失职通常包括基础性信任缺乏和没有依靠他人的能力,这是建立在病人认为依靠只会导致被抛弃和受伤这样的信念之上。当这样的病人开始感觉到依靠(通常是隐蔽的)治疗师时,他通常会体验到巨大的焦虑。这会通过从治疗中脱落的愿望甚至是自杀的念头来呈现。

在像这样的情况下——病人内在世界的转换的必要性(在这个案例中,依靠的体验是内在世界所不允许的)对病人来说是如此地痛苦,以至于它们看起来在一段时间内是无法忍受的——治疗师要用下面的方式发挥积极的作用：①治疗师要表明自己能理解病人正在经历的极大的困难；②治疗师确认就像所经历的困难一样，这对于发生有意义的改变也是很必要的一步；③治疗师要让病人知道，在这段病人处于感觉莫名害怕的时间，当病人感觉到要急切地结束治疗或终止自己生命的时候，病人可以给治疗师打电话。在那一点上，治疗师能再次确认在病人内在世界即将发生的转换的时刻所产生焦虑是可以理解的。治疗也可以提供一次额外的会谈，对治疗中所唤醒的焦虑进行工作。作为一个技术点，治疗师将自己实际可以安排的时间清晰化是重要的（例如，我会在工作日的上午9点、中午时分、下午5点、晚上9点查看留言、在周末的下午查看留言），以便在治疗师无法立刻回复电话的时候，病人被抛弃的感觉和不信任的感觉不会得到强化。

尽管这个留言看起来与通常的政策前后矛盾，通常的政策是电话只有在危急时刻打才是合适的，然而简单的事实是，当治疗进行的时候，危急可以在移情中出现。最典型的是，在慢性自恋（"你一点也不在乎我"）或慢性偏执（"你将要伤害我"）移情的背景下，当依靠的感觉出现的时候，这些就发生了。如果在危急已经下降到正常水平之后，病人还持续地打电话（尽管这样的危急在最后解决之前还会发生），治疗师应当去探索，看看打电话的动机是否是为了次级获益，提高与治疗师接触的机会，然后治疗师要设定合适的界限。

在签订合同期间治疗师与病人的对话

设定治疗合同是一个相互的过程，尽管合同中的许多点是无法协商的，因为这些点是微小的情况，在治疗中发生后才要求的。设定合同就是一个对话的过程。治疗师必须询问病人对治疗界限的反应。如果病人没有反对这些界限，治疗师要病人来解释它们并试图看清楚病人是否能够理解这些界限设定的必要性。

对病人听和接受合同的评估

在临床工作者呈现治疗合同的所有方面之后,他必须要细心地观察病人的反应来评估这些议题对病人的重要性,并开始观察移情模式。首先,对病人来说是否清楚地听,并听到了诊断者医生所说的(相反病人就是不耐烦地等待医生结束以便病人能开始治疗),如果是这样,是否清楚病人的反应是什么?

随着听的意愿出现,接受的意愿在一个连续体上也会存在。一旦病人已经清楚地听到和理解了合同的条件,他也许就会决定拒绝接受。对合同的拒绝在自恋性边缘性病人那里尤其常见,这些病人认为合同的这个想法本身,就是对他们表面的重要性和权利感的冒犯。对这样的病人来说,合同设置过程会激起对合作的巨大拒绝。有时候,反对也用一种挑战的方式在表达:"如果我不得不说我同意这些事情,那么你就不再是我的医生了。"或这种对合同的挑战会更少一些直白的攻击性:"我认为我们真的最好不要这些规则。为什么我们不现在就开始会谈,来看看我们怎么样一起工作?"

对合同的另外一种变相拒绝,已经在上面关于听和开始的部分讨论过,是病人表面上同意,但是病人通过自己轻率做决定的特征来同意,恰恰暗示出病人没有真正接受合同。例如,病人在诊断者还没有结束自己的陈述的时候会打断诊断者,说,"哦,是啊,我会试试看。让我们停止这些缠绕在细节上的讨论,开始工作吧。"

在这个连续谱上接受合同方面更加有希望的位置,是病人没有断言同意合同所有的方面,而是呈现出主要对合同基础性条件没有拒绝,且表现出自己要考虑一下这些条件;他会说,"是的,但是",有品质的同意是:"现在我理解你所说的关于随时报告进入到我大脑的任何东西,但是,我不确定我是否能做到。"那些能够用思维方式表达自己反对意见的病人,比起那些一开始就毫无保留感觉地接受所有方面的病人来说,前者更有治疗合作的可能。事实上,如果是后者的话,治疗师应当怀着极大的疑惑问,"你对我所说的任何方面都没有问题或保留意见,这是为什么?"

依据边缘性人格疗法的选择,病人有时会问为什么精神动力性方法比起其他方法来会更加适用。如果治疗师考虑到第五章中疗法的适应证,就会在回应时推荐 TFP 疗法,而推荐 TFP 是建立在对病人的问题最能全面解决的信念基础之上,这个信念来自对病人特定症状之下的心理构成的强调,并在这个层面上进行工作,是最有可能让病人在工作、爱、人际交往关系以及休闲活动方面获得正常功能的。

对病人回应的反应

单方面是无法设定治疗合同的。设定合同的过程也是服从于病人－治疗师动力性的配对。比起简单地背诵相互责任的清单来说,框架的创建是更重要的。临床工作者由于反移情的原因,常常会不能全面地清晰地表达自己或病人的责任。即使合同体现的是治疗的最低条件,这也是一个互动性过程,是对话的结果。诊断者已经表达了治疗的通常条件并仔细地聆听病人的反应,必须决定是否接受病人的反应,这是作为开始治疗或致力于探索病人对合同的内隐或外显的反对进行探索的充分条件。治疗师对病人关于合同的反应进行探索是可贵的,这区分开了精神动力性治疗和认知疗法的签订合同过程,认知疗法中会假设指导说明会被听到和被接受。治疗师对病人在合同各个方面反应的探索技巧,是建立充分的治疗框架的主要因素。一个不熟练的治疗师会通过道歉、从特定的治疗条件中退让或放弃自己的角色,让病人来决定这些条件等方式来对病人的拒绝做出反应。

例如,一个面临挑战性贬低性病人的治疗师,可能会选择推迟提到病人责任的所有方面;告诉自己,病人需要容易地进入治疗。不管治疗师如何避免讨论合同的一个方面,他自己都会显示反移情的议题。如果治疗师不能允许自己来描述治疗要发生所要求的东西,那这种在清楚度方面的困难将最可能呈现在后来的治疗中;呈现在治疗师避免面质或解释病人的夸大性、攻击性或权利要求。这就是为什么治疗师在开始的时候必须对治疗框架和合同要有一个清晰的、内化的感觉。然后,治疗师才会对任何偏离自己的部分有所敏感,并将这些敏感部分作为检查自己反移情的需求呈现的一面旗帜。

在对这个问题不同的观点中，治疗师可以全面清晰地表述责任的各个方面，但是，却用不同的变化方式不对自己的陈述进行执行工作。例如，如果治疗师已经与病人讨论并设定了费用，治疗师又添加说，"所以，我们已经都同意了治疗费用是 X 元，但是，如果那对你来说太难的话，我可以采用任何你认为合适的费用。"或者治疗师在同意了病人的一个责任是按时来参加会谈后，再添加说，"当然，会有一些日子你无法按时来参加会谈，在那样的情况下，我会尝试在会谈结束的时候给你补上缺少的时间。"另外一个可能性，就是词语是完美无缺的，但是"旋律"却呈现一副完全不同的画面。这可考虑治疗师显然地对自己所正在做的事情非常焦虑，把对病人责任的描述像赛跑一样匆匆越过，虽然使用了所有合适的术语，但没有允许病人有任何时间来回应。

在这个连续谱的另外一端，不熟练的治疗师会要求合同是如此刻板，这会导致实现上是不现实的（会在反移情中扮演一个严苛的惩罚性的客体）。在强调病人对合同反应方面使用合适的弹性会在下面的例子中讨论。

下面的例子是治疗师避开合同：对病人强烈地公开指责合同想法的任何方面，治疗师会回应说，"哦，立刻要求所有的方面可能是太多了，让我们来看看我们是否可能朝着这个方面工作。"

考虑到一种状况是诊断者在陈述了一周两次来治疗的必要性后，病人直截了当地拒绝不能超过一周一次，或者拒绝探讨他反对的原因。如果治疗师回应，"如果你感觉一周两次会谈太困难，那么我们可以先开始一周一次的会谈"，那么他没有执行建立他所相信的开展这种治疗的最低要求的任务[*]。

治疗师从合同的条件中退缩的另外一种不同版本是忽视病人的反对意见，并假装开始治疗所需的共识已经达到。接受一个假的共识是避免了质对，

---

[*] 我们教病人应该一周两次会谈。这看起来是时间上的最低数量要求，以允许治疗师能探索和指出会谈中所发生的并从病人会谈外的生活中获得信息。在一些健康保险系统中，治疗师尝试做 TFP，会限制一周一次的会谈。我们正在观察这种情况并在评估其可行性。

却会导致后面治疗工作的困难。

一个更好的但还是不完整的情况，是治疗师通过进一步询问澄清回应了病人的反对，却没有再回到讨论的治疗必需的合同条件的事实上*。例如，治疗师会说，"告诉我更多关于你为什么不能规律得来参加会谈的原因？"但是在病人回应他因为自己的学习而需要额外时间后，治疗师没有进一步讨论就转向下一个议题。

治疗师也许不得不几次再回到治疗的特定条件需要上——每一次解释原因（如，"如果你不在这里治疗就无法发生"），回顾病人的反对，并看到如果病人能理解治疗是一个特定的有一定要求的过程，尽管病人对这些议题有强烈的感觉。耐心、坚持且重复是治疗师与边缘性病人在一起工作的标志。

当然会有病人显示出足够遵从的意愿——虽然不是全面赞同治疗师所推荐的——让治疗师感觉治疗可以开始了。事实上，对临床判断来说绝对有必要知道，何时可以推进治疗了。期待大多数边缘性病人会达到提供全心的、没有矛盾的对合同所有方面进行同意，这是非常幼稚的。治疗师必须评估病人什么时候掌握了要点、什么时候看起来尽管有些不情愿还是有意愿要尝试。对治疗师来说，重要的是能根据自己的觉察指出病人持续地体验某些矛盾，且如果这种矛盾成为一个主要的反对因素，这就是在讨论中具有优先讨论级别的一个议题。

通常，病人在诊断性会谈中的行为与他的言语表达同意是不一致的。如果是这样，治疗师需要指出这个明显的前后矛盾："即使你已经同意如果我们决定开始治疗，你每周来两次进行会谈，在我们诊断阶段你已经错过了两次会谈。"尽管不要不知不觉地就从合同设定转向开始治疗是重要的，但是，治疗师仍然必须要指出病人围绕正在讨论的合同议题的行为。否则，

---

* 非常重要的是，要指出在此刻我们不是考虑治疗合同的方面，治疗合同是设计用来针对干预特定行为病人的特定治疗干预。讨论到这点为止还聚焦在引导探索性治疗的最低要求上。这些条件取决于治疗的特征，不是取决于治疗师，尽管病人通常会回应好像是后者治疗师的原因，并指责治疗师强加于自己随心所欲的规则，这些规则唯一的目的是服务于治疗师，并让治疗师的生活变得更方便。

治疗师会忽略信息的重要来源。在这样的情况下，治疗师会说，"现在不是尝试理解你为什么错过这些会谈的深层动力的时候。现在，我们的任务是清楚地对治疗安排进行讨论同意。你错过两次会谈对我来说是一个信号，这个信号是你并不像你所说的那样全部地同意进入治疗。重要的是开放地告诉我你有所保留的信息。否则它们可能会用这样的行为持续表达，那将会使我们的治疗陷于危机当中。"

总而言之，尽管制定合同的过程先于治疗，也要服从于强烈情感的影响，并迫使进入治疗处理。因此，从事这项工作的治疗师应当足够舒服地与边缘性病人工作，能够不带胁迫感和非专业感完成合同的建立。

签订治疗合同的个性化方面

除了通常对每个参与 TFP 治疗的病人要求以外，建立合同的一个主要目的是预计一个特定病人可能会创造何种情境，这种情境是会威胁到治疗的持续性，且设计出界限来指出和降低这样的威胁。这个过程对每个病人来说是个性化的，是微妙且复杂的。对治疗师来说，能掌控在合同设定这部分内所包含的原因类型（the type of reasoning）是非常重要的，因为围绕对治疗的威胁设定特定的界限不仅仅限定在这个治疗的初步阶段。在许多情况下，病人在治疗阶段会对治疗呈现新的威胁。在这样的时候，治疗师必须要准备好再次回到这个章节所描述的过程中。

对治疗可能的威胁

对治疗潜在的威胁的变化范围从严重的自杀和自毁性行为到更加隐蔽的事情，如病人令为自己付费的父母生气（见表6-1）。威胁治疗会形成直接对治疗或治疗师有直接影响的行为，或形成外在情境使治疗处于危险之中的行为。外在威胁治疗的问题的例子，如病人疏远给予自己经济支持以维持治疗的家庭成员、病人使自己能支付治疗费用的工作处于危险当中（例如，通过长期的迟到）、或病人激起某个家庭成员对治疗师的敌意以至于那个家庭成员威胁治疗师。

　　对治疗的威胁通常是建立在阻抗与通过疾病而得到的次级获益相结合的基础之上。阻抗是原始防御机制发挥作用以保持脆弱易碎的状态；在这种维持现状中，病人内在世界中相互冲突的部分是保持分裂的并付诸行动。对次级获益的排除是治疗开始阶段的任务之一。在本章中所讨论的治疗合同部分是倾向于指出并最小化次级获益的来源。在治疗的整个过程中，次级获益的消除通常会导向病人更加投入到治疗当中，并清理出了提供为原始防御机制更加有效解释的领地。病人威胁伤害自己或治疗师，创造出一种张力和分心，这会阻止治疗师在会谈内自由地且自发性地思考，会导致治疗师卷入到病人生活的行为中（如将病人送到急诊室、让警察到病人家中等）。一开始在病人生活中扮演活跃角色的治疗师通常是在扮演病人内在客体关系世界中的一个角色，也就失去了帮助病人观察和理解这种内在世界补偿的能力，会影响到病人的功能。

　　并不是所有威胁有效治疗的因素都是活跃的行为。如果病人的生活方式是长期的被动或社会性退缩，治疗会变成病人生活中唯一的活动，治疗师要与病人讨论将工作或学习作为治疗情境的需要。对治疗师来说，接受病人将无限期地什么都不做，但是只要持续参加治疗就行了，这是和这样的观点共谋——病人是无助的，必须永远像一个被动的依赖的接受者一样，接受关心者的关心而存在。我们的经验是对于边缘性病人来说不能够改善和获得一定水平的独立功能，这是很少见的。比起许多临床工作者所拥有的观点来说，这是更加乐观的观点。实际上，许多持有悲观主义观点的治疗者，不期待病人能发展出一定水平的独立，以及延长的无劳动能力状态而带来的无穷获益的可能性，此两者共同妨碍许多病人的进步。处于一个依赖位置的持续前景可能是吸引人的，然而，在我们的经验中，许多病人展现了它们自己的另外一部分，这部分是对发展高功能水平、负责任是有兴趣的；尽管还经常存在一定程度的冲突和挣扎，这些信息说明他们有可能获得做更多事情的能力。

评估对治疗的特定威胁

诊断性印象

谨记治疗计划是重要的，在这点上是要设定 TFP 合同，这是建基于充分诊断印象之上的。在开始设定合同之前，治疗师应该对病人处于边缘性组织水平感到舒服，而病人也不是最近具有轴 I 病变，如重度抑郁发作。如果治疗师开始与病人设定合同，然后由于出现的怀疑而开始改变过程，怀疑的是病人可能正在经历抑郁爆发或精神病性状态，治疗师必须建立的是，是否他对诊断的怀疑是建立在现实基础之上，是否是由于反移情的问题（例如，是病人引出了充满内疚的治疗师的怀疑么？这内疚来自治疗师向病人问太多的问题的时候所产生的感觉）。在这点上，一个合适技术是清楚地知道两个部分之间的转换，这两个部分是重新评估诊断性问题和保持对合同的建立处于暂停状态直到问题解决。然而，如果治疗师对于自己的诊断持有怀疑，治疗师通过改变已经设定的情境，就好像这些怀疑突然地要求合同所设定情境的改变，那么治疗师将处于对自己的反移情付诸行动的危险当中。一个更加治疗性方法是检查自己的反应，也检查出现的关于病人的图画，来看看病人内在情感世界和客体关系中的什么样进一步信息能确定是来自于此。

诊断性印象的重要性不能被过度评估，由于这些病人遭受着短暂精神病性发作（brief psychotic episodes）的痛苦，也遭受着移情精神病发作和情感性疾病发作的痛苦（Clarkin and Kendall，1922）。后来治疗中最困难时刻的一些包含在如何理解和处理这样的现象。这些不测事件直接地对合同设定的议题产生影响，因为对合同的期待显示了病人是能够为自己承担责任的，而不是将责任转嫁给其他某个人。

在与病人讨论治疗情境时，治疗师应该提及自己的诊断性印象。因为围绕着边缘性障碍所发展起来的不幸的耻辱标记，许多治疗师犹豫是否要这样做（Lequesne and Hersh，2004）。然而，对一个连自己深层心理议题都没有理解的病人来说，他正在经历焦虑和抑郁，却不明白自己生命中这些混乱的来源。如果被告之诊断可能是人格障碍会令病人安心,然后其就可能接受对这个概念用外行人的术语来进行的解释。治疗师可以解释边缘性人格包括:①强烈的且快速的情绪变化;②不稳定的和暴风雨一样的人际关系;③冲动行为与我们通常所称的冲动性攻击相反,冲动和攻击在边缘性病人那里是两个分开的特征;④关于病人对自己是谁的感觉缺乏根本性的澄清,这通常是其他问题的根源。

关注原先的治疗和此时此地的互动

在决定与个体性病人讨论哪一个需要指出的特定议题时,对治疗师来说特别关注在前面治疗中所发生的和此时此地与诊断者的互动是重要的,尤其是那些在前面治疗中导致中断或结束治疗的因素。病人对临床工作者的态度和行为尤其有用,由于这些方面不是从其他某人(病人、原先的治疗师、家庭成员等)那里报告而来的,而是治疗师亲自观察到的发生在病人与自己之间的。理论上来说,这是参与双方能都同意的信息,尽管在一定程度上来说,这不是病人所提供的关于同意情形的有价值信息,也不是关于病人-治疗师配对的动力性发展的有价值信息。例如,如果病人已经在诊断面谈中迟到了3次,治疗师如果没有提及这迟到的事情就是玩忽职守,迟到是治疗中的一个议题,要讨论这个不测事件是如何计划一起发生的。当这潜在的治疗威胁行为在诊断阶段浮出水面是一个有利事件,因为可以推测病人和治疗师都同意这些行为发生,即使他们对接下来的工作含义的理解是不同的。在我们的例子中,尽管病人和治疗师可能同意病人在几次会谈中迟到,但是,病人会争辩这决不能预测他的行为"一旦治疗开始就……"。治疗师非常需要去探索让病人保证的基础(除非治疗师已经很清楚这行为的含义),也非常需要去将长期迟到的风险作为一个议题在合同中进行讨论。

了解病人原先治疗的历史,只是为了研究病人与治疗师工作时候的行为,以得到关于可能对治疗产生威胁的资料。边缘性病人,即使在相对小的年龄,也经常会有大量的治疗历史。特别重要的是要了解一些事情:①

病人对治疗、治疗师以及自己有什么期待；②如果有的话，关于治疗的早期经验是如何引起病人修正自己的理解、行为、需求或期待的结果的；③病人喜欢用何种方式让引导治疗变得不同；④如果真有的话，病人在原先治疗终止的时候感觉自己在扮演什么样的角色；⑤病人如何将自己已经获得的知识整合进一个新的治疗设置的建构当中。很明显，获得病人的许可来接触原先治疗师以获得他们对情境的感知是重要的，来分享那些原先治疗师对病人的感知也同样是重要的。对病人如何处理发生在病人与原先治疗师们之间的病人感知描述要给予特别的关注。

治疗师应该清楚地向病人解释自己特别关注的原因，引用病人已经提供的确切信息，这些确切信息暗示了讨论的需要和干预的计划："因为你已经告诉我前面三个治疗都已经结束了，结束的原因是因为你深夜在家打电话给治疗师，我们需要在我们开始治疗之前讨论关于打电话的规则，以便我们能保护现在的治疗，免于同前面那些治疗发生的后果一样。"然后，治疗师观察病人对自己这段陈述的反应，以此来决定病人采取行动的严重性。

通过聚焦在病人的过去或现在的行为，治疗师与病人沟通自己关于什么会是对治疗构成威胁的决定，这些威胁是直接地来自病人自己的行为而不是来自治疗师的武断或变化无常。病人经常从负性内在客体表象方面来体验界限的建立——觉得这是一个自私自利的人所发起的伤害性行动。治疗师应该挑战这个表象，通过清楚地向病人说明，自己的意图是帮助病人，包括设定界限来保护治疗。治疗师能够处理病人的挑战（"为什么我们需要所有这些？"或"为什么你坚持这些事情？"），通过解释是病人自己决定是否需要这些保护治疗的条件，而不是治疗师强加自己的意愿给病人："上两次会谈，由于你喝酒来做会谈，你自己也承认，你无法清楚地思考，这不是我要随意武断地说饮酒是一个问题，而是你告诉我饮酒已经干扰到了你的思维，因此，也干扰到了你的会谈。由于你想要帮助认识到你是如何思考你自己的，你告诉我你不能饮酒来参加会谈。"接下来的讨论要包含特定的戒酒项目，包括参加匿名戒酒（AA）会、对酒精随机检测的可能使用作为治疗的一个界限。

在评估什么可能构成对治疗的威胁中，重要的是记住，合同的基本任务是建立一个框架，在这个框架内治疗过程可以开展，创造和维持一个环境，在这个环境中，治疗师与病人可以充分地受到保护，以便每个人都能完成自己的各自任务。病人必须尽可能地让自己和治疗师能够获悉，并敞开面对治疗师对自己的影响，和治疗过程对自己的信念、感觉和反应的影响。治疗师必须能够，在相对舒服的情况下，尽可能开放地聆听；能够自由地使用自己的知识、过去的经验以及治疗的情绪性和理性的经验；也有意愿来改变自己对材料的想法，目的是为了治疗性的评论。在治疗过程中没有什么应该威胁到病人或者诊断者到此程度——双方中任何一方不再能够用一种自发的、思考的、想象的方式参与工作。

威胁治疗的清单（见表6-1）与治疗师在治疗过程中所指出的干预的优先顺序有些一致，这不是一个巧合，因为在会谈中首要强调的议题，若治疗双方在场的话，就是对治疗造成的威胁。在围绕特定对治疗的威胁设定合同中，治疗师必须警惕付诸行动的宽泛幅度，这些付诸行动位于一个常见分类如自毁性行为的下面。除了这些最常见的形式之外——自伤或过度服药——病人还可能通过烧自己、不计后果的开车、混乱的性关系、药物或酒精滥用等方式来自我伤害。威胁治疗的行为还包括会谈内的行为，这如同治疗外的病人生活中的行为一样。

围绕特定威胁治疗而进行签订合同的程序

在围绕特定威胁而设定治疗合同的程序，其原则同设定治疗的普遍条件的原则是相同的。然而，还有一些不同。首先，围绕特定威胁签订合同需要治疗师更加积极的判断，因为需要治疗师来决定：①病人行为的哪些特定方面和历史会对治疗造成威胁；②是否威胁如此严重以至于必须在开始治疗前设定一个严格的界限（例如，"你不得不停止所有的药物使用，并在治疗开始前有规律地参加十二步戒断治疗的会谈。"），或当对威胁行为进行工作的时候是否可以开始治疗（例如，"我知道你依然挣扎于你的厌食行为，但是，只要你同意开始规律地与营养学家会面并能保持最低体重以上，我们的治疗将能够继续前进")。第二，围绕特定元素的签订合同通常比起一般治疗情境会引发更多病人的阻抗。病人会感觉到被治疗指定的威胁治疗的行为是珍贵的应对模式，这些应对模式帮助他们存活下来。因此，他们会不情愿放弃这些行为，例如，在一个病人的例子中，她坚持说她如果不能每天持续使用上瘾的镇静剂的话，她就不能忍受治疗的压力，也不能忍受通常生活的压力。病人会否定行为的严重性，这些行为被治疗师指定为威胁；他们会指责他们过去的行为被夸大了，或被错误地表达了，或不再存在了。

因此，治疗师的第一个工作程序，是清晰表达自己所看到的对治疗产生特定威胁的事情，且询问病人是否能理解这个担忧。如果病人能理解治疗师的担忧，那么临床工作者应该继续检查采取什么步骤能尽可能多地保护治疗。然而，如果病人不能理解治疗师的担忧，那么临床工作者应当呈现出之所以担忧的证据："你原先治疗师中的两个说你们治疗结束的原因，是因为你参加会谈是如此地不规律，以至于他们感觉无法进行工作；除此之外，你错过了两次我们安排好的评估会谈。这就是为什么我担忧你的出席，为什么我感觉我们必须要思考一些方法来提出让这种行为不再暗中破坏另一次治疗的可能性。"在这些信息呈现之后，病人还不能认可这种担心基础的有效性，那么治疗师没有别的选择，只能指出如果双方不能对什么给治疗造成威胁达成一致的话，治疗合同的签署是不可能的。

尽管绝大多数的病人会赞同合同，但是，有些病人在合同设定阶段清楚地表明，他们反对承认他们的行为会威胁到治疗的可行性，或反对做任何事情来减少这些威胁的力量。在这样的情形下，病人的立场使治疗有效成功变得不可能。在这种情况下，治疗师最好如此来组织自己的意见，以保持开启病人在日后寻求治疗的可能性，当病人更愿意考虑争议议题的关联性时——"在这点上很清楚的是，你和我对你喝酒会造成治疗的威胁持有不同的想法。从你的感知来看，我是夸大了事实。然而，我自己关于你喝酒后参加了一次我们评估会谈的经验，与其他治疗师报告给我的历史联系在了一起，对我来说非常清楚的是，任何治疗努力的开始都伴随着这种很大的风险，不仅仅是可能失败；而且也会把我放在一个支持性位置上，我会被看作你的一个不现实的假设：就是你可以继续疯狂地喝酒，同时全面参加你的治疗。我不知道为什么你坚持保有这种信念，实际上，如果你进入治疗，那将成为一个非常重要的需要研究的议题。然而，在这点上，有效的治疗不可能在这样的情境下进行。迟早你会明白我现在所说的，而且如果你想要联系我讨论关于治疗的可能性，我将很高兴继续我们的讨论。"

在另外一个例子中，病人的历史是付账单方面反复失败——而且也没有认识到这个威胁会可预料地进入当下的治疗，而且也不同意安排病人要每个月提前付账单——病人没有在可以开始治疗的位置上。需要对这样的病人指出的是，尽管潜在地有效治疗是可行的；但是，有效的治疗需要承认病人有态度和行为的风险，这些态度与行为会在治疗中呈现。如果未来在某一点上，病人能考虑这个点上的观点，那么治疗可以在那个时候开始。在诸如此类的情况中，治疗师要完成自己伦理的义务，就是将病人转介到其他治疗中。

寻求保障治疗的计划

在病人领会治疗师的担心的情况下，治疗师的下一步工作是邀请病人参与一个保障治疗进行、防止威胁的计划："我们如何保护治疗进行以免受到你自杀威胁的危险？迄今为止，这个危险所造成的后果，是花费了3次治疗的努力，而你差点丢了命。"

在讨论的过程中，治疗师仔细地评估病人对这种合作的态度。病人是不是看起来在嘲弄这些努力？他是不是虽然看起来在配合但实际上没有坚定的想法？病人的建议反映了自己认真看待威胁了吗？他们看起来有合理的成功机会吗？病人对治疗师的建议是怎样地顺从？病人不仅对自己的建议，而且对治疗师建议的接受是弹性的吗？病人刻板地不惜任何代价保持自己的立场吗？病人合作中最让人安心的证据，是病人积极地投入到发展计划中，病人对于治疗师所说的有担忧和反对的声音，同时展示出能考虑针对自己想法的替换性方案的能力。

围绕自杀行为签订合同

对治疗师而言，治疗边缘性病人最困难的方面可能是自杀的威胁。因此，重要的是治疗师有一个清晰的计划来指出这个议题。下面的讨论在图6-1当中进行了总结。

对于一个有自毁性行动的病人，在形成治疗中，这些行为会导向过去治疗框架的破裂。治疗师应该向病人清楚地说明自毁性行为是如何被看待，并在治疗情境下讨论对之进行治疗："过去，你自杀的尝试和姿态成为你和治疗师互动的聚焦点。在你最近的治疗中，你在夜晚打电话给布莱克医生说你要自杀，或者在会谈结束的时候，你说你不能离开办公室，因为你感

如果病人在会谈之间感觉到危急要自杀

场景 I
病人体验到自杀的想法并感觉自己可以控制自己的行为，然后，病人没有打电话给治疗师并在下次会谈中进行讨论

场景 II
病人感觉自己不能控制冲动，然后不是场景 A 就是场景 B，如下：

A	B
病人打电话给治疗师，治疗师提醒病人合同：	病人去了急诊室
然后：	然后：
• 病人到急诊室，或	• 病人从急诊室离开，且来参加下次会谈，或
• 病人拒绝去急诊室。然后治疗师做必要的事情，当框架回到合适的位置，与病人讨论是否治疗可以继续	• 被推荐住院治疗
	然后：
	• 病人同意并回到受掌管的治疗中，或
	• 病人拒绝接受治疗，结束治疗

场景 III
病人采取自杀行动，然后不是场景 A 就是场景 B，如下：

A	B
病人打电话给家人，朋友，或911到医院接受评估 做决定允许病人入院或回到治疗	病人打电话给治疗师，治疗师尽可能做所有的事情来帮助挽救病人的生命。然后，当冷静和中立重新建立起来，治疗师提出治疗是否能继续的问题。

图 6-1 在慢性自杀却没有严重抑郁发作的边缘性病人中，围绕自杀的合同

觉想要杀死自己。布莱克医生延长了会谈时间，或为你要求了危机干预团队，或带你去了急诊室。有人会说他成了你24小时的急诊服务。这个方法是尝试帮助你处理自我伤害行为的一种选择。"

"然而，这个方法的一个严重的不利之处是，就像发生在你与布莱克医生的治疗中一样，治疗倾向于太多停留在你的行为上，理解你行为下面的深层感觉和动机是困难的。我们的评估引导我相信这种类型的治疗，带有最大的潜力来帮助你移动到了你所描述的问题之外，这种类型的治疗是一种建基于尝试理解近期的超出你觉察的感觉和冲突。这些感觉和冲突导致你重复性地打断关系、失去工作、感觉生气、变得绝望、试图自杀，等等。"

"当你说你同意的时候，我却看到在这一点上的观点和你在与布莱克医生治疗中的行为之间是没有冲突的，我用不同观点来看待这个问题。如果我们参与到治疗中，目标是探索你的内在感觉和冲突，我对你生活的活跃卷入会伤害到我观察和反省的能力，以及伤害到我理解你行动下面内容的能力。我不能同时卷入到你生活的行动之中和事实探索治疗中。（治疗师正用外行的术语来描述观察治疗性中立的需要。）

"因此，如果你感兴趣，我将向你描述一种这种类型治疗所要求的针对你自杀感觉的方法。（病人表达了兴趣）当你感觉想自杀，评估你控制的能力和包容那种感觉的能力是你的责任。"

许多病人感觉他们不能控制自己的行为，感觉到与自己的冲动相处的无助。他们感觉这是疾病的本质。除此之外，许多病人的治疗师分享了这样的观点，因此，也为病人提供了"接管"。对治疗师来说，有帮助的是解释自己没有把病人付诸行动的行为看作病人疾病的本质，而是将这种行为作为潜在心理困难的外现，是可以被理解和改变的。而且，如果边缘性人格的诊断是正确的，病人应该能够努力地控制自己大部分时间付诸行动的冲动，在病人感觉不能控制的时候可以寻找合适的帮助。病人以前可能从来没有做必要的努力，因为不管是病人还是病人的治疗师都不相信病人有能力做到。病人有能力诊断什么时候他们不能控制自己了。这就是要去急诊室的时候："如果你感觉你能控制它（自杀感觉），然后你就可以在下次会谈的时候与我讨论。如果你感觉你不能控制这种感觉,对你来说,就需要采取任何有必要的步骤来保证你的生命。这包括给你的家人、朋友、你们区域的危机干预团队、向警察打电话求助。直接地到医院急诊室或挂号处进行一个评估。不管是谁为你评估,你都可以与我联系,获取一些信息;但是,只是那个评估人——不是我——来做出最后的关于你是否需要住院的决定。"

界定这样安排的方法降低了病人迫使治疗师卷入自己的生活而二次获益,将治疗师从做决定和采取行动的循环中解放出来。尽管医院医生会与治疗师交谈来获取一些信息,但是治疗师不再需要卷入到这样的情境当中。

治疗师:在这样的情况下,我会期待你全面接受来自评估的推荐建议。如果医院入院部建议你住院,你拒绝住院,我将不能继续与你进行治疗,由于你会将你自己放在一个医生诊断你在危险状态的位置。这里的治疗需要我们都感觉安全,才能去探索你脑海中所有的一切。如果我们都知道你拒绝入院治疗的建议,那么这将不是我们安全的工作情境。

一旦住院,你会受到医院团队的照顾,在你的治疗中我不会承担积极的角色,直到讨论你出院治疗的计划。在那个时候,我将成为与你讨论的一部分,还有你住院的治疗师以及我们恢复治疗的适应证都是讨论的部分。这也是一个重要的对我们两个人反省的时刻:对你来说是再次反省的是,关于这种类型的治疗是不是你认为对你最有帮助的;对我来说,回顾我们治疗的安排来看看做什么改变是必要的。到目前这个阶段,你听到的这些对你来说怎么样?

病人:哦,这肯定听起来有所不同。一方面,听起来你不想被任何我现实中存在的难题所困扰……就像你想成为那种只是喜欢坐下来吃甜品,并讨论说一些聪明事情的治疗师。另外一个方面,由于我已经接受治疗3年了,进进出出医院,我认为一个极好的治疗师会将他的生命给我……但是,我认为我不会更好一些……也许你知道你所说的。

治疗师:好的,我会继续,但是如果你想改变主意,并开始认为我不知道我在说什么——请告诉我,这是很重要的。目前我所描述的是,假设你会在做任何自毁的行为之前，带你自己去急诊室。但是可能会出现这样的状况，你在联系任何他人之前就采取了自杀行为。当然，这个可能性是真实危机的反映，这个危机是你真的能取走你的生命。就像我之前所说的，你的生命最终握在你的手心里；我努力帮助你获得更多对你自毁性的掌管能力，但我不能保证你的安全——只有你能做到这些。在你进行自杀行动的情况下，例如过度服药，然后决定试图挽救你的生命，你的责任就是到急诊室，要求医疗评估和接下来的精神状态的评估。一旦再发生，是由你来决定是否打电话给你的家人、朋友、警察或危机干预团队。如果发现你的医疗状况不稳定，你会被送到一个医疗单位住院，在决定你是否需要进一步精神病学治疗之前。如果你拒绝入院，你将把我放在一个结束治疗的立场上，而不是把我与你放进一个在不安全情境下合作的立场中，就像我上面所描述的情况，如果你拒绝精神科住院的话，我也被放到了这个结束治疗的立场上。

已经描述了对病人管理自己自杀冲动的期待，治疗师询问病人关于这些治疗条件的进一步的反应和想法。

很重要的是要意识到一些细节，不管这些细节是多么地细小，治疗师所描述的期待会变成病人态度和阻抗展开的领域。新手治疗师通常感觉到这里主要的议题是病人同意所讨论的所有原则——在这个案例中，是如果病人想自杀，她会通过社区的资源来寻求帮助和评估——这种想法将会忽略对特定限制的拒绝，例如病人因为过度服药或自我导致的受伤而到医院急诊室，但是在离开急诊室前，病人总是能得到精神病证明书（psychiatric clearance）。然而，有几个原因说明忽略细节是不明智的。未被注意的强烈阻抗在讨论相对微小细节时会变得很明显。期待病人能够管理对治疗威胁这一点要是留下一些模糊之处的话，会导致后面的混乱，病人可能会充分利用这种混乱让治疗脱轨，让治疗师从探索性的角色中脱离。

这里有个例子是治疗师在设定合同阶段，跟进病人不愿意接受所推荐的围绕自杀设定治疗情境的一个细节，这个在别的地方会深入讨论（Kernberg et al., 1989）。病人拒绝同意这个期待，就是如果她感觉不能控制她的自杀冲动，她会寻求精神科急诊室的评估；病人说她会去医疗机构的急诊室，而不是精神科的。治疗师说在这种情况下他们无法达成一致意见，将会使他们无法开始治疗，治疗师询问病人拒绝到精神科急诊室的原因。在这里有重要的两点：①治疗师对评估可能无法开始治疗的可能性感觉到舒服；②探索病人的拒绝会导向有价值信息的显露，例如病人的困难是对精神科特征的否定；或对精神科医生的轻蔑；或如果她无法从精神科医生那里得到她希望得到的同感和照顾的话，她也可能转向求助内科医生。

在讨论完病人对所描述的合同情境的反应后——这些合同情境是关于病人自杀冲动形成的对治疗的威胁，治疗师继续描述限制（parameters）。这个限制是对偏离预期的自杀冲动管理的回应："如果有关你的自毁问题，你在两次会谈间打电话给我，我会建议你在下次会谈的时候讨论这些感觉。如果你说不能等到那个时候，我会提醒你联系医院急诊室或入院办公室，这是你的责任。如果你说你不会那样做并坚持将我卷入到这个情境中，我会在那个时间做所有的能帮助你得到你所需的危机干预。然后，我们将会通过面谈来讨论治疗是否可以继续，在你将我卷入你的生活且自毁的行为超出了治疗框架的时候。同样地，如果你打电话给我宣布你正打算采取自杀行为，例如服药，你不会为进入医院这件事负责，我将会做所有我能在那种时刻做的事情，来尝试挽救你的生命。然后，当状况稳定下来，我会与你通过面谈来考虑在那样的情境下继续我们的治疗是否有可能，或考虑是否你的行为反映了你对我们都赞同的治疗类型有基本性的拒绝，这将需要转介给其他治疗。"

在这点上，病人可能会指责治疗师作为一个健康专业工作者对自己疏忽："所以你没有真的提供给我帮助；你现在所建立的情境，是我付款给你来照顾我，而你一直关注的是我不要打扰到你。"这时候需要在讨论的情况下澄清治疗的本质和将治疗框架化的需求，以便治疗能有机会生存下来，而其他的治疗在这点上已经与病人重复了很多次失败的经历。让病人理解现在所设定的条件是来自于治疗要求的需求，而不是治疗师个人愿望的需求。就像前面所提到过的，病人对合同制定过程的感知，将受到他内在客体表象的影响，病人会将治疗师感知为一个冷漠的、忽略的形象。对治疗师来说，合适的做法是特别地表明自己的期望是帮助病人和提议要建立的部分，之所以增加提议部分只是为了让必要的条件准备就绪："我在这里的原因是因为我尝试要帮助你。因为这个原因我现在与你讨论治疗的安排。我提议的治疗计划是建立在我对我们评估会谈、你的历史以及你与原先治疗的经验上对你的认识。但是，在我们继续下去之前，我也想要再次解释我所推荐的治疗类型是一种聚焦在探索你内在感觉和冲突的治疗。你的想法是你付钱给我是'照顾你'，这个想法表明在你大脑中有一个不同类型的治疗：有点像与一位个案管理*咨询师的工作，这位咨询师会帮助你做决定并每天都参与到你的生活中，因为你们都认可你没有独立功能。那种类型的治疗对你来说也是一个选择，我没有把它推荐给你，由于你已经获得这种类型的帮助很长时间了，却没有体验到任何长期的对你应对自己生活的能力方面的改善，也没有从中得到任何的满足。事实上，你今天来寻求一种探索性治疗模式的其中一个原因，是你重复性地打破了你与很多个案管理者（case managers）的关系，因为周期性的生气争论循环，在这个循环中，你谴责他们是有意地与你对抗。现在你依然可以选择尝试与另外一位个案管理者再次工作，我们稍后再讨论这个。然而，现在即刻的关于个案管理主题的议题是一个疑问，为什么你没有能够使用那种类型的帮助让你的行为模式发生变化。如果你确信你现在所需要的是进一步的个案管理，或者与我所推荐的不同的其他治疗模式，对你来说重要的是，你现在需要很清楚自己的需要，以便我们不会花更多的时间来讨论你所不感兴趣的治疗。"

"我有一种感觉，现在所发生的一方面是你把我体验成一个冷漠的、忽略的、自我关心的人，这个人只是假装要提供给你帮助。我对此的观点是不同的；我感觉我正尽我最大努力来帮助你。如果我们同意做治疗，可能

---

* 个案管理指美国在20世纪末由于卫生政策调整，大批大型精神病院关闭，精神病人只能短期住院，居住于社区，故病案管理服务兴起。个案管理咨询师会经常和病人会谈，评估病人功能恢复情况，并提供一些帮助。——译者注

对于理解在感知上的这种不同是有帮助的。然而，我们真的不能进入治疗，除非我们都一致同意这些难题并试图如何处理它们。如果你想要听关于这种治疗更多的信息，我可以对你的这种关心进行回应，我所列出的治疗条件不是以牺牲你的兴趣为代价来满足我的兴趣为目的。"（病人表示愿意继续听治疗师说）。

"就如同我所说的，这些条件是建立在我了解你和你的历史基础之上的。我们知道在你原先的治疗中，你在会谈之间打电话给布莱克医生报告你自杀的冲动是如此频繁，以至于他再也不能区分真正的严重情况与只是一种'狼来了'的情况。在这样的情况下，他感觉到对他而言继续治疗你是不安全的。他也报告说对他来说在会谈中保持中立和客观地聆听是很难的，因为你深夜常打电话让他第二天非常疲劳。这些电话的一个影响是损害了他全神贯注、专注地以及客观性地聆听你的能力。所有的治疗师都是人，我也不例外。在那种感觉下，当你说我定义这些条件是为了'让你不要打扰我'，这有一定的真实状况。到目前为止，就你与布莱克医生会谈间的行为而言，你已经打扰到他，以至于他无法再与你工作。我正在提议的这些条件就是为了保护治疗，也包括保护我可以用治疗性态度与你工作的能力。"

围绕物质滥用的合同设定

治疗师评估使用酒精或药物的病人，必须要确定是否这些行为已经形成了滥用或依赖。在 TFP 中包含的有意义部分是要求戒断。在我们的经验中，在开始 TFP 之前，建议至少需要三个月的戒断。这段时间提供一种标示，这种标示是病人能承诺去戒断且提供任何外在所需要的帮助来帮助病人能保持戒断。最通常的外在支持是参加十二步戒断项目。酒精或药物依赖的病人在评估期是严重的，在能够参加住院外治疗之前，要求病人参加住院的戒毒和康复项目。将病人转介给物质滥用的专科医生，对于处理酒精或药物问题是有帮助的。

如果戒断情形是恰当的，治疗师必须讨论治疗限制以支持避免再度发作。这些限制总是包括对保持清醒的承诺，也通常包括继续参与十二步戒断项目。在这样的情况下，有时常再次发作历史的病人；或治疗师质疑病人对酒精或药物使用报告的诚实度，治疗师将包括随机的酒精或药物审查作为必要的治疗界限。如果这个限制被选择，物质滥用治疗专家应当参与并实施这个治疗元素。这个分开的角色帮助治疗师保持与病人面对面工作中的中立位置。

围绕摄食障碍的合同设定

就像酒精和物质滥用，摄食障碍也有不同程度的严重性。在最严重的个案中，神经性厌食是能危及生命的。如果病人的病情属于在健康体重以下的情况，在 TFP 开始之前，如果有必要的话要与饮食专家、营养学家或内科医生进行咨询。咨询是帮助病人保持最低的健康体重。如果病人还没有达到那个体重，行为的摄食障碍治疗在开始治疗之前有必要进行。这个治疗可以是住院，也可以不住院，主要是针对严重的摄食障碍情况。一旦病人的体重高于了最低可接受的水平，TFP 治疗师能继续准备治疗。治疗的限制是在治疗的初始阶段，病人必须定期地由饮食专家、营养学家或内科医生来称体重。如果病人的体重少于最低健康水平的体重，TFP 治疗需要暂停，病人需要回到行为的摄食障碍的治疗，直到他的体重回到可以接受的范围。

总的来说，神经性暴食症比起神经性厌食症对于健康的威胁少了一些紧迫的风险。大部分的狂吃和呕吐形成了一种慢性的、长期的自毁性行为的类型，这点可以在治疗中强调。然而，如果病人每天都呕吐多次，与内科医生进行咨询是有必要的，要决定呕吐是否造成了一种医疗上的危机，如电解质失衡。在这样的情况下，继续进行的医疗监控是早期治疗中的必要界限。总之，治疗中的进展导向了付诸行动的种种形式。

围绕社会依赖议题的合同设定

在开始治疗之前,许多边缘性病人被认为是无能的、不能去工作,因此有权利接受公共的援助。这种情况可以立刻得到治疗师的注意,或如果病人选择不去讨论这个议题,那么可保持这个行为发展一段时间。因此,治疗师必须总是询问关于病人经济支持的来源。在病人接受残障救济金的情况下,要问一些问题:①评估病人是否有能力工作;②评估病人发挥能力去工作的意愿以及对工作的阻抗,因为心理的和经济的次级获益会导致保持失去功能的生活方式。

我们没有暗示所有的边缘性病人都是失去功能的,在开始治疗这一点上的能力——许多边缘性病人在学校读书或有一份工作或职业。即使是那些生活在依赖的、社会性寄生状态中的人,也会经常体验到围绕着他们被动、依赖状态的矛盾心理和内在冲突。一方面,一些病人当清楚了一定合适水平的功能是治疗中的一个期待目标时,就离开了治疗;另外一方面,这个期待也符合了病人的一面,这缘于他们对失去功能是感觉挫败的,也是对催促能发挥更积极作用的期待。事实上,颇具嘲讽的是,一些病人的疾病主要是表达了不成熟的依赖和追求次级获益,他们不会像那些严重自伤行为的病人那样严重,也不会像这些严重病人那样行为;因为对他们来说舒服地待在他们的病理里面是更加容易的。对那些有严重自伤行为的病人来说更困难的是,否认他们疾病的严重性。病理性依赖病人更可能去逃避或从治疗中脱落,因为治疗会试图发现病人疾病的病根并尝试发生基础性改变。这种类型的病人更可能习惯于成为慢性病人的状态,尤其是在社会设置方面,因为可替代性治疗和社会福利系统支持这种状态。对 TFP 来说,最好的策略是质疑这种慢性依赖选择,并支持病人努力追求更加自动化功能的部分。

在建立这些治疗条件的时候,治疗师总是应该考虑病人当下日常功能水平。治疗师会遇到下面的情况:

1. 不工作的病人,且没有明显的心理或生理原因所致。与这些病人工作,在特定时期内工作的目标必须是协商治疗合同设定阶段。

尽管一些精神病性障碍（如慢性精神分裂）会阻止病人工作，有边缘性人格组织的病人，通常具有工作的功能或在学校读书的功能。不管如何，具有被动的婴儿性的依赖，或反社会特征的边缘性病人经常利用社会系统，避免工作，尽管他们有能力。这缘于以下两者的联合：一方面是围绕功能的内在冲突（病人的内在世界经常包括有缺陷的、无能的自我表象，这个表象顺从于残忍的野蛮的批评性的客体表象）；另一方面是期望有外在世界补偿，补偿的是真实的或感知的忽略或受虐历史。尽管许多病人真的有这样的过往历史，我们的经验是不仅大部分病人有功能，而且该功能对任何真实提升是必不可少的，且有重要的心理获益（例如，帮助解决身份认同混乱的一个元素）。

2. ***不工作的病人，因为例如抑郁和焦虑的症状***。对这些病人，症状的本质必须要进行评估。如果病人正经历严重抑郁发作，在病人能够开始提升自己的功能水平之前，用抗抑郁药物进行治疗是必要的。关于焦虑，一些病人是通过神经阻滞剂来获得帮助的。然而，强调影响功能的焦虑本质是更有帮助的。我们通常会发现这类病人在与别人的关系中包括一个偏执性的立场——如预期在学校和工作环境中的其他人会批评病人、对他感到愤怒、在背后讨论他，等等。对这样恐惧和事实的讨论能帮助病人开始发挥功能的角色，事实是他们通常回应严厉的内在客体，这个严厉的内在客体被投射出去。

3. ***病人所做工作在自己的能力之下***。治疗师应该解释这个议题将会在治疗中得到强调，将理解为什么是这样的情况。带着对这种具体化期待的理解，期待病人将采取行动来改善治疗过程中的他的功能水平。

4. ***活跃的病人，但病人积极做的行为是危险的或反社会的（例如，作为一个娼妓在工作）***。在这样的情况下——这体现的是功能水平的变相问题——治疗师应该采取将更少危险和更少反社会性质的工作进步作为治疗的目标。

初始合同设定的限制

合同所阐明的议题，好像是将威胁放进了治疗过程，且提议计划来阻止治疗以防治疗出轨或被破坏。假设在开始治疗之前建立合同，若需要病人所有的保留被废弃，这是幼稚的。在一个极端和另外一个极端之间的某处是合同阶段结束和治疗开始的点，一个极端是对调整任何行为的表面拒绝（例如，"但是，医生啊，如果已经能那样做了，我就不会需要到你这里来了"），另外一个极端是通过设定界限让所有的问题立刻连根拔除。例如，有一位神经性厌食症的病人在过去两次情况下将自己带到了接近饿死的程度，建立起来的合同是病人同意监控自己的体重，如果体重下降到一定程度（与一个内科医生或饮食专家咨询建立），让饮食专家来决定进行营养的补充。这个安排的目的是保护治疗的连续性，然而也认识到了病人的现存神经性厌食冲动会继续作为一个问题存在。

从作为治疗信号的合同或框架中偏离

设定合同为参与治疗的双方都界定了责任的限制。临床工作者，之后就会发现自己会掉进反移情的混乱且难以控制的漩涡当中。这令人们就能使用合同来监控临床工作者的干预是否是受治疗需求的驱动，还是受到病人的力量对临床工作者的影响。例如，如果在治疗期间，病人炮轰治疗师冷酷和迟钝，会唤起治疗师恐惧的反移情，恐惧病人的谴责是对的。对临床工作者来说，要评估这一点是困难的——是否拒绝回答病人的非紧急电话就是证明了病人的谴责是对的。然而，如果这是过往有过度打电话给原先治疗师的病人，这个议题会被当作一个潜在的、对当下治疗造成威胁的议题来讨论，治疗师在对病人的动机产生怀疑的时候，可以反省合同；并认识到自己可能通过拒绝接听病人电话而伤害病人的想法是与协议相反的；因此，这是反移情议题的信号。这会帮助治疗师避免通过卷入电话谈话来付诸行动，而不是探索活跃的配对。

设定合同对接下来的探索性治疗有一个附加好处。要是病人开始偏离协议的内容，治疗师可以提及这些同意的内容，并寻找理解当下情境中什么造成了来访者的偏离。这是在更加严重的付诸行动爆发之前达到重要动力性材料的路径。治疗师可以说，"在治疗开始之前，我们都一致赞同，你采用辍学这个方式，是将你希望有意破坏治疗的愿望浮出了水面，导致了你父亲不再为你付费。现在你告诉我，你不想学习也不想参加考试。在这里是什么引起你要将治疗置于危险当中？"

在治疗中通常的责任是推进讨论。在讨论中，威胁治疗的议题也要求治疗师的努力。努力既包括对问题本质的足够清晰地描述，也包括敏感的、谨慎的读懂病人反应的回应。合同设定不会根除问题；但合同真的会让病人和诊断者警惕威胁的本质。同需要建构一个计划来容纳危险一样，合同也会提供给治疗师一个参考点回到应该接下来治疗中出现的威胁："就像我们在一起工作开始前所讨论的，你对 X 的倾向已经浮出了水面。我们需要找出为什么这会在此时发生，但是首先我们必须强调你的一部分在对治疗的挑战，且通过行为表达了的这一部分，如果我们试图理解它，这就有希望阻止你再次付诸行动。"

如果当病人打破他们合同的时候，给他们第二次机会是合理的。这里重要的议题是需要持续地质对病人。从一开始，如果另一个打破合同的事情发生的话，将有突然且未期待的结束治疗的风险，这样风险的意义——尤其是病人严格的自我击败的冲动，或避免包含在超出原始性防御焦虑的尝试——需要整合进解释性工作。否则，假设有额外的第二次机会，出于攻击性和自我攻击性冲动的付诸行动将不能被发现，对病人来说就有提高的风险。这个对未来治疗破裂的威胁会持续好几周甚至好几个月的时间，治疗师将不得不行使自己的判断来判断什么时候这种威胁真的是结束了。

合同设定中治疗师通常遇到的问题

设定合同是治疗过程中至关重要的部分。对此的苦心经营代表着动力性的微观世界,这将在治疗中展开。因此,治疗师必须能接纳围绕着合同来发展复杂性,必须不能过早地开始治疗。治疗师能避免过早地从合同设定过程到开始治疗的转换,只有通过使用合同设定阶段的特定技术——那就是,重复地对治疗条件和病人对这些条件的反应进行澄清——而不是在还没有赞同治疗条件前,就开始解释阻抗的尝试。当然,每个原则都有例外,在合同设定阶段的解释可能性也不能排除在外,如果解释对病人去与留能有决定性作用的话。

治疗师在设定合同中会遇到一些难题,这些难题从简单的、容易的可治疗的议题到更加复杂的投射和反移情议题不等。最容易的难题起源于治疗师没有充分地熟悉自己、治疗的原则和细节以及合同的设定。当回忆起治疗的三重维度——病人的责任、治疗师的责任以及对治疗的威胁——治疗师会略过或表面地提及一个或更多个或这些领域中的一个组成元素(如,围绕参加或错过会谈的条件),而没有足够地讨论治疗的所有条件。

追寻病人回应的失败

在设定合同的一个中间不足水平的情况,是治疗师对在每个领域关于呈现的合同条件做充分的工作,而随后没有能够充分地探索病人的回应。这种类型的错误是常见的,因为病人经常用表面的顺从来回应,很少说或不说他们真实的想法。表面的回应,例如"那听起来对我是可以的",应该被探索,确信病人真的听到且考虑了治疗师的话。治疗师会说,"你能告诉我,你对你所同意的条件的理解吗?"这种错误类型的另一个原因也是常见的,就是治疗师更喜欢避免困难和阻抗,如果对病人的回应有彻底的追寻,困难和阻抗就会出现。这构建了一个幼稚的顾左右言他的方法,而相关议题是必然最终要在治疗中浮现出来的。TFP 的原则有利于将这些议题尽可能快地摆到桌面上，而非让它们在后面的治疗中付诸行动。

在设定合同过程的这一点上，治疗师典型性的错误是下面两个方面的一个：一是治疗师不情愿探求病人的理解、害怕探索会引出潜在的拒绝或来自病人的愤怒。恐惧病人反对治疗术语，经常是建立在治疗师担心病人不接受提供的治疗。这个担忧是新手治疗师最典型的担忧，他们经常通过能否留住病人来判断他们的成功或失败。治疗师谨记在这个阶段工作的最必不可少的部分是建立治疗的条件，这些条件将允许探索性治疗发生。允许缺乏清晰的框架的病人继续避免体验到他们失调行为的根本所在的冲突和情感，并继续把它们变成行动，这是不会帮助病人参与到治疗中的。有些作者会反驳说，要迎合病人"所在之处"，并从这里开始工作。在我们的经验中，有经常性多次失败治疗经历的边缘性病人，通常会显示出他们能遵从负责任的经验，即使他们和原先的治疗师认为病人是没有能力做到这些的。常见的情况是没有治疗师曾经带着病人是能够锻炼自己责任感和控制自己行为这样的信念来接近病人的。我们临床经验已经表明这样的信念不是不合理的。

除了担心病人是否会接受治疗之外，治疗师还会害怕公开强烈的对合同条件的反对，就像打开了负性移情的潘多拉盒子。在合同设定阶段期间，谨记移情和反移情作用的议题是必不可少的，尤其是因为正是"合同"这个词暗示了一个基础的认知过程。然而，在合同设定期间典型的浮现出来的困难，都可以说明治疗的最为认知或理性部分，是如何可以变成在内在动力展现的领域。甚至会有治疗师提出这样的意见，整个治疗都会围绕着治疗条件的讨论进行；这会将治疗快速地聚焦在移情议题上，而不是卷入到治疗中既往病史的主要角色上。然而，在合同设定过程中，我们的重点是放在移情和反移情的觉察上，而不是将正在进行的治疗工作作为主要的工作过程来发展。因此，尽管这些议题的觉察在治疗阶段期间对指导治疗师干预是重要的，但也推荐治疗师在这一点上保持对细微处的解释，支持对矛盾的合适质对，重点放在澄清上。在这个阶段期间，转移焦点到解释上会暗示出治疗师已经开始了与病人进行治疗的工作，因此，跨越了在治疗的评估或合同设定阶段与本质上是探索性治疗阶段的边界。

重新回到治疗师的例子，若治疗师害怕遇到对合同条件的严重反对，这位治疗师会感觉潜在的来自病人的愤怒与贬低的回应，也会由于害怕释放这种反应而回避任何探索或质对。这将是两个方面的错误：首先，治疗师在幻想下工作，幻想的是能够控制从病人那里出来的一切。这是一个幻想，不仅是因为治疗师不能施加这种类型的控制，而且还因为在这种情况下病人掌控了会谈中治疗师的行为。其次，治疗师尝试避免负性移情的出现。移情和反移情在治疗的非常早期就出现了。在我们的经验中，治疗中负性移情出现得越快，就能越快地弄清楚，就可以在治疗中被包容；也越可能让治疗继续下去并接近核心的议题。

对病人回应的攻击性追赶

处于追寻病人对合同条件反应的治疗师会在相反的方向上犯错误：与避免探索病人的反应相反，治疗师带着一种固执和专注来强调病人，这种固执和专注呈现的是攻击性的特质。治疗师会通过合适地询问病人的回应来开始，但随后，一旦这个反应被探索，治疗师会持续地对病人进一步的反应频繁发问，并进一步要保证病人实际上理解和接受了合同。这种状况是一个例子，说明了在治疗中的任何材料，不管它表明的内容是什么，都可以被治疗师或病人以一种防御的方式来使用。在这种情况下，一个可能性是治疗师已经被投射性认同所击中，且通过压在病人身上攻击来付诸行动，这种攻击源于病人的内在。另外一种可能性是治疗师正在通过行动表达出自己的攻击，不管这攻击是原始的，还是对焦虑的反应，这种焦虑是治疗师在与一个潜在有困难的病人工作时候的景象所激发起来的焦虑。治疗师很难对自己阻抗的盲点免疫，这些盲点是关于接受这种状况和随之的行为，其对病人离开治疗发挥了作用。关注于治疗合同，意味着加固和提高治疗，这会变成过度忍耐且变成一个治疗师的矛盾表达出来的舞台。因此，治疗师在合同设定过程中，必须如同关注病人的参与性一样，关注自己的参与性。如果治疗师对治疗一个特定病人或边缘性病人通常都有所保留，那么他应该直接提出这个议题，避免将合同设定过程变成打发掉一个不受欢迎的病人的方式。聚焦在治疗合同中的一个主要原因是使治疗变得对治疗师感觉足够安全；治疗师将不会屈从于这种类型的焦虑。

治疗师针对合同的矛盾心态

在合同设定中的困难的一个颇为复杂的形式是这样的：治疗师有足够的对合同设定流程的研究，并能在复杂性的情况下进行合同设定工作；但是内心却藏匿着对把合同设定当作一个技术的反对意见。这一点在此类治疗师中最典型——他们感觉治疗不应该包括对病人的期待，而是应该在松散的治疗框架背景下跟随病人的引导。反对意见也许是建立在真实的对移情焦点这种治疗方法的不同观点基础之上，如果是在这样的情况下，治疗师应该不会使用这种疗法。另外一个方面，反对也许是因为治疗师对边缘性病理的不同理解。例如，治疗师对边缘性病理的理解建立在病人是虐待的受害者的基础之上。这个理解的重点，是认为边缘性病人被不公平地作为困难病人，因此引出的观点是，特别地聚焦在合同设定，是通过要求病人赞同特定的、刻板的治疗框架，让这种替罪羊长期化，并侮辱了病人。不同的对边缘性病理的理解激发了许多令人关注的争论。我们会把上面所总结的态度，看作表达了一种特定反移情位置。在这个位置，治疗师是与病人的脆弱受害者自体表象交织在一起形成的一致性反移情，让内在表象以分裂出去的攻击来表达，可能在行动中表达出来；或以对外在客体的异常依恋来表达。这种与合同设定过程的相关性，是治疗师排外地聚焦在病人受害者位置，就会在治疗的这个方面表达出反对或困难。

反移情的另外一种范例的典型，是治疗师把边缘性病人看作体质性的缺陷，对他们的合同的要求是不现实的："如果病人能遵守这些期待，他们就不需要治疗了……他们就到了治疗结束的时间了。"当然，治疗合同的建立是一个挑战性任务。它要求治疗师的技巧和来自病人的努力，病人同意来负责以前从来没有接受的责任。然而，治疗师会感觉这个合同要求对病人是不现实的，治疗师疑惑病人对设定这个期待的焦虑，或对以冲动暴怒行为而闻名的病人的限制。一些治疗师感觉这是他们设定的限制，而不是病人设定的，也就说明治疗师在为病人的行为负责。

从合同到治疗的转换，回到合同化议题

带着上面所描述的合同化过程的理解，治疗师必须决定什么时候自己和病人已经获得了足够好的同意来结束对合同条件的讨论，并前进到治疗中。然后，治疗师用一个陈述继续推进，例如"看起来我们已经有了足够好的对我们一起开始工作的理解。在这个阶段，如果你没有任何更多问题的话，让我们开始，就像我们所讨论的，报告你头脑中出现的所有内容。"

就像合同化过程尽可能仔细一样，治疗师在治疗中不得不回到合同化议题。这是因为，不是①在治疗开始中所呈现的一个新问题（例如，自伤或物质滥用的第一次发病）；就是②病人没有遵循在初始合同所讨论的条件。在第一种情况下，治疗师应该感觉自由地花一些时间来为新的界限提出需要："由于这个新问题出现在我们面前，我们应该讨论它是如何影响到我们的治疗，我们要设定何种治疗条件来明白地处理它。"

第二个问题，病人没有遵循合同，是常见的阻抗方式。处理这样的对合同的打破在第四章中有所讨论。简而言之，治疗师将重建治疗界限与解释打破合同的意义结合在一起。通常会建议给病人第二次机会，并考虑病人激惹了严厉的处罚性客体表象的表现的可能性："我们有一个清楚的理解，治疗只有你能保持戒断才能工作。你已经停止了去参加 AA 的会谈并又开始喝酒的这个消息是一个危急信号。重新回到我们的工作，你自己不得不再次承诺我们开始时所同意的条件。只有那样，我们才有希望发现隐藏在重新回到自毁行为背后的原因。"在像这样的状况下，治疗师要警惕病人，后者造成了将治疗陷于即刻性风险当中。通过回到限制，病人能重建治疗并继续前进，但是再次打破合同是病人在这种治疗形式下不情愿或无法工作的信号，这会引导治疗师转介病人到别处。

第七章

早期治疗阶段
——对框架的测试和对冲动的包容

早期治疗阶段的目标和相关的任务（表7-1）反映了边缘性病变的本质，以及精神动力性治疗在此阶段开始以何种方式来塑造互动关系。本阶段工作的主要目标是减少病人付诸行动的水平，既包括在病人日常生活中的付诸行动，也包括在治疗情境中的付诸行动（会谈内付诸行动或与治疗框架相关的付诸行动）。在治疗第一阶段的付诸行动，通常带着挑战的形式或测试在合同化阶段已经设定的治疗框架。另外一种早期付诸行动的类型，是通过病人冲动性地离开治疗的形式来表现。

表7-1 治疗早期的聚焦和改变的领域

- 在伴随着强烈波动情绪状态的情况下，病人保持与治疗师关系的能力提高了，从治疗中过早脱落的风险减少了
- 通过维持治疗框架，病人的自杀、自毁行为，以及治疗外的其他混乱的、不适应社会的行为减少了，次级获益减少了，同时将这些行动转化成治疗关系中主要的客体关系
- 强烈的情绪和情绪爆发成为治疗情境的核心，焦虑、愤怒、空虚感、抑郁心境等症状在与治疗师不断变化的关系中紧密联系在一起，通过病人潜藏着情感的客体关系配对得到理解
- 接受一份工作或者研究日常生活中的角色
- 尚不期望病人基础性的缺乏稳定自我概念的情况可以改善，病人当前生活的改变和提高更多反映出病人与治疗师稳定关系的支持性效果和治疗框架的影响，而不是身份认同整合的改变

在成功的早期治疗阶段，病人开始显露出对自己的易冲动和自毁冲动的控制能力的提高。这个方面的提高大多是回应了次级获益的去除，而次级获益是从设定治疗合同界限的付诸行动中获得的。有限制的设置有助于将付诸行动转换为治疗性关系；在治疗性关系中，内隐的客体关系在移情中被激活。移情解释加固了有限制设置的影响。当病人的冲动控制能力得到加强的时候，治疗设置外的慢性和社会性的不适应行为就会减少——尽管不是必然会去除。

强烈的情感容易变成治疗情境中的核心，治疗情境被界定为一个空间。在这个空间，所有的情感都可以被忍耐。治疗师有机会将病人的冲动性行为和症状联系在一起，症状如焦虑、暴怒、空虚感或抑郁心境，联系在一起是为了能让病人在与治疗师的关系和病人主要的内隐内在客体关系之间进行自然地变化。只要病人能够在治疗设置内对表达强烈情感可能性更有自信，那么治疗联盟就增强了。即便如此，当病人对治疗师越来越多的依恋受到威胁的时候，如病人害怕被抛弃或病人攻击性冲动被分裂或投射的时候；那么，病人退出治疗的危机还会不时地冒出来。

与治疗师保持关系的能力

治疗联盟

在所有的心理治疗研究方面，最可靠的发现之一就是，早期治疗联盟与治疗过程和成果相关。这个文献几乎没有区分病人的神经症性状态和边缘性状态。常识告诉我们，与边缘性病人形成治疗联盟比起与神经症性病人更复杂和困难。与其他病人相比，边缘性病人相对的高脱落率也与这种假设相符合（Clarkin and Levy, 2004）。除此之外，绝大多数显示出早期联盟的重要性的文献，都是指简短期限的治疗。

移情焦点治疗（TFP）是聚焦在病人与治疗师之间关系上的治疗。这个关系是复杂的，既包括两者之间真实的关系，也包括病人自己创造的关系。

这一切都建立在病人内在自体和客体表象基础之上，病人内在自体和客体表象决定了他对治疗师是如何感知的。最基础性的工作是，治疗师要探索病人对自己所创造的关系的感知，以帮助病人发展出更加稳定的心理结构。病人与治疗师的关系中更加以现实为基础的部分构成了治疗联盟（Gill, 1982）。在成功的治疗中，这个关系变成病人生活中非常重要的部分，病人想保持这个关系的愿望变成了治疗框架内促进病人进行工作的动力。此刻问题就出来了：对边缘性病人长程的治疗，就过程和成果而言，什么是早期治疗联盟的重点？相对比于支持性疗法或认知行为疗法，在TFP中，治疗联盟特征的本质是什么？在TFP中，对联盟构成的威胁是如何被处理的？

在精神分析文献中，工作关系或治疗联盟被描述成一个关系，这个关系是在治疗师角色和病人的观察性自我之间的关系。因此，工作联盟是在治疗师和病人健康部分之间的合作。这个互动过程依赖于病人有能力相信一个人，而没有过度理想化这个人，因此，这对边缘性病人来说也是一个特定的挑战。工作联盟必须与病人的原始性理想化部分区分开来，也必须与正性移情区分开来（尽管工作联盟与正性移情有部分重叠）。

特定的人格特征使病人参与工作治疗联盟的能力变得复杂。首先，工作联盟对于反社会和严重的自恋性人格结构是有限制的。反社会病人将他人作为使用和被剥削客体来体验，而严重的自恋性病人用如此强烈的嫉妒来回应他人，这个嫉妒是他通常的反应，这会导致攻击被嫉妒的客体而不是合作性地参与治疗。第二，治疗联盟是通过病人和治疗师的能力来推进的，即使在移情退行阶段中来自病人攻击压力下依然可以保持这种关系。最后，治疗师应有能力提供真实的对病人的兴趣，不管病人是否存在攻击和不赞同，这在治疗过程中是必不可少的。成功的治疗师通常在困难的病人那里发现一些可爱的东西，即使这在很大程度上是建立在想象病人有更好未来的基础之上的。通常，在与这些病人的工作中，对建立和加固治疗联盟起着最重要贡献的是依赖于对显性和隐性负性移情的分析。由于关于他人的负性假设——例如怀疑、恐惧或嫉妒——倾向于粉饰边缘性病人对关系的体验，与这样的病人最真实的关系是接受和包括这些感觉。

总而言之，在一个特定情况下的治疗联盟的本质是可以从四个方面显示或暗示出来的：

1. **病人和治疗师对治疗期待的本质**。这些包括：①对治疗成果的期待，②对治疗过程会是什么样子的期待。例如，病人期待在治疗中被好好照顾么？或期待建议和药物么？或期待通过与治疗师的关系对自己有更多了解么？对于治疗师而言，自己能在大脑中对这个特定的病人推进到更加好的功能水平和更加满意的生活有形象化的印象么？

2. **在病人那里治疗师的情感投入**。治疗师有效地与病人参与治疗的能力，是依赖于治疗师有能力去想象病人初始的很小健康部分加入努力当中，努力来改变内在混乱到一个成功的整合；情感的投入大部分是对于病人会发展成什么样子——这也是治疗师现实性的希望。

3. **忍耐来自治疗师和病人的双重攻击**。因为攻击的问题性管理通常是边缘性病理的一部分；治疗关系必须能接受这样的两人演出，必须与攻击一起工作。

4. **病人和治疗师对有意义地参与到对话中的能力**。这在病人通过使用和构建治疗师解释的能力中可以看到。同样地，治疗师通过有效地倾听病人、通过全身心沉浸在会谈中展现了自己的能力，然后能条理清楚地详尽说明这些体验。潜在的和外显的负性移情强度、自毁倾向的强度以及病人受虐的结构能有力地暗中破坏治疗联盟的发展，这些方面都需要从很早就开始积极地解释干预。

对治疗和框架的测试

尽管这不是普遍的，但仍然是频繁发生的，就是在接受了治疗合同之后，病人通过测试合同已经建立起来的框架来开始治疗。这反映了病人特定的典型动力。在一个层面上，这种行为来源于边缘性病人对信任他人的困难。由于他们不能信任其他人会为他们而存在，他们感觉他们不得不控制其他人以避免被抛弃和受伤。对合同的测试是病人能否控制治疗师的测试。这种模式的一个变形是病人相信所有关系都是建立在一个人控制另外一个人的基础之上,会导致产生一个信念"如果我不能控制他,他就会控制我"。

在另一个层面上,测试也显示了一个深层次的且隐藏的愿望:治疗师是否足够强壮而能质对和包容病人的挑战。在最极端的方式中,这个愿望是原始性需求的展现,这个原始性需求是想象他人是全能的。因此,对治疗师来说重要的是清楚这些。尽管治疗师尽其所能地去保持治疗;但治疗师也不是全能的,他不能完全成功地阻挡病人对治疗的挑战。

X女士是一个有多次自杀尝试病史的病人,她带着一些不情愿同意了合同中规定的部分,这部分是指如果她不能控制自己自杀的冲动,她就会去急诊室。这个规定的必然结果就是,如果急诊的精神科医生推荐她住院治疗的话,她一定要接受这个建议。她的治疗师Y医生判断她对合同的同意是足够好了,可以开始治疗了。同时,因为Y医生判断病人在一个自杀的高风险之中,他让病人的丈夫参加了制定合同会谈中的一次,目的是为了治疗的这些条件和现实性期待对他来说也是一样清楚的。

在开始治疗两周后,X女士过量服药被丈夫送到了当地医院,在那里她同意去医疗楼接受观察。第二天,在医疗检查批准后,医院咨询部的精神科医生建议转到精神科部门住院。X女士拒绝并要求出院。医院的精神科医生给院外治疗师(Y医生)打电话报告了病人不接受医疗建议要出院的情况。Y医生快速地弄清楚,在这样的情况下,他不能接受X女士回到治疗。他向精神科医生解释,病人很清楚地知道接受住院的建议是她在治疗内的责任。

医院的精神科医生将这个沟通结果告诉了X女士,并解释安排一个新的门诊治疗是必要的。在那个时候,Y医生接到了病人丈夫的电话,控告Y医生不够专业,在病人最需要他的时候抛弃病人的行为。治疗师提醒X先生对合同的理解,并重复一个好的治疗原则上是建立在他妻子最关注的基础之上。从医院打来电话的X先生把电话给了自己的妻子。

她带着乞求和控告混合在一起的语气继续对治疗师说："你要理解——我现在已经好了。我已经从我的糟糕状态中出来了，你不知道在精神科部门住院会是什么样子。太可怕了！那会让我想要杀死自己……我知道你想让我这样做。你享受折磨病人。当我刚刚开始信任你的时候，你就把我扔进了狼窝！"

Y医生意识到自己感觉不舒服。尽管他相信他应该是在最佳治疗性的位置上，但是，如果X女士没有接受精神科住院的推荐建议的话，他开始感觉他要严厉地、没有理由地甚至是施虐性地拒绝X女士回到治疗的请求。然而，一个快速地反省提醒他，他没有拒绝治疗。在一定程度上，他在合适的条件上提供治疗。他理解病人正在他内部激活一种严厉和拒绝的感觉。他假设这与病人内在客体表象是一致的，如果病人回到治疗，这对于探索和解释这个部分是重要的。然而现在，他要致力于维持治疗框架。

Y医生重复了自己的角色，X女士又重复了自己的乞求和控告。当讨论没有推进的时候，Y医生阐明他们都坚持站在自己的位置上，到了X女士来决定她要怎么样决定的时候了。他要求她，在她做出了决定后让他知道。从内心上，他接受X女士可能选择结束治疗的可能性。那天晚些时候，Y医生接到X女士发来的一条信息，她同意转到精神科接受住院治疗，会在出院后继续回到治疗中。这不是病人对治疗框架最后的挑战，但是，这真的确定了病人有能力保持框架，然后再指出这个挑战的意义。

上面的例子是病人测试新建立起来的治疗框架的例子，也是许多方式中的一种。其他这样做的典型方式包括经常性地错过会谈，没有遵从要参与工作或学习的承诺，没有遵守要参加匿名戒酒的会谈。

在治疗早期错过会谈

一些病人同意了治疗合同，来了几次会谈后，接下来或更多次安排好的面谈时间没有出现。这不会发生在大多数的个案身上，但是这样的频率已经足够让处于这种环境下的TFP治疗师值得去对这个行为进行评论。对于混乱的边缘性病人，这是一个治疗师要积极行动的时间。根据个体所处的环境，治疗师可以给病人打电话或写留言，问询病人没有来的原因，提醒病人治疗合同以及治疗的需要。

控制冲动性和自毁行为

自杀和自毁行为的威胁

治疗合同描述了病人和治疗师对于自杀冲动的责任。治疗师责任的限度，病人责任的范围，还有在合同设定阶段期间针对自杀的风险，应该与病人的家人讨论。如果自杀念头或行为成为治疗期间的一个议题，治疗师必须将其作为第一个优先议题提出来。这看起来是明显的，但是要重复性地提及；因为病人可能会带着轻视的态度来靠近自己的自杀冲动。同时，治疗师必须提出自毁的议题：①与合同中所建立起来的病人同意合同规定相一致，来让病人建立处理这个议题的能力；②及时地探索此时这个议题出现的意义。

即使在遵循优先等级议题时，治疗师也必须总是能运用自己最好的临床判断。当治疗师感觉到病人已经意识到将自杀或自毁材料拿出来会让治疗师从其他材料中分心以至于病人会发现处理这个更加困难的时候，治疗师首先要提出对自杀或自毁的规则。在这样的情况下，治疗师可以说，"我注意到不管什么时候，当你对于你身体的贬低感觉冒出来的时候，你立刻会提及自杀念头。你是否觉察到，我总是将自杀材料作为优先主题来进行探索，这将你导向——有意识地或无意识地——提出这个身体的主题作为避免处理对你更加伤痛的自杀主题。"

设定治疗过程中的界限和卫生法律考虑

如果在治疗过程中，自杀的想法与冲动作为一个新议题出现，治疗师必须花时间将其添加到治疗合同中，理解如何处理这样的事件。除了临床的考虑外，卫生法律考虑（medicolegal concerns）——例如如果病人受伤或自杀，就有病人或病人的家人起诉治疗师的威胁——也要添加到处理自杀性病人的复杂性当中。治疗师应当毫不犹豫直接提出这些担忧，因为它们直接地接触到了治疗工作的核心原则，只有在提出这些担忧的情况下，治疗师才能保持在感觉安全的位置上，以便能清楚地思考。并不只是只有治疗师才有权利来担忧这些法律行为的风险，而且治疗也要求这个风险应该被提出，以便治疗师在执行自己的角色作用时不感觉到被强制或被勒索。如果这个不提出的话，围绕这潜在法律行为的焦虑就会导致治疗师试图将负性移情从自己身上转移开，或导致抛弃探索性的任务。一旦这个议题被提出，治疗师就能继续探索这些出现的对治疗师形成威胁感觉的移情的意义。

在这里所描述的面对面讨论自杀的议题与医疗模式在治疗中负责任的议题是不同的。医疗模式中，专业人士接受了病人就意味着要照顾病人，如果可能的话，还要肩负着挽救这个病人的责任。TFP 与此医疗模式的不同有两个原因：

1. 医疗模式不会考虑边缘性人格障碍病人会将他们自己置于危机中的事实，这个危机能激起治疗师变得更加卷入病人的生活，让治疗师自己超越了时间和情绪卷入的治疗框架。关于对边缘性病人在精神动力性治疗中治疗师的责任，更加有根据的观点是既考虑了治疗师的需要，也考虑了治疗安排的需要。治疗师的需要是指治疗师作为反省而不是行动的这个角色；治疗安排的需要不是为了满足一个循环。这个循环是指治疗师对病人付诸行动行为的回应是为病人提供了满足。这个满足会导致付诸行动一直持续下去或变得逐渐升级。

2. 医疗模式推进了病人对治疗师（治疗师作为一个拐杖）的依赖性，而 TFP 推进了病人自主性的发展。

TFP 治疗师不会逃避自己的法律和道德责任。我们所描述的治疗用下面的形式建立了保障：①提高了病人和治疗师双方如何回应病人自杀冲动的计划性；②重点放在病人与治疗师之间沟通的质量上；③当自杀是一个议题的时候，治疗师会将其放在最高优先等级水平进行讨论。

杀人的威胁

杀人应该被提出讨论，不仅是包括治疗外所涉及的危险的人，也包括对治疗师的威胁。治疗师可能会被直接地卷入；也可能作为暴力的潜在目标或被间接地卷入，当治疗师需要决定，是否直接地通知处于危机中的第三方时。如果潜在杀人议题在评估和合同设定阶段就冒出来的话，治疗师首先要解释，自己的合法权利是被迫通知治疗外的、治疗师判断可能是处于危机之中的第三方。治疗师继续与病人讨论这样可能发生的不测事件对治疗的有害性，同对病人接下来生活的有害性是一样的：这样的不测事件将会把他们的注意力，从彼此相互理解的努力中转移开。再强调一次，要理解的原则是：任何减弱治疗师能力的事件，都会让治疗师从治疗中分心。治疗师的能力是指保持中立的、舒服的、安全的位置，才能发挥努力地观察和理解病人的内在世界的能力。

如果治疗师的安全都成了问题，那么治疗师就不能保持一个中立观察性的姿态。威胁既包括对身体、名声、家庭或财产的威胁，也包括对沟通的威胁，还包括对其他人的威胁，如家人。治疗师表述对自己的担忧会给通常有自尊问题的病人提供有用的示范作用，因为与治疗师的认同是治疗性过程的一个部分。重要的是要区分两类病人：一类病人是可以详尽表述自己对治疗师的幻想——这是一种完美地有效使用治疗的做法。另一类病人能直接表达杀人的想法："我能够理解，在治疗过程中，当你感觉对我生气，就在会谈中用生动的语言和意象来讨论你的想法，但是，你刚才所说的听起来在性质上是不同的。我想弄清楚的是，你那边随着这个想法而来的任何企图——如果你不能很快变好，你感觉自己有正当理由让你的男友殴打我，那就会使我们的工作变得不可能。尽管这个治疗是建立在你自由地报告任何出现在你大脑中的内容的基础之上，但是，我看到，你所说的你不能充分地控制你自己，让你的攻击性冲动付诸行动来攻击我，我将不得不采取一些我能采取的步骤来保证我的安全。在这点上，对你来说要承担的是，你要提供有意义的确保，确保你或者你的男友没有对我有攻击性的风险。然而，如果这个威胁突然性发生，甚至在你还不能确保之前，我就不得不打电话给临床安全警卫（clinic security guards）或警察。如果这样的偶然事件增加，我们接下来要讨论我们的设置，让我们两个人都感觉安全的情境中——例如，在医院的有警卫存在的房间内进行工作——来探索是否继续治疗的决定。然而，在绝大多数的状况下，这会将治疗导向结束。"

不致命的自毁行为

有 BPD 的病人通常表现出准自杀（parasuicidal）行为，这种行为是自我毁坏性的，但没有致命性的，如皮肤表面的割伤或"迷你"剂量药物服用。治疗师通常不确定如何考虑这些行为。从动力性观点来看，它们和自杀行为是一样的吗？从实践的观点来看，有这些行为的治疗中的情境与一个清楚的致命的潜在行为是一样的吗？来自治疗师为合适限制设置挣扎的一个典型反应是："我能理解，如果病人处于自杀的危机当中，病人需要的是直接到急诊室；但是，如果病人正在处理的是敦促病人自己承受一个表面的割伤，让病人到急诊室，这有必要吗？"

记住这一点是有帮助的，设定限制的根本原因是让病人的情感保持在治疗内，而不是让他们通过付诸行动将这个情感释放掉。因此，对治疗师来说，主要的问题是要问自己："不致命的自毁行为对治疗工作的影响是什么？"治疗师必须考虑病人的历史和表现。知道诊断和尝试对所有 BPD 病人使用标准化的合同是不足够的。探索性治疗是建立在治疗师帮助病人移除防御障碍来达到理解，允许病人说、发现、检查自己故事的原则之上。这是一个不断进行的如何理解病人的提高过程。一个特定病人被引进治疗，期待治疗师会提前将所有的可能性威胁都看到，这是不合理的期待。病人发展出新的暗中破坏的行为也是有可能的。因此，治疗师应该继续观察这样的发展，并准备在治疗中某点上介绍新的需要的界限。关于自残（self-mutilation），对治疗师来说需要时间来弄清楚，病人残害自己是否是应对自己愤怒而习得的行为；抑或包含了因为认同于一个犯罪者和受害者的性创伤而内化的客体关系的外现；还是因为尝试要影响治疗师而让自己感觉羞愧；或是所有这些的综合。

通常对于非致命性自毁行为，最重要的考虑是这些行为在多大程度上可能暗中破坏探索性治疗。一些情况是相对简单的：

一个曾经有过3年治疗经历的年轻妇女，被描述的特征是重复地割伤或烧伤自己到了一种程度，她的治疗师的角色在很大程度上被局限于要监控这些行为并评估她的状况，以此来决定是否有必要推荐她到医院接受医生的治疗。在这种情况下，新治疗师概述了自己的位置："因为你的割伤和烧伤，你原先的治疗被认为是无效的，这成了工作的焦点；使在会谈中探索你的感觉和冲突变得不可能。你让你的治疗师处于无休止地追赶你的自毁行动之中。这些行为甚至阻止了你的治疗师积极地进行探索性工作，因为听起来好像他害怕自己若是说了错误的事情的话，你就会回到家并开始伤害你自己。我想要强调的是，作为你的治疗师，我关注你的行为和症状，关注只是达到扩展这些观察来帮助我们更多理解你的程度，也将帮助你远离它们。如果你继续在治疗中又进行自毁行为，我会猜测，是否这是你的一种沟通的方式，告诉我你对这种探索性类型的治疗不感兴趣，想要有效地结束治疗。如果是这样的话，个案管理可能是更加适合你的方法，由于那种类型的治疗将聚焦在这些症状性行动和行为的层面上。然而，事实是你在这里做了评估，这是一个信号，说明你对探索你的行动并去除它们是感兴趣的。来思考并探索它们，我们需要全神贯注的自由，而关注到你承受身体组织的损害，会阻止这里的探索性工作，就像以前所发生的那样。因此，你在这里签署治疗合同之前，我会建议你花一些时间来思考你对哪种类型治疗感兴趣。"

治疗师通过这些评述沟通了几个重要的事情：①他期待病人改变自己的方式，从实施自毁行为到尝试理解行为背后的含义。大部分病人会反对，并声称他们不能停止自毁行为。然而，我们的经验显示出，当治疗师建议停止自毁行为是有可能性的时候，大部分病人经常能做到停止自毁行为。②他表达了一种对行为进行反省的模式，而不是冲动性地行动（"我猜测……")。③治疗师清楚阐明这不是自己的行动,而是病人的行动,会终止治疗;他没有说,"如果你割伤、烧伤自己,我将会终止治疗。"这个位置,尽管是有争议的,但是依然具有的风险是,治疗师反映了病人自己尚未固化的超我的严厉前体(precursors),并把此前体反射回病人身上。更好的做法是在治疗中分析这些前体,而不是在合同设定期间通过反移情的付诸行动来表现这些前体。

虽然如此,在一些情况下,治疗师会对自毁行为设定更加特定的应急措施,而不是像上面例子中的一样。一个例子是一个有重复性住院病史的病人,在住院期间,她持续地割伤自己。当病人在一家医院被告知,如果她在这里割伤自己的话,她将被转介到州立医院去,病人最后显示出她能控制这些行为。在重新评估病人能否进入治疗的时候,治疗师询问是什么帮助病人在医院没有割伤自己。病人毫不犹豫地回应说,如果她继续割伤自己的话她将被转介,这是很容易理解的。治疗师询问,她能控制她的自毁行为,对于促进在治疗中类似的行为理解是否有帮助:因为他们都知道她有能力控制她想要割伤自己的冲动,而且他们也知道她原先的割伤行为在许多时候已经打破了门诊治疗。从这点来看,任何的割伤都是一个信号,是病人选择结束治疗的信号。当病人承认是她当时确实不太情愿这样做时,她也同意这个理解对治疗是有益的。在这样的情况下,也有人担心病人会同意这个理解,但是随后就保留关于割伤的消息。这使我们回到前面对保留的讨论。

一些较小的自残行为的形式可以通过治疗合同的界限设定来控制,每次病人割伤或伤害自己的时候,就特别地规定界限,病人在回到门诊治疗之前,需要接受内科医生的检查,需要先照顾到伤口。目标是要清楚自伤行为是在 TFP 范围之外的,确保病人的安全,提供时间和空间来解释这些行为的含义,这与解释在移情中必须建立界限的含义是一样的。

情感风暴与将情感风暴转化进主要客体关系

在有关边缘性人格组织病人的治疗中,会出现两种类型的情感风暴(affect storms)(Kernberg,2004)。第一种是,在会谈中表现为一种公开的、极其明显的情感爆发。这些爆发通常具有强烈攻击性和要求性的特征;而且,它们也通常和对治疗师的性欲化袭击(sexualized assault)结合在一起*。病人看起来在如此强烈情感体验的控制下付诸行动。以至于自我反省和与内在状态沟通的能力看起来都在这些风暴中消失了。这些情感性风暴往往变成是重复性的,且几乎可以被治疗师所预测。一些病人还会发展成一种慢性的情境,在此情境中,他们对治疗师的每个陈述都准备好演变为一种灾难性的反应。

第二种类型的情感风暴是指病人用一种平乏的、单调的情感基调为特征来表达一种刻板的重复性的行为。病人好像是只能部分地活着,治疗师能感觉到无聊或冷淡,或甚至是对这种无用的情境感到陷入愤怒之中。治疗师可以接受和承认病人的这种单调的情感基调和乏味的交流内容;将之看作一种特定主要关系主题的沟通;但是治疗师也许可以解释这种情况,却发现病人只会用暴力情感来回应。这些暴力情感是躲在单调控制的面具之下的。

在情感风暴中的干预

这两种情境都要求技术性干预。在情感风暴爆发期间,病人不能接受任何来自治疗师的解释,会将任何这样的干预都感知为是一种攻击;会导致这种情境的蔓延。斯坦纳(Steiner,1993)描述了这种情况下叫作以客体为中心的解释(object-centered interpretation)。这包括细节化的描述病人

---

* 性欲化袭击,比如说突然抱治疗师,拉治疗师的手,触摸治疗师的生殖器官、脱衣服等行为。——译者注

对治疗师的感知，既不接受病人的感知也不拒绝它（如，"你把我看做……"；"你感觉你正在处理……"）。这种认真的对情境的清楚描述允许病人逐渐地忍受所投射的内容，澄清所投射的特征，导向对这种投射原因的解释。

在病人强烈的情感唤起和爆发期间，治疗师的情感状态——不单单是治疗师陈述的内容——也是干预的重要部分。用一种呆板的、平乏的、没有反应的语调来干预通常会让情感风暴继续进行。治疗师这一方的情感态度能表达出治疗师没有理解病人、或分离和蔑视病人的情感控制的失控，或被病人的情感和行为吓得瘫痪了。就像在第四章中所描述的，治疗师必须让病人处于这样一个情感性的层面，在其能与病人沟通的当下情境中卷入的情感，然而同时设法包容住病人自己的情感。治疗师的情感性回应必须是敏感地对病人进行反应，同时传递理解和调整的可能性。

带着一种合适的情感反应，治疗师能逐渐地从表入深地解释主要的客体关系。从病人的意识体验开始，推进到无意识的、分离的、压抑的或病人为了防御这些而投射的病人经验和动力的部分。情感投入和逐渐解释的过程转化了这些以行动和情感强度为特征的情感风暴，转化成了反思性经验。在这个反思性经验中，通过澄清在活跃的自体表象和客体表象之间的关系，将情感和认知联系在一起。

治疗时间之外的生活

许多病人来找我们做治疗，他们处于一个慢性症状痛苦的状态中。在他们自己的日常生活的学习或工作中，没有任何结构性地卷入。我们逐渐地假设在他们自己生活中的学习或工作的角色是治疗中必不可少的部分。一些病人已经很长一段时间没有工作了，几乎没有接受专业的或职业的培训。然而，另外一些病人已经广泛地参加了专业性培训，但是由于他们的症状和在工作单位与人交往的困难导致无法工作。因此，病人参与到结构性活动的水平可以呈现一些变化，从参加为期一天的为医院的残疾人士服务，到开始一份有薪酬的需要更多技巧的工作。病人通常会说，他们的病让他们没有可能去工作或学习，以此来回应治疗的这个部分。当病人强调这样的活动所呈现出来的困难的时候，我们需要清楚：①病人能开始一定水平的活动，这个活动是适合他现在的情况的；②通过探索病人在这些活动中的经验和反应，治疗能帮助病人处理工作的压力和人际间互动。因此，当参与会谈中移情发展的时候，对于病人参加的治疗外活动的状态做阶段性的询问，这对治疗师来说是重要的。

早期治疗阶段会谈的进步

TFP是一种以原则为驱动的治疗（principle-driven treatment），建立在相信病人主要客体关系会在合适界定的治疗设置中展开。和那种治疗师在每次会谈中勾勒出自己的议程的治疗不同；在TFP中，治疗师在会谈的开始是沉默的，等待病人开始报告头脑中所出现的内容。在治疗师和病人之间的初始治疗合同包括了引导病人来讨论当下的问题或迫在眉睫的事情。如果当前没有压力事件，就说出任何出现在头脑中的内容。一旦这个引导给出的话，治疗师要评估病人能实施的程度。病人跟随治疗师的引导到达不同的程度以及任何依从的缺乏将会有多种多样的意义。

于是，在某种意义上，接受TFP病人实际上是设定了会谈议程。然而，尽管会谈的初始和会谈的内容是由病人表达的，治疗师却要设法处理阻抗。如果可行的话，要聚焦在最核心的主题上。治疗师选择的主题，或者是病人直接讨论的内容，或者不是，因为最重要的信息通常是通过非语言的频道来沟通的——尤其是在治疗开始的时候。

对治疗师而言，通常的原则是不应该自己发起第一个话题。然而，治疗师若有一个必须在这次会谈过程中讨论的事情的话，这是一种例外的情况。例如，如果病人在会谈间留言，这表示病人不能控制自己，需要去急诊室；或如果病人结束了上次会谈，是以陈述某件事情结束的；或病人留下的话题是还未进行探索，可能会威胁到治疗继续的情况。即使是在这样的情况下，治疗师也要等待，看看病人会说出什么样的材料。如果病人开始会谈，但没有提及重要的他所提出的还没有解决的材料，治疗师应该对病人行为的意义继续澄清和质对："上次，就是在你离开的时候，你提及你已经失去了自己的工作，且不知道你怎么样来继续支付治疗的费用。今天你开始会谈却没有提及这件事。因为这会影响我们是否能继续一起工作，我想要了解更多关于这个方面的信息。我好奇的是，事实是你提出了这件事，然而却没有继续谈论，好像什么都不曾发生过……那意味着什么呢？"

即使是当治疗师倾向于提出一些材料，让病人先说重要的；因为病人可能有更加紧急的议题要表达。尽管我们强调精神动力性治疗的习惯性操作——让病人应该先说——但是，许多没有接受过 TFP 训练的精神动力性治疗师，会很惊讶地看到：① TFP 的治疗师是如何快速地开始在会谈中进行干预；② TFP 治疗师的谈话占比重相当大。比起通常的治疗非边缘性病人的精神动力性治疗师而言，在对边缘性病人治疗的早期阶段，TFP 治疗师更需要积极参与。积极参与的原因是因为最重要的材料很多不是在病人所说的话中，而是有很多在不同沟通渠道的差异中。重要的是让边缘性病人的精神结构重新唤起：分裂让病人的人格分成不同的部分，这些人格的部分往往是通过语言之外的其他沟通渠道来呈现的，治疗师努力地用言语化的沟通方式让人格的不同部分联结在一起。除此之外，病人经常倾向于在会谈中讨论相对微不足道的材料，因为更重要的材料是让人心烦的。在治疗的早期和中期阶段，治疗师的原则性任务是重复聚焦讨论在最重要的议题上："你在工作中的冲突是绝对让我们感兴趣的，但是，上周你刚刚又一次体验了强烈的自杀性冲动，我们还没有理解它们的含义是什么。你现在所说的这些与自杀性冲动这个议题是相关的，但是，我现在提出这个问题是因为我有印象，你更乐于不去思考自杀性冲动，直到自杀性冲动再次抓住你。"

建立会谈的焦点

治疗师既要监控病人沟通的质量，又要监控沟通的内容。治疗师对病人沟通的判断决定了接下来的干预。就像在前面章节已经清楚地说明了，有大量的因素会引导治疗师对会谈中干预的选择和聚焦。使用经济原则，治疗师要警惕病人承载了大多数情感的沟通。从一个主题性优先等级的观点来看，比起其他所有的议题，治疗师要警惕自杀和破坏治疗的议题。同时，TFP 的核心是聚焦在与治疗师相关的病人此时此地的移情上。

结束会谈

一般来说，人们会建议不要在会谈结束的时候提出新的材料，当时间不允许治疗师去探索病人对治疗师解释的反应、探索病人对解释的准确性或合适的深度水平的理解时。这时候也不要提供解释。而且，病人在会谈结尾的时候需要时间来整合已经呈现的内容。会谈的结尾通常会提供重要的关于病人对离开治疗师的态度的线索，更宽泛的是需要处理分离和丧失的议题。

只要有可能，治疗师应该在规定的时间停止会谈；然而，有 BPD 的病人对丧失极其敏感，通常会表达这些感觉并努力地想扩展会谈时间，其行为从提供新材料到真正地拒绝离开不等。例如，病人会等待直到会谈结束才说出特定的强有力的议题，会对治疗的连续性造成威胁。治疗师会感觉到没有选择，只能处理当下的事情。

病人在会谈结尾的时候宣布她决定和她的男友旅行，会导致接下来三周她无法参加治疗。治疗师感觉到这么长时间不参加治疗会对治疗产生破坏性，尤其是如果没有进行讨论的话。治疗师说，"因为你等到会谈结束才告诉我这个消息，我们就不能在我们规定的时间内进行讨论。在这个时候离开三周，又没有提前讨论，这对我们一起工作是有威胁的，所以，我建议我们继续会谈足够长的时间来讨论为什么你在这个时候这样做。我们可以在这次会谈结束时的晚些时候讨论如何处理相关额外时间的安排。"

早期会谈的临床实例

我们这里提供一个治疗早期阶段的会谈总结。这是与一个32岁的单身女性的第五次会谈。她是一个边缘性病人，是转介而来接受住院外治疗，伴随有一次自杀尝试，同时接受一家白天医院的简短治疗。

病人开始了会谈，说今天比起以前来参加治疗更加困难。在接受简短治疗的白天医院其他人告诉她，她的治疗师是一个优秀的治疗师，但是上次她离开会谈的时候感觉失望；她的期待起起伏伏。治疗师接住了她的情感，并询问更多的关于失望的信息。她强调说她来参加治疗是为了能寻找到情感和积极的反馈，即使她意识到这不是治疗的目的。治疗师在这点上选择总结病人所说的，并将它放到当下房间里面主要客体关系的背景下，"把所有的这些放在一起，我猜想在一定程度上，你的内心有一种害怕，害怕我变成对你来说重要的人，若我变成对你来说重要的人，你就会非常依赖我，我就会表现得非常高傲且对你很冷漠。这将是一个贬低你的情境。或许，你失去对治疗的兴趣——就是与我保持距离——会保护你以免将我看做是重要的，以免暴露于你感知到的失望气氛中。在这里若我没有同你交谈，我没有将注意力放在你身上都会让你感知到失望。"病人承认这是她的感知，如果她让自己靠近治疗师就会感觉到受贬低。所以，她的反应看起来就像是要结束治疗。

在 TFP 中，最高优先等级的议题是设法解决病人对自己的毁坏或对治疗的毁坏；所以，治疗师聚焦在这种过早结束的威胁上。

治疗师承认病人的经验和总结，"是的，我想你所说的很清楚——你以前做过心理治疗。你知道你有强烈的想退出的愿望，明显与感觉到蒙羞丢脸是相联系的，你已经开始在这里感觉到这个了。我非常认真地对待你所说的，但是，我并不把这当作退出的一个必然原因，而是作为一种提出问题的方式。就像，这为什么会是耻辱呢？关于你是否把这个关系体验为耻辱可能反映了问题的某些方面，这些问题是需要被探索的。哦，这是一个痛苦的，但是也是必要的开始；而不是一个行动的理由。是否你对我整体的感知要么就是像一个站在山顶的伟大的神，要么就是一个像你所描述的冷酷的、冷漠的、不可接触的形象；你关于我的所有现实和幻想的反应——所有的这些都是开放的问题，然而，你体验我为某个形象是需要探索的；这可能是与你的困难相关的。"

病人继续说如果她要是信任治疗师,并聆听治疗师所说的话将是危险的,因为她会听他说远远超过听她自己说。她列举了自己与父亲的关系,在他们的关系中,她感觉到她不得不服从于父亲所说的。她说她不喜欢感觉到是服从的,尤其是对占优势的男性。她继续联想到她与自己男友们的关系,在与他们的关系中,她尝试讨好他们且喜欢他们。治疗师感觉到主要的情感是她当下与男友们的关系,所以他抓住这个话题对她说:"这就明白了。我想要在这里强调的是,你有一个部分很有力量,在你与男人的所有关系中,那个部分是很明显地把你作为一个脆弱的必须要服从的人,且那个部分渴望的是一种与一个冷漠但有力量的他人建立关系。当你再次感受到被支配和贬低的威胁时,这种体验使你想要离开。"

这段话的潜在含义就是,病人陷入了一个被强有力男性征服和羞辱的主要客体关系,这些强有力的男性是指治疗师、男友们以及父亲的形象等。病人继续描述她与她当下男友的关系,在他们的关系中,她绝望地尝试讨好他,但又害怕他赞同自己。她害怕表达自己对他真实的感受,因为她时常害怕他的批评和拒绝。事实上,她想要结婚和生子的愿望让他紧张,但是他实际上却支持未来与她在一起的想法。她报告了一个梦,在梦中他们有了一个小孩。治疗师提出她的梦是对未来的愿望,但是她更正了治疗师的解释,说这是她男友的梦;她拍手大笑并告诉治疗师,这是一个完美的例子,说明她的男友是如何不理解她。治疗师道歉,说他误解了,病人极其快乐地继续告诉治疗师,那些男人,她父亲,还有现在的治疗师,从来没有理解她,她对没有被理解感觉强烈地愤怒。治疗师停顿了一会儿,考虑了她对自己错误和评论的强烈反应,"我仍然在认真思考,因为你对了而我错了,你感觉如此快乐。所以,我猜想你是否会感觉如果我所说的是对的话,我就会对此感觉到高兴,并感觉到比你优越,那会是你感觉到在这里有被羞辱的危险的另外原因。"会谈结束,绕了一个完整的圈子,话题重新回到了病人开始提出的在这个房间里面的主要客体关系方面。这个话题也是隐藏在她极力要退出治疗而不是探索她的议题的背后。

这个会谈有许多明显的特征。这是一个早期的会谈,在优先等级上,治疗师聚焦在了潜在的早期脱落上。澄清紧跟着澄清，导向对主要客体关系的解释。这个主要客体关系会导致病人从治疗中脱落。治疗师指出，尽管感觉到羞辱是痛苦的，理解这种感觉也是治疗工作的一部分，而不只是通过从治疗中逃离的行为来表达。治疗师确认病人的体验，但没有停留在这里。这个确认紧跟着一个对能导致这种羞辱感觉的客体关系和概念化以及投射的解释。

尽管这次会谈演示了讨论病人与治疗师在此时此地的关系、病人的外在现实（与她男友的状况）以及病人的过去（她与父亲的关系）的互动，但是，治疗师并没有聚焦在病人与她父亲的过往关系上。病人所带来的关系是作为当下感觉的一种初期形式；因此治疗师持续地聚焦在此时此地的移情分析上，病人在这里的情感更加重要。

在早期治疗会谈的流程阐明之后，病人先说，治疗师再从其当下专注的内容中选择主题。在另外观察层面上，病人的偏执移情模式被呈现。在那种情境下，治疗师用病人的移情模式来质对病人，病人的移情模式会变成对治疗工作持续的一种威胁。在这个层面的互动是 TFP 基础工作中最重要的部分。病人倾向于用这种偏执的方式来体验关系，从一个更加观察性层面来看，这种偏执的方式是病人在生活中所经历的许多困难的原因（如，不稳定的关系、对亲密关系的害怕、与雇主的麻烦）。这种体验关系的方式也对此时此地与治疗师的关系产生了重要的影响，因为他的偏执性体验能驱动病人从治疗中脱落。由于这些原因，治疗师的任务是将这种无意识的体验关系的方式（或这种无意识对他人的假设）带到病人的觉察之内，并努力帮助病人理解是什么驱动她用这种方式来体验关系。这是治疗师积极地用一种方式来解释主要客体关系的例子，这种方式超越了病人所带来的主题，并指出了她对治疗师体验的品质。这也是一个加速治疗节拍且在治疗早期阶段就开始解释的例子。

第八章

中期治疗阶段
——从阵发性退行迈向整合

当治疗开始阶段的任务完成之后，工作继续推进，逐渐地进入到中期阶段。当病人的某些平衡已经建立起来的时候，就标志着病人进入了治疗中期。平衡建立起来的特征，是病人对治疗框架的接受程度提高，同时伴随着病人生活中的混乱和会谈中病人情感的激烈程度都相应地减少。早期阶段由冲突和混乱特征所标志的明显行为表现被包容控制。情感——既有积极的也有消极的，但通常都是极端的——变得更加集中在会谈中。对移情主题深入探索的工作，能推动消除治疗中的脱落或自杀行为，而这些行为是对治疗有威胁的（尽管这些会在退行时刻再发生）。会谈的时间在与治疗师的关系中重新体验强烈冲突和相互地探索这些冲突之间交替进行。其伴随着提高病人反省自己的能力；反省病人自己的内在体验和与会谈外其他人关系的影响。

如果治疗和治疗师都被理想化，如果病人内在分裂是建立在坏客体长期地投射到治疗设置外面；那么，会谈中情感的激烈程度就不会发生。随着治疗进入中期，另外一种稳定的但却是静止的场景会发生，就是低等级付诸行动（low-grade acting out）会持续存在。这造成了一种情境，病人从治疗中体验到次级获益（例如，奖励），并怀有让这种情境长期化的愿望；

而不是朝向改变的工作愿望。

在治疗中期的主要任务（表8-1）是深入地理解分裂的自体表象和客体表象，这些会在主要移情主题中出现；这些主要的移情主题会依次地上演并投射。在与治疗师互动中，在自体和客体角色改变的循环中交替进行，治疗师要帮助病人观察、反省，最后整合它们。这些分裂开来的自体、客体表象充满了原始性的攻击和力比多情感。它们的整合帮助提升了情感调节能力，也就是说，造成持续冲突的内在极端的与断裂的自体部分变得能用一种更加复杂全面的方式来调整。

表 8-1　治疗中期聚焦和改变的领域

- 加深对呈现在主要移情主题中的自体和客体表象的意识化程度和理解程度，缩短在治疗互动中这些关系配对被重复激活的时间，不断修通占主导地位的移情主题。
- 对极端的、不连续的（理想化或迫害性的）自体部分进行逐渐和暂时性的整合。病人开始能意识到其内心体验的分裂本质，能意识到自己在理想化体验和被迫害体验之间的摆动。治疗会让病人特别注意到一种关系配对，长期地与另外一种关系配对的对抗。治疗期间会有周期性的退行出现，病人从正在发展中的整合结构退行到比较分裂结构。
- 病人提高观察自己心理体验的能力，会出现对多角度思考能力的提高和识别思维的符号本质的能力。这导向了对情绪的进一步的包容，并且减少了其情绪的淹没性特征。
- 对焦虑和分裂的处理和回收导致了整合性的提高，但是仍然存在朝向偏执焦虑的某些退行。这些回收（循环）可以被看作偏执防御倾向正在被抑郁防御倾向取代。
- 治疗中活化的内在客体关系的情绪和表象的本质进一步整合；对攻击性的负责能力提高；对那些仍然存在高度灌注的客体关系的潜抑能力提高；客体表象和自体表象得到巩固；逐步解决身份认同混乱；部分修通抑郁焦虑。
- 运用新的方式来形成对自我和他人的概念，并且建立超越移情的其他关系。

深入理解主要移情模式

在第二章，我们描述了典型的会在治疗师和病人之间上演的移情角色配对（见表2-4）。在这里，我们会描述治疗师在治疗中期如何获得这些出现的移情主题，以及如何理解与解释这些移情主题的方式。当移情主题明显出现时，对于任何观察者来说都是清晰的。然而，在其他情况下，移情主题是更加微妙且很难感知到的。治疗师能从病人提出的多重主题和会谈间的强烈情感中，感知到当下移情主题的能力是在移情焦点治疗（TFP）中至关重要的修炼。

在与边缘性人格组织（BPO）病人的治疗工作中，有三种基本的长期移情范式：精神病态性移情、偏执性移情以及抑郁性移情（psychopathic transferences, paranoid transferences, and depressive transferences）。这些基础范式中的任何一种都是被无处不在的自恋性防御所粉饰，给这些移情一种自恋性的味道。然而，自恋性移情通常防御的是对潜在移情的深入。在极端自恋性移情中，病人以如此无处不在的贬低和漠然对待治疗师，以至于表面上没有移情——也就是治疗师尚不具资格让病人来关心。然而，这种贬低会隐藏偏执性移情的潜在恐惧和焦虑。在这些情况下，自恋性防御能够被用来解释潜在的移情。在某些情况下，自恋性防御可以保持数月之久。这发生在自恋性人格障碍身上。在功能上，它的范围变化从更高级水平到反社会。在这些情况下，优先议题是持续地分析自恋性防御。

我们在第三章描述了基础移情模式和它们的典型变化。精神病态性移情，要么以病人的坦白的不诚实的形式出现；要么就是病人通过投射，认为治疗师具有这种坦白的不诚实的品质。这些精神病态性移情防御偏执性移情，而通过系统性地对精神病态性移情的分析可以转化它们。在成功的个案中，转化为偏执性移情（Jacobson, 1971）。偏执性移情要么是直接地通过害怕来自治疗师伤害的偏执性特征来呈现；要么是通过长期的施虐和受虐性移情来呈现。大多数有 BPO 的病人是以明显的偏执性移情开始治疗。偏执性移情防御抑郁性移情，在大多数情况下，TFP 大量的工作是帮助病人从明显的偏执性移情演变为抑郁性移情，然后再解决抑郁性移情。抑郁性移情是以强烈的内疚（是对于那些现在不再存在的投射性的攻击性的内疚）为特征，伴随着建立在内疚之上的负性治疗反应的可能性，那感觉就像是一个人要求太多了，以至于不值得获得帮助。

从偏执性移情到抑郁性移情的演变伴随着 BPO 结构性特征——也就是说，身份认同混乱和原始防御机制的明显使用——的解决。这种演变包括了一系列的步骤。转化的第一步是病人逐渐接受自己对理想化客体和迫害性客体的认同,就像对朝向它们的爱与恨的冲动的认同一样,这在配对中的交替可以观察到和被讨论。第二步是逐渐地从分裂的内在表象到整合的改变,整合的是爱与恨,将它们整合为一个更加复杂的整体。

整合负性情感的步骤

负性情感的治疗,包括愤怒、暴怒和仇恨,在移情中是以否认和投射为特征,甚至会出现在付诸行动中。首先包括病人获得觉察和忍受情感的体验,忍耐病人自己的负性情感,包括病人既接受这些情感是人类情绪群中的一部分;也接受这些情感不是排外地起反应,而是作为满足的来源。病人对负性情感的忍耐和对自己投射它们动机的理解,推动了这些带有理想化的自体和客体表象的情感整合。当这种整合发生的时候,病人能朝着抑郁位置迈进,以担忧和内疚为特征,担忧和内疚是关于朝向客体的攻击性感觉,客体以前被感知为是全坏的,现在被看作好品质和坏品质的混合体。

相对经验不足的治疗师,通常对接受行为上表现的是仇恨的、恶意的、攻击性方式的病人是有麻烦的。这样的病人不是有意识地体验到仇恨情感,而是合理化他们的行为,他们认为这些行为是对现在或过去伤害的一个自然的反应;也包括对治疗师的行为的反应。病人对过去迫害客体的仇恨和攻击的联想,制造了这种情绪的"拥有",这种拥有是如此让人讨厌,以至于一些病人确实宁愿通过自毁行为死去,而不是承认这是他们自己的一部分。这部分看起来与迫害性客体很相似。与这些病人工作需要一种接纳的态度,接纳这些仇恨投射在治疗师身上,让病人从这种情绪中获得觉察。

由于对仇恨的有意识觉察通常是分裂的,在治疗早期阶段的典型模式如下:当病人描述仇恨的行为,或在会谈中上演仇恨,治疗师——本着勾画自体、客体表象的精神——认同了病人自体的仇恨部分,这必须要被指出、理解和整合。治疗师会描述自体这部分暴君似的或迫害性特征。病人通常呈现片刻的觉察,但是接着会利用治疗师为仇恨部分提供的评论,例如,"看,你告诉我,我是坏的,我不值得活着——这就是我一直尝试要告诉你的——我应该杀死我自己。"换言之,病人使用治疗师为仇恨提供的评论来攻击自体（这也是一种内隐的朝向治疗师的攻击，可以作为是一种伤害而不是帮助）。

治疗师寻求分析和深入，指出仇恨部分在某个时刻的反应是恰当的，这会歪曲治疗师的评论，将它变成了全部的谴责，遗漏了病人同时是迫害者也是受害者的事实。病人（还有治疗师）难以记牢自己对配对两个极端的认同。讨论病人作为迫害者，不应该同时暗示病人不是受害者。治疗师的分析与深入，提出了对仇恨的可能性解释：仇恨是回应对某人的嫉妒，因为某人被感知为拥有更多病人所描述的经验；或仇恨防御了对潜在得到理想化关爱渴望的觉察。这些渴望让病人感觉自己是脆弱的；因此，病人必须隐藏这些渴望，隐藏在挫败感所带来的愤怒和仇恨之下。

对仇恨情感不宽容的解释是第一步，这一步推进了对仇恨的忍耐，也推进了病人最后敢于承认迫害性内在客体施虐方面所带来的快乐。帮助病人觉察到在攻击性情感中的快乐，就像它们会出现在对治疗师的行为中一样，这对于病人能忍耐仇恨情感是非常重要的一步。出于同样的原因，对那些受过创伤的病人，开始去了解病人是如何将虐待人的特征归因于治疗师，这在病人的认知中是重要的第一步。病人的认知是病人将他自己内在的攻击者与被迫害的受害者联合在一起。我们已经在之前（见第一章）解释过，我们认为攻击是每个个体的构成成分，相信将攻击等同于坏是最容易的。攻击驱力可以被掌控，并被运用到自我确认、创造力以及领导力品质上。治疗师也必须经常帮助病人承认、理解、整合病人自己的攻击，目的是可以迈进到对爱的能力的全面发展上，爱的能力被未新陈代谢和未整合的攻击给锁住了。

承认在互动中虐待性快乐的可能性，可以使病人到达作为受害者和施害者的双重认同阶段，尤其是在病人发展出对攻击治疗师的觉察的影响下。而且治疗师在受攻击的情况下，还在尝试帮助病人。这个觉察逐渐地导向了从明显的偏执性移情转换到抑郁性移情，是以内疚和担忧、修复倾向、对矛盾的忍耐以及感激和升华功能的能力强化为特征。

潜在攻击、分裂的理想化意象以及健康爱的目标

本章对攻击和仇恨的聚焦会让读者相信仇恨总是明显的且是这个治疗阶段首先出现的,但是这并不总是实际的情况。我们在本章强调攻击的变化,是因为它们是边缘性病理动力的核心角色。然而,有两件事情必须记得,第一个是,病人并不总是在会谈中用他们内在世界的最原始层面进行沟通。平常化——报告相对不重要的材料——是在会谈中常见的情况。一旦在治疗框架上工作,一些病人就将他们的原始性情感分裂出去一段时间,并将治疗师卷入到一定层面上。在这个层面上,他们带着一定程度的观察性自我来提出在他们生活中的难题。病人会用在更高的层面上呈现功能化的开始方式来这样做,或以将这些难题从他们心理的潜在原始组织中分离的方式来做,建立差不多舒服的内环境稳态来防御更加原始性的议题。治疗师在这一时间段内的角色首先是决定是否让病人在高水平或用一种防御方式的平常化来提出议题。

第二,攻击表达了基础性内在精神分裂的一个方面,在分裂的另一个方面是强烈的力比多渴望,力比多渴望能以一种强烈的建立在理想化客体关系基础上的正性移情的方式来呈现。这个关系——就像攻击为基础的关系,是原始性的且不适合外在现实生活的关系——通常是治疗早期阶段的防御。在治疗开始的时候,在绝大多数病人那里发现偏执性移情包含不信任和怀疑,这种不信任和怀疑使力比多渴望的直接表达变成了一个冒险的主张。即便如此,只要病人来治疗,这些植根于理想化的客体关系的渴望,通常会在一定程度上间接地表达出来。这个正性移情*的极端特征是病人病理的一部分,就像极端负性移情包含一个"纯洁的"表象一样,这个纯洁的表象与更加复杂的现实世界是不一致的。这两个必须被整合为一个更加

---

* 要提醒读者,在正性移情与负性移情之间的区分不是等同于在好移情与坏移情之间的区分。正性移情之所以这样称呼,是因为它表达了力比多的或爱的努力。然而,在分裂心理的极端形式中,它同极端的负性移情一样都是病理的,因为它表现的是不存在真实世界中的理想化好客体。

复杂的整体，以此来获得心理的健康和成熟的爱的能力。就像我们其他人一样，病人很明显都有爱和被爱的需要。我们应该留意到，在陷入热恋的阶段，没有人格病理的个体也会临时性地退行到一个理想化状态。健康的爱的关系的关键：是能接受和整合爱的对象的不完美。TFP 的工作目标就是朝向这个终点。当治疗进步的时候，在移情中正性情感通常会增多，朝向病人内在世界的极端正性和极端负性的整合工作，可以让病人自由地用一种成熟的方式来经历爱，这种成熟的方式不会被在理想化和贬低之间的莽撞翅膀所打断。

攻击性投注的关系通常是一个配对，这个配对首次在治疗中被看到时，通常会防御一个潜在力比多投注的配对。在偏执性移情已经被修通到某个程度之后，这些努力通常会浮出水面，尽管它们可能在非语言的交流中被看到，或在早期反移情中被感觉到。治疗师应该留意正性移情的任何证据，强调尽管病人有怀疑和不信任，但是病人已经坚持到底（"你的一部分想要让这个关系，还有我，活下去"）。

治疗师不应该过分强调病人对自己的敌意（"你正在攻击我"），就像不过分强调包含了内在迫害者和受害者的配对一样。病人的一部分看起来是在讨厌另一部分，也讨厌病人自己。这会侵蚀病人好的、能接受关系的自己能力部分。

有 BPO 病人的性关系范围

在讨论爱与性中，我们承认这两个部分不能完全地重叠。性是力比多和攻击性元素的结合。在某种程度上，也是两个元素之间的通道。成熟的和亲密的性生活发展是 TFP 的目标，尤其是在病人的性生活受到抑制或者压倒一切地充满了攻击的情况。我们核查病人的性历史、病人的调整以及在治疗中他们所提出的关于性方面相关的议题。

人类的性包括核心性别身份认同、性别角色身份认同、客体选择、性欲望的强度（Kernberg，1995a）。后面两个组成部分，客体选择和性欲望的强度，是与 BPO 病人讨论时的最相关主题。有 BPO 的病人客体选择，作为身份认同混乱的结果，包括在客体选择上的混乱和行为水平上的长期双性关系。性欲望的强度变化是广泛的，某些有严重 BPO 的病人很少有欲望。有 BPO 的病人通常在他们性适应的病理范围内开始治疗；但是，这个范围是有固定变化的（表8-2）。

表 8-2　边缘人格组织者的性生活适应程度

高功能边缘人格组织者	具有性兴奋、高潮能力和性欲。对部分客体的轻度理想化的关系。
具有自恋人格的边缘人格组织者	具有性兴奋和高潮的能力。广泛的婴儿倾向。没有深入投入爱情关系的能力。
具有攻击性、多相倒错性身份的边缘人格组织者	危险的性行为。
低功能边缘人格组织者	缺乏感官快乐感；手淫无快感；没有连接到任何客体的性欲；没有性兴奋的能力。

在治疗开始的时候，病人性能力的水平和适应将会界定潜在提升的范围。有更严重 BPO 的病人——也就是，那些有自恋性病理、反社会倾向、以自我融合式攻击的病人——会呈现出正常的性快乐的能力缺乏。这些病人无法从任何性的释放中发现快乐，包括手淫，对相联系的任何个体没有性欲望。有严重创伤经历的历史、躯体的或性虐待的历史以及缺乏爱的父母客体依恋的病人，这些经历经常会主导他们的历史。对于这些病人，在性领域方面的治疗目标是有限的。治疗首先要帮助病人接近理想化他人的能力，以及表达自己对理想化关系渴望的能力。进一步的治疗和对理想化与迫害性意象的整合。病人能够建立一个坚定的包含情感的依恋，但是这种类型的病人通常没有激情的爱的能力。

有自恋性人格结构的边缘性组织的病人倾向于有性兴奋的能力，却没有对亲密伴侣深入投入的能力。许多这样的个体从来没有恋爱。这些个体的明显性乱交是经常与对一个被他人认为是有吸引力或有价值的人的性欲望和兴奋联系在一起的。对于这种类型的依恋，性满足是为了满足胜负的需要，但是也触发了潜意识需要感觉优越和贬低他人的过程，如果达到了征服，会导致对他人的性兴奋和性兴趣的消失。

高水平 BPO 的病人开始治疗时，有性兴奋和性爱欲望的能力。这些病人有完全的性器官兴奋的能力，且有对另外一个人激情承诺的性高潮。他们能够整合爱与性的攻击，有原始类型的恋爱能力，这个原始类型的恋爱是以对爱的客体的理想化为特征。事实上，与一个理想化亲密他人的强烈性体验和恋爱会掩盖潜在忍耐矛盾的无能。然而，BPO 的分裂机制，使他们人际关系和亲密关系是脆弱的，且总是处于受分裂污染的危机当中；所有坏的方面会将理想化的关系改变成一个无价值的关系。

深入理解分裂和努力迈向整合

病人内在世界分裂的证据有时会立刻地显现出来，有时或要花一些时间才出现。迈向整合的运动也是变化多样的，但通常不会在开始就发生，最早也是在进入治疗几个月后。当它确实发生时，治疗师应该为挫败感做好准备，挫败是指在部分整合和临时性退行到最早分裂状态之间的交替进行所带来的挫败体验。然而，整个过程开始的标志，是病人能反思和改变自己内在世界的能力。随后，修通工作的适当循环会导向更全面、也更稳定的整合。

分裂的证据

就像在第四章中所讨论的，治疗师应该对病人倾向于保持卡住在正在进行的正性移情或负性移情进行工作。对于在早期与治疗的互动中展现了他们的分裂的内在世界的病人，这不是一个议题。例如，一个病人对治疗师的办公室第一次的反应是，"喔！这么大，令人印象深刻的办公室，你一定是一个好治疗师。就像每个人所说的，我可以告诉你，你真的是非常聪明，知道如何与病人建立关系。"两次会谈后，病人说，"这个办公室是如此冰冷，没有人情味，就像你建了一堵墙，你躲在你的学位和名声的后面。如果你不喜欢与人发生关系，你不应该成为一个治疗师。"

在这个例子中，这些资料说明相反的客体表象对应着内在不同的配对。这些资料允许治疗师就这些不同病人对自己的反应来质对病人，让病人反思是什么在驱动这个不同观点间的替换。（在这个个案中的替换可能是来源于自恋性动力，在这个动力中，病人需要拥有"最好的"治疗师，但是随之又不能忍受治疗师的观点，因为这唤醒了自恋性嫉妒，这嫉妒使病人需要贬低治疗师。）

然而，一些病人是以负性或正性移情开始治疗，并更多地始终如一地保持着这样的移情。这通常与其心理结构是一致的，在这个心理结构中，一个配对一贯地防御着另外一个配对。每个个案移情变化的节奏都各有不同；有边缘性且附加婴儿性－表演性或分裂性特征的病人倾向于快速地循环，而那些有偏执性、自恋性或抑郁性特征的病人则更慢地循环。接下来是一个临床案例，病人以一贯地负性移情开始治疗。

一个有吸引力的30岁的女性——G女士，在经过一段长时间一系列精神科住院治疗后开始了治疗，住院期间她会突然性地进行自毁和自杀尝试。病人过去与男友住在一起，保持了一段长期的关系，由于自我割伤和对男友愤怒爆发的发作导致关系不时被打断。相关的个人史，是当她4岁大的时候，她的父亲离开了家，她的母亲在她15岁的时候去世。她的父亲打算要接管照顾她和她姐姐，但从来没有这样做。

病人开始治疗时就陈述道，"我不想来这里，我只想去掉这些愚蠢的症状，以便我能远离每个人而独自生活。我讨厌每个人，但是，我还继续做愚蠢的事情（指病人割伤自己和自杀的尝试），使我不能保有一份工作，不能照顾我自己。所以，我不得不依赖我的男友，但是我也恨他。我想要变得好一些，以便我的生活中不需要任何人。"治疗师——E医生，没有赞同病人要与这个世界上其他人最后分离的目标。然而，他分享了停止自毁行为的目标，并假设随着治疗的进展，他会更加理解她想完全隔离的欲望。

治疗的头三个月的特征，是G女士常生气和以负性情绪面对这个世界，包括她的治疗师。然而，在这期间，E医生通过病人的一些非语言沟通和他自己的反移情感觉到,在 G 女士那里隐藏着一部分积极的与他的关系。他对这个影响开始干预,例如,"尽管你总是告诉我你不想在这里,但是你每次都按时来会谈,有时候从你的眼睛中有那么一瞬间看起来你已经向我伸出了手,即使你一直在明显地告诉我你想从这里离开。在你身上有一部分想要与人联结,这部分却不得不躲在对抗每个人的部分中。" G 女士即刻就拒绝了这些干预。

第一次,E 医生宣布他要离开一周,G 女士依然是用她的负性移情:"好!我不会再浪费我的时间来这里见你了。"当他回来的时候,她继续她的负性的拒绝的讽刺谩骂。6 周后,E 医生告诉她几周后他将要离开。这次,G 女士的沮丧突然爆发,宣称,"你不能走!" E 医生惊讶于病人态度的突然变化。他理解这是病人内在世界中分裂出去的部分的戏剧化地出现,通常这个部分被负性姿态所防御着。他感觉到这是配对的出现,他从她的非语言的沟通,还有他自己反移情的部分中感觉到,反移情的部分是对她的温暖反应,尽管她持续拒绝他。不像病人更多地明显配对——是一个坚强的、硬心肠的孤独者,看不起其他人,不需要其他人但必要时候又当其他人为工具使用——潜在配对包含一个弱小的和需求的自体,渴望来自他人的滋养。现在这两个重要的配对清楚了,治疗师能开始帮助病人观察它们,并理解为什么她不能将它们整合为一个更加复杂的整体。

这个过程的第一步是让病人参与到观察刚刚变得活跃的配对。E 医生告诉她,他听到了她的痛苦,但是其想要确信她能觉察到她正在表达的感觉,这些感觉与她通常所沟通的内容是非常不同的。

一旦这点清楚了,他问 G 女士,是否有方法理解为什么表达其想与治疗师正性联结的渴望是如此困难。她说没有。他提出,因为深度确信如果她允许她自己感觉到与任何人亲近,她将毫无疑问地受到那个人的伤害,所以,对她来说是困难的。因此,采用通常的敌对态度作为防御这种可能性是合乎逻辑的(她感觉这是必然的事情)。G 女士不很确信这个理由,但是她至少看起来有点反省。这个反省对整合的过程是必不可少的。

在整合与攻击之间的来来回回

在E医生要离开一段时间的这次会谈中，G女士在交替变化，在退行到一个偏执性怀疑和拒绝治疗师与体验到潜在想与治疗师依恋的痛苦之间交替变化。前面的部分通过诸如此类的评论来呈现，"我真愚蠢，因为你的离开而感到沮丧。我不知道我在想什么。无论如何，你在这里从来不会因为我。"后面的部分倾向于用这样的评论来突破，"如果你离开，我就会杀死我自己，都是你的错！"在回应后者的时候，E医生首先回应的是提出框架。他提醒G女士治疗不能对她杀死自己提供保护的保证，如果她需要的话，她有责任寻求急诊帮助。他也挑战和探索她尝试把她的攻击性部分放到治疗师身上（"都是你的错！"）。最后，他努力帮助病人理解她的痛苦。在这样做的时候，他详尽说明有需求的儿童样自体配对，这个自体渴望有一个好的提供者，但只是体验到失望。他也努力帮助病人看到她对抛弃客体的认同，这是她努力消除她内在对治疗师意象的方式，伴随的结果是体验到空虚感和孤独感。

在从旅行回来后，E医生发现G女士更加确定地退行到偏执性位置。当她感觉与治疗师有联结的时候，她就会公然拒绝对治疗师有任何兴趣，当治疗师对比这些情况时，病人就会带着敌意回应，"你在讨论什么？"他提醒她，当他告诉她他将要离开的时候她的戏剧化反应。她立刻反攻，"我从来没有那样说！"这是一个非常清楚地从迈向整合又退行的例子。治疗师理解对于病人获得整合来说，还仍然需要一段时间。5个月后，在许多次上面所描述的动力循环之后，G女士开始在会谈中说，"我想过你所说的……我与想靠近的感觉作战，因为我害怕，我会受到你的伤害。我想这也许是真的。"这是迈向整合进步的证据。即便如此，G女士朝向偏执性位置的退行，尽管已经在频率上少了很多，但当G女士一段时间内感知到威胁或压力源的时候，她还会继续用这种退行进行回应。在G女士治疗结束的时候，在第五年，在反省她已经经历的一些变化的时候，她陈述，"你给了我很多，但是你也从我这里拿走了一些……我过去常常相信完美的爱，我一直为完美的爱在坚持，不管我的生活实际上是多么糟糕。现在，我和丈夫比以前靠近上百倍，但是，我知道没有完美的爱……我想念完美的爱这个想法。" E 医生欣赏 G 女士作为一个外行对进展到抑郁状态的描述。

跟随病人的投射和整合

在现实检验方面的整合和改善

当病人的内在世界变得更加整合，建立在刻板内置配对上的对世界的体验所导致的对感知的歪曲减少了。以前那些对治疗产生威胁的个体和情境变得更加有利了。在一个复杂的过程中，攻击性感觉和力比多感觉都变得更加整合且更加有区分。从实践上来说，病人能够忍耐爱的关系情境下的负性情感，因此，允许关系的深入，否则，如果负性情绪污染了整体的话，关系就流产了。除此之外，过去浸润了"爱"的关系而没有觉察到的无意识的攻击感觉变得能作为病人内在世界的一部分被接受，而且会升华，变得更加有意识地为合适的设置而有所保留。

当整合在上面所描述的这个循环中发生，病人经常表现出更好的能力来准确地感知与他人的互动。然而，病人也会经历一段短暂的原始（分裂）防御的再次回来。我们提醒读者人格组织水平是被定义的，部分地是通过占主导地位的原始防御机制的使用来定义的。每个个体对防御机制的使用会根据环境而转换到某个程度上。因此，即使边缘性病人的转换是朝向更高水平的人格组织，且伴随着更加成熟防御的习惯运用，病人也会恢复到更加原始性的防御。这些退行通常是在压力提升的情况下发生的。然而，病人新形成的整合是脆弱的，在这样的病人中，只有在缺乏澄清或陷入模棱两可含糊的情况下才会导致退行。

当 G 女士能更觉察和接纳她原先分裂的攻击部分的时候（"收回投射"），她的严重的自毁行为显示出更多的改善。在她获得这样的觉察之前，她内在世界的这个部分不是通过付诸行动自毁来表达，就是通过投射体验他人是威胁的和伤害性的来表达。随着对她自己攻击性感觉进行觉察的提升，病人允许她自己能体验适当的愤怒，停止伤害她自己，并开始提升自己生活在这个世界上的功能。在治疗前，她存活在由她的疾病所定义的有限范围内：她的世界就是与她的男友生活在一起，除了在她住院和住院外治疗的时期所遇到的人，几乎不与外面世界的人接触。

这种状况通过TFP发生了改变。首先，治疗合同要求她的生活是一个活动的高水平。第二，当她的内在世界开始被整合，她变得更加舒服地与他人发生关系。这些改善是通过理解她偏执性移情开始的——她将攻击投射到治疗师身上，她用朝向治疗师的攻击行为来调整自己的感觉——并逐渐地将这些理解转换成治疗外的情况。第一个发生的是她开始了在学院的课程，这作为她承诺变得更积极的行为。她起初的回应可以假设，她认为她的同伴同学不喜欢她。随着时间过去，她理解她的这个确信来自她对他们和自己的严厉评估。在获得觉察之前，她通常否认对他人有任何的严厉要求，尽管这些观点有时候会出现在她嘲讽的评论中，她体验到对自己的严厉要求，就像这个严厉要求是从他人那里来的一样，即使她进行了自我伤害性行为，但是没有思考这些行为的意义所在。这个新的对她与同学关系的严厉角色的理解是与她同治疗师的经验平行的。

经过两年治疗后，病人改善的一个结果是，她决定要生一个小孩。病人平稳地度过了她的怀孕期，在她分娩的时候成了一个充满爱的且滋养性的母亲。通常，她都在高功能水平。她不是没有焦虑，但是她看起来像许多年轻的妈妈一样。然而，她的心理整合仍然显示出脆弱性，这些可以从进一步的治疗和巩固中获益。

脆弱性和持续的投射

尽管病人通常是功能好的，但是，她内在整合的脆弱性明显表现在：①她对自己工作的反应；②她担忧在特定环境下自己孩子的安全性。重要的是指出她的担忧与现实性担忧有更多重叠，但是，她依然保持着一些夸大和歪曲的元素，这些夸大和歪曲是建立在还没有完全整合的内在表象上。

病人改善的一个早期表现是她重新找到了对创作音乐的长期兴趣，就像上面所描述的，她的早期治疗聚焦在她内在世界的分裂出去的攻击性部分，这是位于她自毁行为之下的。这个攻击性部分的表现是严厉的、批评性的声音，这些声音会攻击她做任何事情的努力（也同样攻击他人）。她的内在世界里这个未整合的部分使她每次开始写歌时什么都做不了，这个动力（与她生活中所有的努力相关）是位于她抑郁性状态之下的因素之一。她的治疗首先包括承认这个攻击性内在部分，然后能够在通过觉察获得控制之后使之变得柔和。接纳和她自己的这个部分迈向整合的过程，帮助她从身份认同混乱前进到身份认同统一（identity consolidation）。内在至关重要的判断调整允许她可以追求自己的兴趣，这些兴趣在过去常因为她认为它们是无价值的而拒绝和排斥使之流产。比起过去，她更能够进行创造性活动。然而，她是秘密地做这些事情，没有告诉她的治疗师。然后一个模式出现了，在这个模式中，她打破了自己关于这个活动的沉默，告诉她的治疗师，她已经写好一首歌。不可避免地，在下次会谈中她接着报告并讨论这首歌，这首歌让她意识到她的写歌能力是非常糟糕的，她应该放弃她的努力。

对这个模式的探索揭示了病人试图阻挡严厉的批评性的部分，直到她将自己的创造性活动呈现给另外一个人。在这点上，她不能确定她所体验到的对她写歌工作的严厉评断——这个评断事实上是建立在内在批评性部分，还是来源于外在的现实——也就是说，来自他人的负性观点。

将这些在内在与外在想法来源做一个区分分类是非常棘手的，因为，人确实会遭遇到来自现实中他人的严厉评断。在这种情况下，最好的方法是探索移情的议题。在这个案例中，她在会谈中讨论后，治疗师将注意力聚焦在病人拒绝工作的模式上。她认为与治疗师讨论这件事将她从错觉的世界带出来，这个错觉就是她能很好地创造，将自己带回到她缺乏天赋的"现实"中。在进一步探索中，病人承认治疗师说的或做的都没有暗示出对她工作的负性观点，但是她"知道"治疗师不喜欢它。最后，病人开始理解自己假设治疗师不喜欢她的工作看起来是对她最安全的位置。她处于一点。就在这点上，当没有他人的时候，她能掌控她自己对自己的攻击性反应。然而，一旦卷入了他人，就提升了攻击是来源于他人的可能性，通过投射她会假定情况就是这样。需要更进一步的探索他人对她回应的可能性，也许是善良的甚至是正性的，在她能控制这个投射性过程之前，对攻击性部分的整合需要进一步提升。

这个案例提醒我们技术性中立的重要性。尽管治疗师在这种情况下表达了对病人关于她对自己歌曲作品观点的兴趣，但是，他没有提供即刻的保证，来回应她担忧自己的努力是糟糕的。病人可能已经经历过诸如此类的保证，她会将这样的保证作为一个出于怜悯姿态的高人一等的回应。只有通过探索病人对治疗师回应的假设，才能让病人能够理解，她的怀疑建立在将她自己内在世界的部分投射出来的基础上，而治疗师可能是对她的工作有一个真正的正性回应。

上面案例中的情况是建立在病人有写歌才能的基础上。治疗师会遇到类似的情况出现，但是病人参与的某项活动几乎没有成功的机会。在这样的情况下，治疗师的方法是去探索病人的准确判断自己能力的能力，并尝试做出确定在病人真实的才能和野心之间是否有差距，野心表现的是一种自恋性夸大或自我挫败的动力付诸行动。由于像这样的情况，相同的行为是由不同的潜在动力所决定的；所以，很难写出一个手册准确地告诉治疗师在每个时刻该如何做。

作为偏执性退行的分裂情感的再出现

有时，当病人最原始性情感保持从治疗会谈中分裂出来一段时间，然后又戏剧般地再次浮出水面，就像在下面的临床个案中。下面的个案包括了两个部分：第一个部分是担忧治疗的开始，仇恨的议题会被付诸行动，成为治疗师的聚焦点。这个部分的插曲表明渗透着攻击的关系是如何要求偏离技术性中立。第二个部分的开始是一段治疗时间相对平静，接下来就是戏剧化的仇恨再次出现，这个仇恨的部分还没有被完全地整合。

个案 B 先生，第一部分：治疗开始

B 先生，26 岁，有多次暴力自杀尝试的历史，从医院出来后进入 TFP 治疗。他原先的治疗师们都有一个相似的模式。首先，他会发现治疗师是

有帮助的，然后开始更多依赖治疗师。随之他的依赖给治疗师越来越多的压力。他需要治疗师"在那里"，这促使他原先的一些治疗师为他创造了一些例外——例如，当他们度假的时候，允许他打电话给他们。不管如何，总是会有一个时刻，当B先生感觉对治疗师失望，他就尝试自杀。在他进入TFP治疗后，与F医生一起工作，B先生对治疗合同有一个强烈的反应。他认为这是F医生与他"保持距离"的方式，也是说明F医生不关心他的证据。不管怎么样，他接受了合同，因为其他治疗师提供不了帮助。

B先生的父母在照顾他的方面非常不稳定。有时候，他们看起来过度卷入，坚持他完美地完成一切，通过这种方式来反映他们的传统宗教价值观；另外的时候，当他们饮酒作乐的时候，他们会有时忽略他好几天。B先生以嫉妒的态度开始治疗，尽管被迫接受他不喜欢的药物治疗，但是，他期待这是对他有好处的。不管如何，他看起来非常配合治疗，来参加会谈和讨论。最常见的主题是他感觉F医生给予他的是多么少而由之带来的挫败感。当他承认他没有在那些原先治疗中变得更好且印象深刻的是他接纳自己被托管给了一个不照顾他的治疗师的命运，可是当他比较那些为他"真的在那里"的原先的治疗师的时候，他会感觉伤感。F医生指出，他说这些主题的时候，几乎没有带情感，有一些强烈的情感需要去探索。B先生不同意，说他的感觉已经"花"在他的上次自杀尝试中，他已经情绪耗竭了。

进入治疗的6周后，B先生在一个周五晚上去了急诊室，因为他感觉无法控制的自杀冲动而入院治疗。周末的时候，自杀冲动已经消失了，所以周一他就出院了。他周二来会谈，用一种淡而无味的情感讲述了这个故事。F医生试图探索在自杀冲动背后的情感，但是B先生几乎没有提供信息，说医生"不理解"那个冲动是"他的恰好的一部分"，是会定期地来定期地走。他用一种贬低的方式继续说，"难道你不是一个医生么？难道你不知道与自杀相关的研究SSRIs*么（B先生每天服用20毫克的氟西汀）？不管怎样，整个周末所有的问题又都解决了。"F医生没有特别担忧治疗的继续，想到

---

* 有研究表明SSRI类药物会引起患者的自杀冲动。——译者注

B先生已经按照治疗合同在行动，在伤害自己之前去了医院。尽管B先生看起来在会谈中还有所保留，F医生通过他每次准时来会谈的事实来鼓励B先生，她假设在深入的材料出现之前只是简单的时间问题。

一个月后，B先生再次花很多时间进入医院。又是3天的时间，就像他起初所说的他不能控制的自杀冲动问题。这次，F医生更加担心病人没有将重要的材料带进会谈之中，材料在再次发生的自杀冲动中被替代性表达了。她质对了病人在会谈中的淡而无味的情感和将他带进住院的强烈自杀感觉之间的差异；相对照于治疗会谈外有时的强烈的感受而言，她想知道他如何理解自己与治疗师在一起时的平淡无味的原因。

B先生回应他对与F医生一起合作有阻抗。他解释他认为他从来不会从她那里得到他想要的，他秘密地开始了频繁地与专门提供施虐受虐关系的妓女的施虐性活动。他发现这个关系非常令他满足，有时候，当他意识到他的愿望是拥有一个真实的关系，且与那个妓女谢丽尔安定下来的时候，想到这个关系永远不可能实现，他就变得无望和自杀。他承认，当他开始与谢丽尔玩俄罗斯轮盘赌的时候，他能从自己的绝望中找到一些缓解。F医生对此警觉，并试图澄清他这样做的严重性。B先生没有保证，说他决定他所有想变得更好的尝试都失败了，现在他只有两个选择：一个是他的治疗，但治疗中他丝毫没有任何满足；另一个是他与谢丽尔的关系，他意识到这个关系会导致以死亡结束。

F医生向病人解释他正在外化冲突，创造了一种情境，在这种情境中，F医生扮演了他想要活下来的部分，谢丽尔扮演了他想要毁灭的部分。而且，B先生对生活中任何正向关系可能性的不信任，导致了他认为谢丽尔所提供的关系是他唯一可以相信的关系，将F医生看作不值得信任的以及危险的。一言以蔽之，谢丽尔使用攻击性站在他面前，让谢丽尔比起F医生来说，对B先生看起来更安全，F医生看起来对于病人的幸福有担忧和兴趣，这让B先生只是将其作为掩藏在恶毒后面的诡计来体验。

因此，B先生所创造的情境让他只能活在一种内在分裂之中。在这种内在分裂中，以攻击为基础的客体关系防御着以力比多投注的客体关系，这样的方式让他看起来感觉是脱离了冲突的自由。他与谢丽尔站在一起，谢丽尔表现了更靠近表面的客体关系，他同时体验着更深层的防御性的关系——就像F医生所表现的——他把这个体验为是来自外部的。这让他从焦虑中解脱出来，如果他内在体验中的这个分裂的关系走到一起，他就会体验到焦虑。

除了上面这些以外，他所创造的与F医生和谢丽尔的情境允许他扮演一个角色，而这个角色是他不允许自己有意识地假设的——这个角色就是迫害者。他对谢丽尔的描述和他们玩俄罗斯轮盘赌的计划，是一种折磨F医生的方式。B先生描述他潜在致命计划时的淡而无味情感，让F医生坐立不安，她很疑惑让他离开会谈是否是安全的。F医生做了下面的解释："在你的生活中，你所安排的这种当下情境的方式，允许你否认你内在的冲突。你看起来完全地认同一部分的你，这部分是与死亡认同的且作为解决你问题的一种快速的方式，这种方式明显地表现在你与谢丽尔的冲突-自由的关系当中。但是，还有一部分的你是站在生命这边的，并且相信，或至少心存希望，如果有可能的话，能与一个关爱你的人建立正性的关系，而不是破坏性关系。然而，你否认这个部分的你自己，而且，看起来我是现在唯一的一个站在这边的人。在刚才的整个画面中，这个部分是非常弱小的，我们有这个部分的证据——只基于你持续到这里来的事实上。

"在我们能做其他任何事情之前，我不得不知道，你将会持续到这里来一起工作。在这个情境中有很多需要理解的，但是你必须来这里我们一起对它进行工作。

"下一件需要理解的事情是为什么你说谢丽尔是唯一你可以信任的人。我相信，这是因为我提供给你的关系是建立在关心你的基础上——你不能相信这是真的。在某种程度上，你体验我与你的关系是一个伤害或剥削你的关系，你正焦虑地等待另一只靴子掉下来。至于谢丽尔，至少你知道你所拥有的，你知道底线——某人的意图看起来是非常清楚的……没有含糊不清的。"

B先生回应道，"你在这里是因为你关心我吗？！……我可没有那么蠢，你在这里就是为了付薪水的支票。"

B先生的话语是典型的偏执性移情的例子。F医生在会谈中继续探索这个部分，询问B先生是否能想象，F医生为他工作除了金钱之外还有任何其他动机。讨论这些主题持续到了接下来的两个会谈。然而，当F医生询问B先生是否能断绝与谢丽尔的所有接触，他回应说他还会持续去看她，而且谢丽尔已经为他们最后的见面买了一把手枪。在那次见面的时候他们没有使用那把手枪，而是都崇拜地把它举到头顶上，模拟俄罗斯轮盘赌。

F医生决定治疗在这样的情况下不能继续，因为B先生与谢丽尔付诸行动这个计划的风险太大了；因为B先生看起来更加可能对内在动力付诸行动而不是在治疗中讨论。她向他解释了三点：①他做确切承诺与谢丽尔断绝关系；②如果他感觉到很难做这样的承诺，又希望继续治疗——他需要先到医院去接受危机处理的特别工作，当解决了这些危机后再重新开始治疗；③若他选择继续与谢丽尔的关系，这将有效地形成一种对治疗的抛弃，就意味着他们不得不结束他们在一起的工作。F医生的位置表达了一种治疗性中立的偏离，因为她感觉到被迫要尝试保护治疗，如果治疗从危机中存活下来，就需要探索这个偏离。B先生勉强地同意停止与谢丽尔见面。

个案B先生，第二部分：仇恨的再出现

在决定与谢丽尔停止见面后的第1周，B先生抱怨F医生"夸张"了女性施虐狂。然而，他感谢F医生对情况的处理，他说他不知道是什么进入了他内心，但就像"从噩梦中走出来了"。在与谢丽尔终止关系的第2周，B先生停止了提及他对她的体验。F医生尝试让他看看在那次发作中攻击和仇恨的严重性，包括对她的攻击性。然而，他远离了整个体验，说，"是什么东西在赶上我，那不是我。"然后他开始改变到其他话题上。尽管她担忧他与谢丽尔的插曲是被他分裂出去的，但是F医生决定跟随B先生所带出来的材料。F医生带着假设，假设与谢丽尔的插曲所包含的情感会在其他材料中再次出现。

因此，开始了一段相当不活跃的治疗时段。病人表面上与治疗合作，来治疗并提出议题。他很高兴在他的生活中有平静的感觉，他感觉这是治

疗工作的结果。他讨论在他工作和爱情生活中的议题。他重新开始了与一个旧女友的关系,并挣扎于如何与这个女人深入关系,他认为这个女人是"安全的",但没有兴奋的体验。关于工作,他讨论想要辞职,因为他感觉他的工友们不喜欢他,讨厌他。F医生努力帮助B先生理解在这两个方面下的动力。在她自己的思考中,她对于他们对于移情的关系感到困惑。病人的新关系,就像当下的移情,看起来是作为表面安全的一种关系在体验。工作的状况看起来是将恐惧、嫉妒以及仇恨这些感觉分裂出去,这些感觉是与偏执相关的,是在与谢丽尔交往阶段主要在治疗中出现的感觉。当F医生提出这些议题,B先生表达了同意并理解(如,他对工友们私下的嫉妒是因为他有他们讨厌自己的信念的原因),并确实地开始在工作中显示出更好的适应。F医生最初担心他在与谢丽尔交往期间所看到的强烈情感也消失了,开始有放松的感觉,治疗工作推进得非常顺利。当病人能理解那些负性情感是如何影响到他对工作感受的时候,病人的负性情感也开始整合。

与谢丽尔中断关系后,6个月过去了。在治疗中,B先生开始提出他明显地对生活的一些根本性选择的不确定感,尤其是应该做何种类型的工作,与何种类型的女人固定关系,并一起过什么样的生活。讨论这些议题激起了他的焦虑,由于他更喜欢依照惯性向前走,避免这样的问题。F医生认为这种形式的探索是治疗进展顺利的标志。

一天,B先生来会谈时,一个突然的改变发生了,B先生指出F医生让他支付了一次错过的会谈。他提出这件事情,期待医生能调整费用。F医生提醒他对于错过的会谈付费的规则,这些是当治疗合同设定的时候已经讨论过的。在这种情况下,由于B先生能参加会谈,但是相反他去了他侄女的生日聚会,他为这次会谈支付了费用。病人变得很愤怒,指责治疗师没有尊重自己对改善家庭关系的努力。F医生指出B先生可以先来治疗,然后晚些去聚会,也可以要求改约会谈时间。

B先生变得更加暴怒。对他来说,这是F医生根本不关心他的证据,就像他开始就怀疑的那样。治疗中谈到的工作部分,他想要从他所讨厌的银行工作辞职,他想要探索什么是更有意义的书面工作的职业,但那意味着在薪水上的剧烈减少，难道他没有解释么？他断言F医生坚持收取没有给予服务的金钱，这说明了F医生的麻木不仁，也证明医生对病人的关心都是虚假的。他说要结束治疗，再也不会回来了；而且他会打电话给一个在当地报社工作的朋友，让朋友写一篇关于治疗的报道，来曝光治疗师对没有发生的会谈而让病人付费的欺诈行为。F医生回应B先生，他的感觉表达的不仅是治疗的危机，而且还是一个重要的来深入探索他核心价值观的机会，这个核心价值观需要被病人理解而变得更好。她强烈鼓励B先生下次会谈能回来。

在期待下次会谈时，F医生反思到，她低估了病人偏执性移情的持久性力量，这个移情是建立在将他人看作不关心的剥削性的内在表象基础之上。她意识到，在努力质对了他的阻抗，在与谢丽尔交往期间，当这个病理核心出现之后，她允许病人将病理核心分裂出去。因此，尽管他们同时在更加表面议题上工作看起来是有意义的；但是，如果核心偏执让治疗结束的话，所做的工作一切都毁了，而且留给病人的是再一次让他面向这个世界的更加确定的偏执态度。

F医生希望有机会与这个"热"的移情进行工作。然而，第一次的时候，B先生没有来会谈。F医生打电话到病人的家。她解释说她关心病人离开治疗是当他获得最多的时候，他现在所经历的与她的感觉，这些感觉导致他在这个世界上孤单和不开心，除非他准备接受某人"提供"给他幸福，但没有一个人是值得信任或关爱的。他生气地回应她，她提供给他的都是足够的证明这个世界没有人值得信任的证据，他再也不会回到那"可怕的洞穴"了，他把她的办公室称为可怕的洞穴。她询问他，如果她像他想象得那么冷酷无情，他如何想象她打电话给他。对此，他快速回应道："钱！"F医生继续询问他，考虑到这个世界上人们通过各种方式赚钱，他可以想象除了钱，她选择做治疗难道没有别的动机么？这让他停顿了一会，然后同意再来做一次会谈。

接踵而至的会谈对于治疗是至关重要的。他们在奇怪的平静和大吵大嚷的对F医生攻击之间交替进行。奇怪的平静是病人像通常一样回到会谈，没有任何偏执性移情的迹象;而对 F 医生的攻击是把 F 医生作为一个自私的冒充内行的骗子来攻击，认为她剥削了她的病人，且蔑视病人。F 医生抓住机会与这个偏执性移情进行工作，在这个章节中已经讨论过的与病人的仇恨工作的方式。她有能力保持一个中立的位置来回应 B 先生的攻击，她有能力观察攻击，并有能力带领他观察到攻击，并对攻击的动机进行反省，帮助他获得更全面的对自己这个部分的理解，并开始整合它。

这个插曲的目的是说明，当病人与治疗师通过阻抗合谋在一起，治疗中期的必不可少的工作就会缺失了一段时间;但是，如果这些议题没有被工作，它们还会以付诸行动的方式回来。

渗透着性行为的攻击

有 BPO 的病人亚群体的性行为是自毁性的，甚至会危及生命。这些议题必须在治疗中期被修通。接下来的例子就说明了这个，也说明了如何将自体分离的部分整合在一起。

自伤、分离，以及性活动

接下来个案的例子表明了一个特定性的清楚的关系，这个关系是在病人原始性防御机制（尤其是分裂）、病人的行为（尤其是自我割伤）和病人的压抑及其接下来的解决之间。分裂的表达并不总是像这个个案那样戏剧化，这是有表演性特质的病人更加典型的方式。如此戏剧化的分裂的自我表象的表达在多重人格障碍（MPD）中呈现，最近也更加会在分离性认同障碍（DID）中被提及。

T 女士，当她开始 TFP 治疗的时候是 26 岁，因为反复性地割伤自己已经住过很多次医院。她被诊断为边缘性人格障碍（BPD），尽管她的住院治疗师怀疑她是否有潜在的精神病性疾病，因为她关于自伤行为的讨论带有怪诞的特质，对他来说是没有理性的。她讨论了她的幻想，她在自己身上割了那么多刀,以至于她完全可以用血液来泡澡了。她在讨论这个幻想时候的情感是陶醉于一种热情和兴奋之中的。她实际的割伤行为,没有深到需要缝合的程度,包括通常的割伤胳膊和大腿,也伴随着一些特定的在胸部和阴道用刀割来做符号标志的兴趣。

出院后,T女士开始与W医生做治疗(为了这章讨论的目的,这个个案的讨论聚焦在性活动范围)。T女士进入治疗的时候是一个处女。她在高中的时候曾与两个男孩子约会过,但是与他们在一起感觉不舒服。她与他们的身体接触只限于亲吻,她也不享受亲吻。从那后,她就没有再约会过,但是,她偶尔会与少数几个女友泡吧或跳舞,在那里,她始终保持"局外人"状态。T女士从学院毕业后就没有工作,因为她反复地住院,在医院接受了很多目标取向方案的干预。

出院后,T女士就回到父母处与父母一起住,她有一个爱喝酒的父亲和一个抑郁的母亲。她开始工作,并能保持一份理性的适合的工作。在治疗中,她对深层心理层面的工作相当阻抗。她继续想要割伤自己,她说她之所以能抑制自己不去这样做,只是因为她从多次住院中学习到,她的割伤行为是如此打扰到别人,以至于如果她再这样继续做,她将不能被允许安静地生活。她表达了这样一种观点:割伤自己是一种让人愉快的活动,根本就不会给她带来痛苦。她拒绝任何努力去找到行为背后的意义。她也抱怨W医生"冷酷",且重复性地表达要再回到原先治疗师那里的愿望,原先的治疗师被她描述成是一个更加"温暖和给予的"男人。W医生指出她认为他冷酷的想法与合同设定治疗期间对他表达的理解是呼应的,他表述如果她割伤自己,他不能像她原先治疗师那样更多地卷入到她的生活中。W医生还增添了一个对病人的理解,病人除了通过她的割伤来与医生有联结之外,看起来病人不知道如何再与医生有联系了。

当她讨论她生活中为数很少的几个兴趣点中的一个,是一个特定人类权利组织的时候,迈向理解她行为的第一步到来了。当她的治疗师指出这个组织的象征,是被带刺电线所缠绕的蜡烛,T女士很温顺地承认,在她的幻想中她希望自己是那根蜡烛。这个象征表达了一个配对关系:蜡烛作为光和温暖的来源,电线作为迫害者。提升病人理解的关键是帮助她理解她对这个配对两个部分的认同。进一步的讨论是建立在病人痛苦和快乐的联结上,痛苦和快乐是迄今为止病人所否认的,即使已经通过她在自己胸部和阴道部位的标志符号说明了这点。然而,在制造了这次联结后,治疗进入了僵局。病人继续工作,但是她从社会性生活中退缩了,将所有周末的时间都花在一个人单独待在家里。她读书、缝纫,长时间地坐在她的壁橱里,大脑一片空白。

在治疗中,在通常温柔感觉的中间,T女士在一次会谈中报告说,她很害怕会在回家路上死于车祸。她担忧是因为她需要开车来会谈,她感知到在她前面车辆的尾灯正在滴血。她描述她被这种意象给半催眠了,她害怕这种血的想象让她分心,会导致她无法控制汽车。W医生体验到巨大的不舒服,觉察到不管病人报告的是血液的视觉冲击,还是致命事故的预测,这都是施虐受虐动力的部分。在施虐受虐中,病人现在正在折磨他。他指出了这点,并补充比起她所幻想的内容来说,施虐的感觉是更加普遍的人类情绪;提醒她关于早期的观察就是如果没有攻击的加入,如同她通过割伤自己这种攻击自己方式与先前治疗师的接触,她就不知道如何与他联结。W医生想知道病人对他的其他感觉,这些感觉是被攻击所防御的,只有某个片刻与关系中的温柔部分交替进行。他提出她的感觉可能包括一种亲密和靠近的愿望,就像蜡烛意象所表达的那样,但是她不知道如何对待这些情感,因为它们与攻击缠绕在一起,而这正是她努力要否认存在于她自己的部分。

在这次干预过后很短的时间,T女士,她已经进行了两年的治疗,一天走进会谈房间,宣布说,"T女士今天没有到这里;芮妮替代了她的位置。"W医生很惊讶,停顿了一会稳住神。他决定问问芮妮是否能将她自己告诉他。病人解释说,梦见芮妮穿着性感外衣出去了,在酒吧结交男人,会用伤害他们的方式与他们进行性活动。然而,芮妮宣布说"这个另外的女孩"——苏珊,竭力控制她以免让她做这样的事情,芮妮对苏珊的过分拘谨感到愤怒。

在下次会谈，T女士又像通常的自己一样呈现。当治疗师询问关于芮妮，病人变得温和地拒绝了，只是说她有一种另外女人的感觉，这个女人最近试图侵入她的生命中。她断断续续地被其所打扰，但是又会长时间想不到这个她。接下来几周，芮妮差不多都会在会谈中出现。有些会谈，她又根本不出现，那时候其他材料就是主要的。在另外一些会谈中，T女士抱怨不断被芮妮攻击，她将之叫作"这个另外的女孩"，这个她是坏的，使其不舒服，批评并喊她的名字。在几次会谈中，病人说话就像芮妮，描述她对苏珊的蔑视，苏珊是一个过分谨慎的人，像被铁链子拴着的人。

W医生根据在戏剧表演化风格下所呈现出来的分裂自体表象来理解这个状况。这个明显的多重人格障碍(MPD)表现在技术上不要求有任何改变，因为MPD能被作为极端内在自体表象分裂的表现来呈现。在自体表象中，每个自体表象的碎片被病人体验为是分离的个体，有不同的名字。治疗性的挑战是理解保持表象分裂的需要，帮助病人克服这种分裂，并获得整合的认同。W医生假设他对混合着病人攻击的其他感觉的干预推动了芮妮的出现，芮妮看起来是代表了分裂出去的材料的再现。

W医生开始对T女士的芮妮在她生命中的角色感到困惑。T女士说她对芮妮来自哪里完全没有想法，但是她只是希望芮妮能离开。W医生注意到芮妮出现的场景大体上都是与T女士想要割伤自己冲动的下降同时发生，还有与医生提醒T女士有亲密和靠近愿望的可能性同时发生。她看不到这个联系。他指出芮妮看起来对性特别感兴趣。她说这打扰了她，因为她对性不感兴趣。他对此质疑，指出她的割伤行为有特定性聚焦在她的胸部和阴道。这个观察让她不舒服，她回应说"它们刚好在那里"，却也显示出一些觉察，觉察到这不能形成一个非常确信的对行为的解释。她抱怨到她"不喜欢讨论性，或想到性"。W医生注意到这是明显的，但是她努力不去讨论性或想到性看起来是不成功的，由于这个议题不断出现，早些时候在她的行为中，现在是通过不想要的同伴芮妮的形式表达出来。基于这个想法，他提出了一个解释，她的割伤行为作为一种妥协方式在发挥作用，妥协是在以攻击为色彩的性驱动和对抗它们的禁令之间形成的。这个行为同时满足了性和攻击的驱动，也满足了受惩罚的需求。它暗示了性与攻击的融合，在这个融合中，T女士既扮演了承受攻击的受害者角色，又更少意识地扮演了攻击者的角色。

T女士对这个解释感觉不舒服，因为她的力比多驱力与她对自己的有意识观点是如此分离。然而，在W医生呈现了这个解释后，芮妮就逐渐隐去了。T女士没有宣称她走了，但是，有几周的时间没有听到关于她的事情后，W医生问候芮妮。病人回应，"真奇怪，我没有想到她……她就是不在附近了。"同时，T女士汇报她开始与一个男人约会，结果是，这个男人与W医生同龄且同一个姓氏。第一次，在澄清病人的攻击性幻想防御了更多的力比多材料后，病人开始用一种态度来行为，暗示力比多比攻击性占主导地位。

在这个个案中，移情发展可以简要地总结如下：

1. 病人初始的表现，像一个无情残酷的切割者，在移情中的几个方面起作用。分别是：a.向治疗师呼救来照顾她，由于她看起来已经是病入膏肓；b.用隐约的方式折磨治疗师（因此也用施虐受虐的方式与治疗师联结），这是由于她割伤自己的行为让其他人非常不舒服；c.采用付诸行动的方式，将别人的注意力集中在她的胸部和阴道。

2. 病人对血液的视觉幻想和恐惧，她会驱车从会谈地点回家路上遭遇车祸，这是通过攻击与治疗师产生联系的第二个方式。在解释了这是施虐性表现和防御对治疗师的力比多情感后，病人开始显示出有更多觉察性欲的与攻击性的情感混合存在于她身上。

3. T女士与一个男人约会，这个男人很明显与W医生很相似，这件事需要更深的探索和理解，尤其是由于病人新找到的男友，尽管他是一个稳定的个体，但是有一些微小的物质滥用问题，这使人想起她父亲的嗜酒问题。

总而言之，这个个案揭示了性抑制（sexual inhibition）的状况，在性抑制中，分裂出去的攻击性污染了力比多的冲动，初始是在自毁性的、激起性欲的行为中表达出来的，然后，在多重人格阶段，作为主要分裂出去的自体部分进入了病人的意识。在每一步，治疗师的解释帮助病人移动到觉察的过程，最后是向整合迈进。

理解与处理色情化移情：在移情中的性活动和攻击

解决边缘性病人带有攻击性的性和通过攻击来防御力比多的两者渗透的关键，是聚焦在移情中两者的交缠上。术语色情化移情（erotized transference）是更具有特定性的，较之更广泛的术语色情性移情（erotic transference）而言。在弗洛伊德的论文"对移情-爱的观察（Observations on Transference-Love）"中讨论了色情性移情，弗洛伊德（1915/1958）谈到病人对治疗师爱的体验的必然性，以及需要接受它并与之工作。避免与移情-爱进行工作，用弗洛伊德的话来说"就好像在使用狡猾的咒语将灵魂从世界底部召唤上来后，没有问一个问题就把他再次打回地狱一样"(p.164)。然而，在讨论移情-爱和与之工作的需要的必要性之后，弗洛伊德指出一个例外情况："有一种类型的女人，对她们来说，这种尝试保存色情性移情，其目的是为了分析性工作，而不是满足它的做法是不会成功的。这类女性本质上激情洋溢，忍耐不了其他的替代品。她们的本性是孩子，拒绝接受精神来代替物质……与这样的人一起工作，一个人所有的选择只能是要么退回她们的爱，要么给自己招致被一个女人鄙视时的满腔仇恨。在任何一种状况下，都不能保护治疗的兴趣。治疗师不得不撤退，不能成功"(p.166-167)。

可以假设弗洛伊德所提到的病人有严重的人格障碍，这将我们带回到色情化移情的范围。布鲁姆（Blum, 1973）认为色情化移情位于色情性移情的一个极端，特征是"强烈的、生动的、易激惹的性欲专注于分析师，通过公开的、表面上自我和谐共振的对爱和性满足的要求为特征"(p.63)。

我们不是对色情性移情和色情化移情的不同变化方式进行详尽说明，而是聚焦在最难处理的一些变形方式上。科恩伯格（Kernberg, 1995）描述了强烈的色情移情是如何成为病人"无意识尝试阻止或破坏与分析师稳定积极关系可能性"的部分(p.118)。有趣的是,相反的两个部分——爱与恨,力比多与攻击——能融入色情化移情中;然而,边缘性个体有时表现一种假整合的攻击形式。在这种假整合中,心理的攻击部分与力比多部分缠绕在一起,导致它们是毁坏性结果。爱和性兴奋能被用来服务于性变态综合征中的攻击。

接下来继续 G 女士的案例。

到了第一年结束的时候,在经过进入治疗然后从治疗中离开这样的循环许多次之后,G 女士最后能接受 E 医生的解释,她防御的是对爱的关系的渴望。她陈述,"我猜你是对的,每次我感觉与你在一起舒服的时候,我就会离开。"

想到这个领悟会帮助病人开始整合她的好和坏的表象,并能从偏执性位置离开,E 医生在治疗中可以稍微放松一点。然而,在一次会谈中间,G 女士从椅子中站起来,伶俐地走向 E 医生,并试图坐在他的大腿上。这要求 E 医生抓住 G 女士保持一个胳膊的距离。然而,她开始解开她衬衣的纽扣。

G 女士开始精神旺盛地表明,她已经理解了 E 医生是不会伤害她的,用身体来表达她自己是唯一清楚的事情。他是她所认识的最好的男人,她不能理解为什么他对自己如此地好,而这在她的世界里意味着用身体来表达爱。事实上,如果他拒绝她,这将证明他在撒谎,因为他说在他们之间有正性的感觉;这将证明她是让人恶心的,他真的是厌恶她并拒绝她,就像她一直所知道的那样。如果他拒绝她,也将粉碎她所有的希望,她希望世界是有所不同的,也会证实她的信念,也就是,自杀是唯一理性的选择。

这个例子说明情感性的或力比多的感觉被攻击性感觉绑架了。然而,病人对她反应中的攻击性没有觉察。她将它投射到治疗师身上。从她的观点来看,治疗师正在拒绝她,用虚假的友善来欺骗她,并欺骗她让她喜欢上了他。他让她站起来,他这样做是在伤害她;她应该清楚地知道不信任他;她正好一直在她的偏执里。这个例子表明经典的付诸行动和投射:尽管"爱"这个词语事实上构成了对治疗师和治疗的攻击——是不被承认的攻击性认同的付诸行动——但是,病人确信的是,治疗师通过没有回应她的进步来攻击她。尽管这表面上看起来是正性移情到了极端,但是,更深的议题是毁灭和对治疗界限的攻击。帮助边缘性病人组织关于复杂互动的想法,根据包含的自体和客体关系来图式化是有帮助的(图8-1)。

图8-1中的图式,表达了边缘性病人最典型的早期治疗情境,病人呈现了最原始性的偏执性移情。简单地说,这些病人确认他们将被伤害。如果治疗师没有扮演被期待的剥夺者或施虐者角色,病人就很难理解治疗师对自己的兴趣。这个个案呈现了病人防御攻击性的复杂性,包括对伪装的谈论爱的攻击者未被承认的认同。病人对公开引诱的尝试将情境重返到熟悉的剥夺者和受害者的范围,也把病人放在了一个剥夺者角色,尽管对此没有任何意识的觉察。

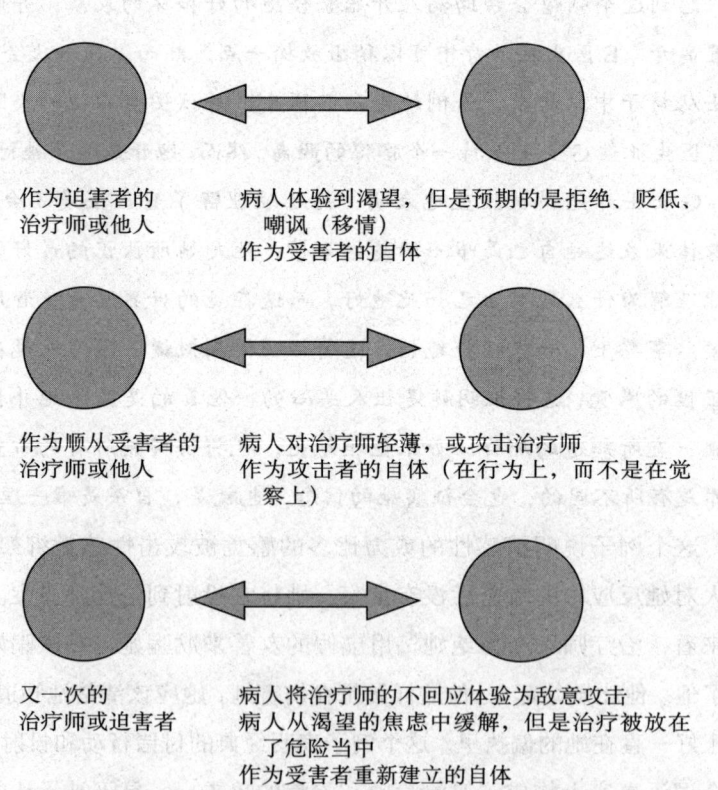

图 8-1　G 女士自体和客体表象的层级

这是一个强烈的、潜在混沌的状况，因为作为治疗师要设定界限，并尝试解释病人的行为。这时病人通常体验到自己在受害者的角色中，治疗师拒绝病人靠近自己被病人看作一种抛弃，也是证明病人自己无价值的证据。对治疗师来说，看起来这是没有胜利的状况。如果治疗师对病人的引诱进行回应，治疗师将抛弃所有道德标准，变成一个施虐者。如果治疗师不这样做，病人会体验到治疗师正在非常严厉地拒绝自己。

与边缘性病人工作的首要规则是照顾到治疗的框架。在这个例子中，E医生，确实地握住病人，保持一臂的距离，做了如下的回应：

E医生：在这样的情况下我们无法工作。你必须要停止解开你衬衣纽扣的行为，并回到你的座位上，否则这次会谈将结束。你正在制造一种我们无法做治疗的情境。

G女士：你不理解。这会帮助我。你想要我信任你，现在我就这样做了，如果你拒绝我，所有的信任将消失。

E医生：我同意你说的拒绝是一个议题，但是我们必须看看是谁在拒绝谁，为什么拒绝。只有你坐回去，我们才能这样做。在这里发生的事情，在它毁坏我们努力做的所有事情之前，我们必须要努力理解这些事情。

G女士：这不会毁坏任何东西。这就是我一直想要的：我可以信任某个人……某人是好的。如果你把我赶走，那将毁坏所有的东西。

E医生：我们在一起工作一年。我们刚刚开始理解一些事情。你像这样靠近我。你说这对你有帮助。但是你知道这会毁坏我们在这里所做的一切，我们必须找出为什么你要这样做。我有一个想法。我相信你真的对我有一些温柔的情感。然而，最最重要的是，我认为这也吓坏了你。这使你感觉脆弱，所以，唯一能使你感觉安全的就是掌控。

回到整个画面，在治疗期间，这种状况通过界限设定和解释的循环来处理，最基础的解释是在错位的信任和背叛的恐惧上，这会导致病人发生角色逆转。通过角色逆转，病人试图获得有利地位和掌控感。在她的世界里，在关系中唯一安全的希望就是通过控制获得。然而，她的强迫控制的方式表达了一种潜意识对她最担心自己成为的那个形象的认同。在治疗的后面阶段中，病人能够承认她带到关系中的攻击性元素。随之，她开始了将这个攻击性整合进人格的其他部分，将它与自己的力比多的努力连接起来。在升华的其他形式中，这个整合让病人发展出了带有非常机智和嘲讽的幽默感，也就是在踢一脚的同时还很有诱惑力。

在后面的阶段中，性欲性移情也有更加进步的表现。病人开始表达更多对治疗师的力比多渴望，伴随着对这种渴望无法满足的遗憾。这对治疗师来说，是常见的也是挑战性的情况。引用丹尼尔·希尔（Daniel Hill，1994）的话："尽管对于外行人来说，不是拒绝就是接受，但是精神分析是依赖于对移情的分析和对模棱两可的矛盾状态的接纳；在这种情况下，爱既是真诚的也是不真诚的。"

当爱与性的感情变得更加稳定时候的挑战

回顾前面"理解与处理色情化移情"，强烈的色情性移情包含明确的病人要从治疗师那里获得这些色情性欲望满足的要求。病人也会重新开始自毁性的性行为，如不加保护地乱交，而同时因为这样的行为谴责治疗师；由于治疗师对病人的性发展缺乏回应。在这些状况下，非常重要的是需要治疗师充分地修通自己的反移情，让自己能充分讨论病人的性情感、愿望以及恐惧，而不带过分抑制和任何付诸行动的色情性反移情。治疗师需要全面地忍耐对病人的反移情情绪和幻想——不需要将它们与病人沟通——并使用它们对移情中的主要客体关系进行深入的分析，这同在其他治疗阶段对反移情中的强烈仇恨进行忍耐是对等的过程，都是非常重要的。实际上，利用反移情在公开的性要求中的攻击性和施虐性成分也将会帮助澄清病人色情性情感中的复杂性特质。

对病人来说，重要的是能全面地表达自己在移情中的色情性情感，而不用体验性诱惑或性耻辱的可能性；反过来，治疗师准备好分析病人被拒绝的幻想中的许多方面，因为治疗师在他们的关系中保持始终如一的边界给病人所带来的被拒绝感。对移情中的性要求和幻想的全面探索，是病人从受攻击性冲动所污染的性生活中解放出来的重要前提条件，也是推动病人将自己的性生活整合到成熟的外在现实生活中的爱的关系的过程。

关于反移情，在前面"理解与处理色情化移情"中所呈现的小插曲，治疗师体验到，自己对病人试图的性诱惑没有任何内在的性的反应。这暗示着这是作为主要议题的攻击。随着情境的演变，对治疗师来说，挑战是能对自己在反移情中所体验到的吸引感到舒服，没有变得焦虑；焦虑的是允许自己有这样的情感本身就是对边界的打破。这些时刻是治疗中最有挑战性的一些时刻。病人对治疗师感兴趣的表达可能是直接的（"我不知道如何说这些，但是，我已经迷恋上你了"），也可能是开玩笑的和挖苦的（"我知道你从来不会在公共场所看到一个像我这样的人"），还可能是间接和非言语性的。技术的最重要部分是治疗师不能逃避这些材料。当治疗师的情感与病人情感的强烈程度不一样的时候，治疗师去讨论这些诱惑力的议题有一些麻烦。然而，最拒绝性的行为是传递出这些情感是禁忌的信息。治疗师应该进行澄清：病人能说更多关于自己的诱惑力吗？病人的幻想是什么？如果病人说自己不能继续、这太令人感到耻辱了，治疗师应该询问病人的假设：是什么使之耻辱？为什么病人确信治疗师不喜欢她？是什么让病人想象，如果他们在不一样的环境中相遇，他们会不享受彼此的陪伴？对这些议题的探索，既聚焦在病人对理想化客体的寻求上，又聚焦在他对自己的贬低上，这两者都挫败了病人在生活中找到一个合适伴侣的能力。这会构成多数治疗中的主要目标之一的障碍。简而言之，色情性移情既可以被看作对治疗的威胁，也可以是治疗中必不可少的部分。

扩展中期治疗的焦点

对治疗中期所浮现出来的议题进行工作，需要治疗师扩展移情的焦点，也包括越来越多地讨论：①病人当下的外在现实生活；②随着时间推移，病人人际关系互动的模式；③病人的历史以及治疗过程中病人叙述自己历史方式的演变；④病人的幻想，这与病人现实的经验有更加越来越多的区分。

在治疗的第一阶段，在对框架的挑战以及付诸行动被包容了之后，重点将放在对病人内在世界主要配对的认同上。这主要通过对移情的关注来做到，尽管治疗师也会研究病人带着强烈情感带入到会谈中的其他方面（见第四章）。当治疗进入到中期的时候，治疗师帮助病人探索病人内在的动力是什么；解释这些配对的突出性、解释是什么使它们无法整合到更加复杂的内心世界中去。当这些议题变得被澄清后，治疗的工作越来越多地将会谈内获得的理解转化到病人外在生活中去，进入病人更加精炼的理解中去，帮助病人在工作、在爱、在社会生活以及在再创造中获得正常的满足。病人迈向整合的不均衡的进步，可以在病人的社会关系中看到；同样可以在病人与工作的关系中看到。通常，病人开始治疗的时候只有很少的社会关系，这主要是建立在他们混乱而难以控制的人际关系风格上，或者是建立在他们对他人偏执性的假想上。在治疗过程中，生活活力水平的提升和内在世界的整合，这两者都允许对他人的回应有更多的调整，导向人际关系互动的提升。整合的固定性通常可以在人际关系领域内看到。

  一个普遍的原则，随着治疗进展，治疗师获得对病人工作、休闲以及爱的生活方面的进一步深入的了解，然后就可以更深入地探索病人生活的这些领域中微妙的部分，同时也持续地对移情进行探索。病人发展了对自己和他人的更全面的感觉，治疗师发展了对病人的更完整的感觉。在做这些的时候，治疗师理解内在表象的投射是如何微妙，这些表象没有被充分地整合，在病人公开的付诸行动结束后还会持续地存在。处理这些投射是绝对重要的，可以帮助病人从没有外显的边缘性症状但是依然有压抑的生活状态，前进到完全满足的关系。从这个意义上说，TFP 超越了只是聚焦在解决 BPD 症状的治疗。

  当她的女儿开始到护士学校学习，G 女士变得高度焦虑。这个体验将她暴露于一个新的状况，她遇到了许多其他年轻的母亲。她的即刻反应是其他的母亲会认为她是愚昧的和低等的。对这个经验的探索揭示了病人批评性迫害性自体的残余，揭示的不但是没有证据说明其他母亲用这样的方式看她，而且 G 女士对其他母亲心怀隐藏的贬低观点，她认为她们没有她对女儿那么挚爱和关心。

从动力性层面来看，这个讨论帮助病人努力去整合严厉的内在表象，这些严厉的内在表象是为潜在的夸大提供支持服务的（"我是对我自己最严厉的，但是那使我成为最好的"）。从操作性层面来看，讨论允许病人走出负性情感，这些负性情感是阻止她与其他母亲建立满意性关系的。当治疗沿着这些思路前进的时候——外显症状结束了，对病人外在生活发展的越来越多的关注，在会谈内也是如此——认真地处理治疗框架的需要也降低了。

平衡对移情的关注和对病人外在生活的关注

核心移情主题通常需要花时间来发展。当这发生的时候，治疗师聆听病人带到会谈中的材料。一些病人直接地讨论他们对治疗师的反应和感觉，从治疗开始就很自然地这样做。其他病人几乎不谈论治疗师，都是专门讨论其他的话题。在后一种状况中，治疗师需要询问病人对他们关系的体验，或评论通过病人的非语言行为所表达处理的感觉。

然而，随着聚焦于移情，治疗师的角色之一就是检查病人会谈外生活的状态。对病人外部生活的积极询问，是 TFP 与更加传统的精神分析性心理治疗的不同之处（尤其是与克莱因式精神分析的不同）。这个询问会揭示重要的信息。例如，病人没有遵循合同中所承诺的，如找一份志愿者的工作，或参加匿名戒酒会谈。处理这样的情况已经在第七章中讨论过。另外一个例子是，病人遵循了承诺，随后开始在新设置下体验典型的病理性互动，这个新设置是能从治疗探索中获益的。通常，最有成效的获得领悟的方式是通过将冲突拉回到移情中，在移情中探索的信息是即刻呈现的。

一个病人做一份志愿者工作，她开始相信，就像她的模式一样，在她工作场所的每个人对她都是蔑视的、仇恨的和拒绝的反应。就像她在过去做的一样，她通过用敌对来对待她的新工友的方式回应。这是探索的关键性方面，由于她继续她敌对的部分（她没有意识到敌对，却理解为是作为防御自己的部分）可能将会导致在工作中的失败，接下来是一轮怀疑、自我仇恨、抑郁以及可能性自杀的新循环。

像通常的状况,质疑病人对她新工友的观点可能不会导向明显的洞察或改变("你不在那里!你怎么能告诉我,我错误解读了事情呢?我知道当秘书没有对我打招呼时,就意味着她恨我!")。尽管指出这样观点的模式的再次发生是有帮助的("看起来好像这是你所描述的与你过去工作中的相同经验"),但是最有成效的探索范围更可能是在移情中。

治疗师聆听了这个材料,应该回顾自己与病人相同配对(遭受迫害的受害者对施虐性折磨者的恐惧与愤怒)的例子。对治疗师来说,通常可能是随后直接对病人和治疗师之间的互动进行讨论。

治疗师:我想知道,在你对工作的感觉,与对我们讨论合同后的那次会谈你在这里的感觉之间是否有联系。你说,合同只是用来保护我推开你。你感觉我对你即刻的反应是不喜欢你,而且我制造了你和我之间任何接触的障碍。你感觉我把你孤立出去,我没有与其他病人建立如此严格的边界。所有这一切,都与我把你看作低等的、不值得我关注的想法有关。

病人:但是,现在我知道那不是真的。我发现这本关于边缘性病人治疗的书,它说设定限制是治疗的一部分。

治疗师:所以,没有外在的证据,你依然会认为我不喜欢你?

病人:我没有说你喜欢我。你见我是因为我付钱给你。

治疗师:所以,那是我对你唯一的兴趣?

病人:你会见每一个走进这个门付钱给你的人……你有点像妓女,没有性的。哈!真有趣。与妓女在一起,你至少还能得到性。

治疗师:所以,这听起来,像你感觉我正在剥削你——拿走你的钱,并假装对你感兴趣。

病人:我不喜欢讨论这些。我只是习惯了来这里,现在,你又使我对所有一切开始怀疑了。

除了将聚焦从病人外在生活改变到移情上以外,这个例子说明了对负性移情的战术与对正性移情的战术是一样的。治疗滑进了表面的正性移情,忽略了负性移情的部分,直到治疗师质疑病人潜在对他的信念。

治疗师:那就是为什么我认为进行这个讨论很重要的原因。你对我的感觉并不像看起来走得那么深。我们到达了一个状况，在这个状况中，你的怀疑潜在地存在着，但是它们看起来依然非常真实。你认为我像一个妓女。那意味着你认为我对你是非常不真心的，在你看来我对你的任何兴趣都不是真实的。这真的比你刚才所描述的你的工作状况好一些么？

病人：可能的是，如果我付钱给他们，他们也会对我好。这都是一样的。我一离开这办公室，你就可能取笑我……掩藏在你那"诚挚的"面容背后，现在你可能正在你的大脑中取笑我。那或许是你在治疗学校所学到的：当你认为某人是个傻瓜的时候，你却看起来是真挚的。

治疗师：我认为，我现在做任何事情都不能让你确信：我不认为你是傻瓜。我认为那种感觉实在是扎根太深了。但是，现在我们能做的是，看看你现在所处的这个可怕的两难处境，我认为这是你发现自己一次又一次地陷入这种状态，包括现在工作的状态。你不确定我是否认为你是一个傻瓜，或人们通常认为你是一个傻瓜，或不是一个傻瓜。最安全的事情，是假设他们真的就是那样想的。你受伤是因为一开始你对人很好，却使人们后来取笑你或抛弃你，通过这种方式，你就不会在后来受到伤害。所以你用相应的方式进行回应。问题是，你不十分确定这种方式是合适的，如果你是错的，你继续攻击会导致对好关系有很大的破坏。在这里，你说我像一个妓女。在治疗中，我们能探索伴随它的感觉和幻想。但是，如果相类似的攻击发生在你和工友之间，你会发现，你被激起了的这种反应类型恰好是你早先所期待和害怕的。

后来对这种状况的分析，考虑病人是如何形成了关于自己和他人的负性和抛弃想法。首先，遭受到来自她自己自我评估之苦，她将这个对自己的判断投射到其他人身上，并将它看成是来自他们的。其次，她能直接将她的严厉和判断性的部分朝向其他人。这导致了对他人严厉的评断，尽管她对此情景的意识体验是，她之所以对其他人进行负性反应，只不过是因为她感知到来自于其他人的攻击。换言之，她一直在工作和移情中扮演一个配对，这个配对是与被鄙视性的客体相关的嘲弄的批评性的关系，这个配对存在于她的内在。当她与配对中的两个部分都认同的时候，她会有意识地把自己只体验为被鄙视性的客体。

追踪投射到他人身上的部分表象

　　TFP的第三个策略，是观察和解释彼此防御的客体关系配对间的联系。关于这个方面，中期的一部分工作，是追踪未整合的或部分整合的部分表象在不同设置中投射的表现。这包括讨论病人部分表象的投射，讨论建立在这些部分表象上的感知是如何在与治疗师的关系中呈现，以及讨论它们如何发挥作用而使害怕的状况变成真实的危机。在中后期，对部分表象的分析是与认同的考虑相关联的，而认同对分裂出去的自体或客体表象是有作用的。在接触这些材料的时候，治疗师应谨记在心的是，每个部分的认同都是与病人生活中的一个方面是相关的，通常包括对生活中真实他人的部分歪曲。治疗师将与认同相关的认知和情感与表象联系在一起——这个认同既出现在病人自我表象中，也出现在病人投射到他人身上的投射上——而表象是投射在移情、病人的外在生活、病人的过去以及幻想的材料中。例如，治疗师帮助病人理解，病人确信他的工友和老板恨他，这可能是一个内在严厉批评性部分的投射。下一步是指出投射的原因，例如，病人在接纳仇恨和自我仇恨是自己的一部分时是有困难的。在后面的解释性工作中，包括"起源性"的材料，例如病人在自己生活中忍受与过去攻击者的任何认同都是有困难的，这是一种可能性。干预是努力帮助病人看到，病人对某人强烈的反应，尤其是某个新认识的人，可能是建立在病人自己内在世界的部分经验基础上；而病人把这个强烈反应认为是来自新认识的人。这些攻击会被认为是撤回到安全心理位置的方式。在不确定和模棱两可的新情况下，比起向新体验敞开来说，防御性姿态看起来会让病人更加安心。

　　和所有以精神分析为基础的治疗一样，TFP有一个目标是提升病人觉察力和接纳禁忌想法和情感。就像我们的例子所展现的，发现这些通常要经历"跟随投射"（following the projection）的过程。在中期阶段，当病人在整合分裂出去的内在部分取得进步的时候，辨别投射的工作就变得更加微妙了。当病人的内在世界变得不再那么粗糙、那么全好和全坏,病人对包含着投射情境的描述变得更加有细微差别,带有更少的歪曲。病人在内在表象和外在现实之间有一个更好的适应,但是依然会有不足,尤其是在有压力的时间段。因此,在中晚期,当还不清楚病人在歪曲、投射或描述的情境下是否真实地令人不安的时候,治疗中的探索依然会持续一段时间。另外一种描述病人进步的方式是,病人的现实检验能力提高了,但依然有一些在这个领域更微小的困难。在与这些微小困难的工作中,TFP 帮助病人解决他们内在冲突。这些内在冲突最初是通过公开的付诸行动来隐藏;但是内在冲突需要被解决,才能允许对自体和客体以及在爱、休闲和工作中的功能有完整的欣赏与感谢。

一个4岁儿子的母亲,她为她自己已经雇用的保姆而忧心忡忡。她描述她能感知到保姆带给孩子的混乱表情。她补充说,当他们在一起烘烤蛋糕,保姆让小孩舔勺子的时候,她感觉保姆很好色。她也能感觉到,当保姆给孩子读故事听的时候,保姆坐得离孩子有点太近。病人担心保姆对自己的儿子有性意图,病人被自己的这个想法所占据着,她在困惑她是否应该解雇保姆。治疗师用让病人消除忧虑的方式并合并了问题大声地质疑:

"思考你所担忧的这种类型的事情,的确是让人非常混乱和不安。在这个世界上,的确是有变态的虐待儿童的人。我想要知道的一件事情,是你越来越被詹妮弗对比利的感觉所占据着,但是,我听到关于你的方面是少之又少。当然,我知道自从你生了比利,她成了你生命的快乐,可是他长得很快,就像所有的男孩一样长大。他越来越多地发展了他自己的想法,有自己的特点,有自己的喜好。当他完全变成他自己这样的一个人,你对他的感觉毫无疑问也在发展,是复杂的。这都属正常。你可能对他长大了不再依赖你感到有许多遗憾甚至愤怒。你可能会欣赏他长大的身体。思考这些事情有些困难——它们也许不是对的感觉,但是我们在这里工作的部分是发现你的情感,它们在这里是有价值的;所以,你就认识了它们并能更好地管理它们。"

然后,病人就能更全面地反省她对孩子的情绪性反应。前面的工作是整合她的力比多和攻击性情感，允许她可以体验儿子长大独立所带来的愤怒，以及对儿子性的羡慕中混杂着她的爱与奉献，她感觉到这没有威胁到与儿子的关系。病人对这些议题的部分反省包括她让自己消除了疑虑感，她能够对儿子有这个范围内的感觉，而不用让愤怒爆发，或有她母亲与她关系中的不合适接触所产生的感觉。

总之，中期阶段治疗性工作的原则是跟随病人分裂出去的表象投射；当它们在移情中、在治疗外的关系和情境中、在幻想中出现时。

病人的改善和对此的反应

在治疗结构内，许多边缘性病人改善了他们的工作和亲密关系。他们在这些领域的进步是让人惊讶的，甚至会被废除进步的诱惑所阻碍。进步本身，和病人对进步本身的回应，变成了治疗中的主题。治疗师观察这些进步，并警惕病人不去做的部分的冲动。

一个刚开始教学工作的病人，她决定，如果她完成了许多以前未曾完成的学位，她会变得更成功。她利用业余时间学习功课，她通过了考试并获得了 A。然而，在第二学期的时候，她没有能力写专业文章，这威胁到了她已经取得的进步。对这个问题的探索发现了三个她没有意识到的重要主题：第一，她担心她开始的成功会唤起她同学的嫉妒，使他们联合起来对付她。这导致更进一步详细说明嫉妒在她内在世界的角色。典型的方式是，她不仅能强烈地感觉到这些情绪；而且，通过投射，感知到她自己会成为嫉妒的对象。

第二，病人更能觉察到，她将她失去治疗师与她会做得更好联想在一起。她相信他对她的兴趣，是局限于他与卑贱低下的受损病人相关的帮助人的角色。在她的内在世界，没有一个范式是有一个权威性形象对她发展成为一个健康平等的人感兴趣。当取得进步时，不可避免地也就激起了她担忧与治疗师的关系会结束。当焦虑的最病理层面被理解，就更加容易处理这些担忧。

第三，探索发现，病人起初的成功既激起了她与同学竞争的感觉，也激起了她与治疗师竞争的感觉，她的内在配对主要是包括一个地位低下者与一个优越者的关系，想象竞争最后会导致施虐性的镇压。在发展她能升华这些攻击性情感为学术性或其他可收获的能力之前，她必须探索这些极端的幻想。

总之，治疗中期包括：①付诸行动的减少，同时更多地聚焦在病人与治疗师间的互动上；②对主要移情演变的关注；③跟随病人分裂出去的内在表象的投射；④帮助病人获得觉察与整合这些分裂出去的部分，伴随着理解，将会有一段整合的时期，这段时期内，重复性的分裂和投射会交替进行；⑤观察在其他领域（病人的外在生活、对自己历史的观点以及幻想）的移情主题；⑥理解和关注病人爱的生活、工作生活和休闲生活中的难题，逐渐提炼出更深的理解和关注。

第九章

治疗后期阶段和结束

在每个即将到来的周末、每个假期、每个未预料的治疗中断的前前后后，将来自病人的一个或多个反应进行细节化地记录保留是非常有价值的，这与细节化地记录分析师如何处理这些情况同样有价值。

——约翰·鲍尔比，《安全基地》（*A Secure Base*）

治疗后期阶段

在经过充分的修通工作，以及相互分裂出去的迫害和理想化移情发展的整合后，移情焦点治疗（TFP）的后期阶段便开始了。到后期阶段为止，病人能带着情绪去理解，理解自己倾向于既认同相对应的客体关系配对中的自体表象，也认同客体表象。病人现在能忍耐对与治疗师关系中自己内在角色改变的觉察，所以，对分裂出去的理想化与迫害性部分相互的解释性整合会推进治疗，这个部分是作为治疗的核心焦点。后期阶段不会一下子就全部展开，但是，当病人开始能觉察到他的身份认同中包括了那些他试图抛弃的部分，而且他是试图使用如分裂和投射性认同等原始防御机制来抛弃这些部分的时候,后期阶段就出现了。就像在第八章中所描述的,即使在治疗后期开始后,整合的过程也与退行的阶段交替进行,退行是作为病人原始防御机制消除但又短暂地再出现的过程。

不同个案进入治疗后期阶段所花的时间是不同的;最早的可以在六个月后进入治疗后期,有些可能花上好几年的时间才进入治疗后期。那些更少反社会性、偏执或自恋性的病人通常会更快地到达后期阶段。

有一位病人能理解,他偏执性地恐惧治疗师会贬低他(且治疗师试图要去掉他,他认为自己是一个令人厌恶的多余的人,他的话语都是愚蠢的),这一点和他有时认为治疗师与他自己一样是智力上的优越者(他的理解在治疗师理解之上,对治疗师"重复性"地对他的陈述感到厌烦)相呼应,他考虑换治疗师。病人也能理解他能判断他自己,批评他自己、用同样严厉的措辞来镇压他自己。换言之,一个傲慢的客体与一个无价值的自体(实际上,一个傲慢的、病理性的夸大自体,它合并了理想化的强大父母部分,这是对应于一个分裂的、更加有意识的、贬低性的自体而言)是渗透着仇恨关系的元素。这个渗透着仇恨的关系,完全地将他从需要把治疗师当作一位充满爱的父亲而建立的一段依赖性关系中分裂出来。冲突包括他作为劣等者的自我贬低所带来的恐惧感,还包括耻辱。耻辱会污染和破坏他唯一的正性地与治疗师建立依赖关系的可能性。

当病人已经能充分地既体验到病人自己内在经验的理想化的(依赖的)部分,也体验到迫害性的(攻击性和傲慢的)部分;能够用情绪的完整性来忍耐它们,没有用分裂出去的方式来再次出演它们;同时伴随着移情中现实检验能力的短暂丧失和原始性防御机制的大量展现,此时治疗的后期阶段就开始了。在上面的例子中,这个发展允许治疗师来解释这两类关系的相互分裂。治疗师随后能解释病人的恐惧,治疗师既作为理想化的也作为潜在挫败性的角色,这是治疗师更加整合性的观点,病人的想法围绕着仇恨和一个好自体核心有严重的冲突,这使他感觉不值得与治疗师发展一个满意的或依赖性的关系。通过指出他们防御性的相互分裂,病人和治疗师都能够获得对这些相反部分的整合。简而言之,病人能够忍耐一个指向治疗师的矛盾关系，治疗师既作为一个理想化的父亲，也作为一个潜在的批评者。病人自己相互矛盾的观点，是因为病人对治疗师既有爱的情感，也有仇恨的情感；因为病人假定：治疗师对病人呈现优越者的态度所给病人带来的愤恨。在爱占优势的情况下，对爱与恨的整合，开始是飞快地整合，然后就变得更加连续一贯地整合，这就是在这个个案中治疗后期阶段开始的标志。

即使是在治疗的后期阶段，这些整合也不是持续地发生。那些看起来确实是重复治疗最早期会谈的退行依然会发生，在这种退行中伴随着分裂、投射性机制、全能的控制以及对那些和此类暂时主导移情的相反体验的否认。然而，在退行场景能被再次修通，或在它们转换为分裂出去的、相反的部分之前，这些退行发作不再持续好几天或好几周，它们现在能在几次会谈中被修通。最后在一次单独会谈期间，病人快速地从移情中原始性分裂的部分客体关系活动状态，转换到一个整合的客体关系。最后，转换从对主要客体关系的再认，到自体和客体表象以及在移情中它们相互内在转变的界定，再到相互分裂配对的整合，相应的自体表象整合进一个整合的自体，客体表象整合进一个整合的重要客体概念中，这些可以被压缩在一次或几次会谈中完成。这个过程重复性地持续整个治疗后期阶段，伴随着退行倾向的逐渐降低（表9-1）。在最理想的环境下，转换会发生，从由原始性尤其是精神病态性移情和偏执性移情占主导的状态，转换成为高级的或抑郁性移情，抑郁性移情开始类似于有神经症性人格组织病人的移情，

表 9-1　病人在治疗后期阶段的改变

- 开放地且自由地与治疗师讨论他们关系的能力
- 改变关系中对治疗师和自己（病人）的概念
- 接受来自治疗师解释的能力，并将此解释扩展到自体和客体关系中
- 有清楚的证据表明：通过治疗师解释性干预，在会谈中直接地解决焦虑和抑郁
- 病人呈现出典型的脆弱性和依赖性移情。如果存在反社会移情的话，此种移情被解决；如果存在严重的自恋性结构的话，此时呈现出一定程度的对于接受所需要关系的无法忍耐性的降低，伴随着对嫉妒的忍耐性的提升。如果存在偏执性移情的话，此种移情被解决，伴随着病人能认识到原来将治疗师当作敌人的知觉，是建立在分裂出去的攻击性投射基础上的。
- 与治疗师的关系有更清楚的自体概念和反思力

是身份认同混乱得到解决的标志。比起精神病态性和偏执性移情来说，抑郁性移情是更加高级的，因为精神病态性或偏执性移情是建立在原始的、分裂出去的自体和客体表象基础之上的（如，恶魔客体威胁着无助自体的配对；与相反的配对共同存在，尽管相反的配对通常是不容易看到的；相反的配对就是完美的照顾者关心着被爱的自体配对）。相反，抑郁性移情建立在原始性好与坏客体表象已经开始整合进更加复杂和现实的客体表象基础之上。这个朝向整合的迈进包括与理想化客体丧失和哀悼有关的抑郁性情感，这个理想化客体在精神上的构成是受到原始性、碎片样的状态保护的。

后期阶段的临床特征

精神病态性移情的解决

贯穿成功的治疗的，是从主要精神病性和偏执性移情转换成为抑郁性移情模式的演变（见第二章）。精神病态性移情——包括病人与治疗师关系中，作为主要特征的是病人有意识地欺骗性的行为，或病人一贯地对治疗师的小心翼翼和猜疑——应该在治疗后期阶段被充分地解决，目的是为了能使与治疗师进行诚实的交流成为可能。

诚实的交流，并不意味着病人不会有不想让治疗师知道的偶尔性秘密，也不意味着病人不会暂时因处于偏执性恐惧或羞耻内疚的感觉而压制一些重要的材料，但是，诚实的交流通常意味着，治疗师能依赖病人诚实的交流，在心理治疗性工作过程中来解决沟通短暂的破裂。在精神病态性移情完全解决之前，真的不能说治疗进入了后期阶段。当病人能够提问和质疑自己的初始假设的时候，这些移情就解决了。这些初始假设，如治疗师是完全剥削性的、没有能力同感或关系只是建立在谁能从他人那里得到什么或谁能为了特定目的来利用他人的基础上。

短暂的偏执性移情

相反，偏执性移情在治疗后期阶段依然能带有特定特征地强烈呈现。它们能在会谈内或在几天内被解决，而不是在治疗性工作的几周内；可以得到一个强有力的治疗联盟（也就是说，在治疗师角色和病人自我的观察性部分之间的充分的强有力的关系）来忍耐偏执性退行，没有对治疗的连续性造成威胁。这是在那些依然呈现偏执性移情的背景下（但不再是慢性地恶化），病人忍耐由攻击所带来的内疚时刻，承认在移情中的相互矛盾和修补的努力。这标志着继续的整合。

会谈外的付诸行动得到控制

当治疗有效地进步，治疗外的严重付诸行动应该是在掌控之下，即使是在治疗的早期阶段也是如此，以便病人会谈外的生活已经正常化到一个明显的程度。相反的是，强烈的移情性退行反映在会谈的情感风暴中和一般的波动中。在治疗的后期阶段，病人变得能觉察治疗师在会谈内对自己攻击性行为的忍耐，目的是理解这些攻击性行为；也会意识到需要在会谈外控制自己的行为，以便将自己的困难带进到治疗中进行探索，而不是通过治疗外的行为来表达困难。因此，在早期阶段干预的最高级优先主题——即是：①对病人或他人生活的威胁，②对治疗连续性的威胁，③会谈外付诸行动的严重毁坏或自毁行为所带来的威胁——应该已经明显地降低了，以允许治疗师越来越多地聚焦在移情本身。从这点上来说，治疗师更能够依赖病人在会谈外与病人自己体验的沟通。这与病人在治疗早期倾向于将外在现实与会谈分开是相反的。

由于在会谈中的强烈混乱，治疗师可能没有觉察到病人会谈外已经发生的改善和明显的改变。尤其是，当移情是强烈负性的时候，会谈外的改善与会谈内的负性是如此分离，以至于治疗师没有觉察或忽略了承认病人在自己关系领域内的明显变化。

躯体化

倾向于付诸行动的病人同时也具有躯体化内心冲突的倾向，在治疗后期，他们会出现在他们自己内心、在和重要他人的关系中，表现为在移情中体验困难情绪的能力提高，而不是自动化地把这些情感状态转化为躯体不适。典型的表现是，当体验到躯体不适时，病人会在这点上寻找他们试图避免的情绪性议题，躯体化本身变成了移情探索的一种天然元素。例如，一位有婴儿样人格和神经厌食症以及肥胖症的病人，在治疗后期阶段获得一种对关系的觉察，这种关系是在暴食发作和移情发展之间的。病人很自然地将暴食发作的诱惑带进移情的冲突背景中，并能够更容易地减少她的暴食发作的行为。这对病人和治疗师来说，都是非常让人满意的发展。

总之，在治疗后期阶段的发展，反映了越来越多对病人这部分矛盾的忍耐和减少了分裂以及相关的付诸行动与躯体化的机制（尤其是投射性认同）。对自我反思提升的忍耐、病人通过非语言行为的主观经验交流和通过治疗师反移情的激活主导了沟通。内化客体关系的整合反映在越来越大的复杂性和对自己和重要他人体验的连续性。病人能通过描述一个渴望的行动或幻想来代替对它付诸行动。病人预测自己行为的能力，同对自己行为的反思一样都提高了。

与治疗师的关系得以深化

病人用幻想而不是用现实化自己行动的方式来内化治疗师的能力，这方面的证据越来越多。除此之外，在病人生活中的其他关系也会在会谈内获得更明显、更现实、也更加鲜活的特质。在病人行为方面更多微妙的前后矛盾会出现，这些矛盾是过去被病人和治疗师所忽略的。现在，病人与治疗师的关系深化了；病人以更加合适的方式感谢治疗师对治疗的贡献；病人对治疗师作为一个人表现出更多的同感的、现实性的观察。病人回想他与治疗师关系历史的能力提升了。相互矛盾的移情特质倾向于混杂在一起，会在一次会谈中得到解决；也会获得新的情绪深度和复杂性。病人能够更加自发地在会谈中工作。新信息会唾手可得——例如，过去很长一段时间不让治疗师知道的秘密。

关于治疗后期阶段在解释性方法中的转换，治疗师更能够把当下的移情发展和潜意识的、过去病理性客体关系做链接。换言之，治疗师能对此时此地的解释越来越多地包括心理起源性解释（psychogenic interpretation），而此时此地的解释在治疗的早期和中期阶段是占主要位置的。病人使用自由联想和梦的解释的能力也有所提升，治疗师能更多依赖病人自我的观察部分来形成对移情的解释。对比于治疗早期病人体验的这两个部分之间的明显分离来说，在会谈和病人外在生活之间的关系，现在变得更加流动和自然。对于病人冲突内容的分析，聚焦更多是在正常的和病理性的哀悼反应上——抑郁心位的特征——这和聚焦在占优势的偏执性移情相反。

在治疗后期阶段，个体化会谈的气氛也逐渐发生转换。早期歪曲移情中的无处不在的、主要的、原始的防御机制倾向于减少，病人与治疗师的关系看上去更靠近于与一个神经症性病人的治疗会谈。已经与一般治疗性指导合作后，病人能在会谈中开始自由地谈话，而没有一直地呈现出对心理治疗性关系的边界进行挑战。病人幻想的更有效性和病人对自己心理社会现实的更敏锐的觉察，会推动叙事的更大延展。在叙事中，病人明显的主观体验是通过语言来进行沟通，这是对比于过去占主要地位的非语言沟通而言。病人对自己的行为和周围重要人的观察，有更多平衡且更少混乱或刻板限制的特质。

在与治疗师的关系中，病人会预见治疗师的评论；因此，这是病人能内化治疗师对自己态度的标志，也是对治疗师人格真实方面更敏锐的觉察。这个更加现实化的对治疗师人格的觉察，能够开始强化病人的观察性自我，而在移情中强烈退行主导之下，病人开始回到对治疗师不现实的理想化的、贬低的或迫害性的观点中。例如，病人会说，"你刚刚说的，让我很心烦。我会想你很厌恶我，想要把我除掉……尽管我知道那不是真的。"

同时，治疗师感觉更容易和病人直接说话，例如在用更加直接性的反应来呈现病人关于病人体验自己痛苦的困难，没有导致病人将解释转化成为一个感知性的攻击或贬低。治疗师会变得更加直接和开放，在形成解释的时候更少了一些小心谨慎或犹豫不决的感觉，更确定病人现在能够理解解释。这些解释是在治疗中针对一定问题探索的历史背景下进行的。

如果治疗师一贯地质对病人的困难，而没有屈服于病人潜意识的全能控制的努力，如果病人学会质对以前的不能接受或不能忍受的自己人格中的部分，这并不意味着病人是被攻击或被贬低的。现在病人更能够聆听，也少了一些对自己负性移情的害怕，包括在移情中的仇恨，同时伴随着病人减少了将攻击性冲动投射到治疗师身上的需要。

一般来说，使用原始机制的减少暗示着病人有更大的觉察、病人对自己的内在矛盾与冲突的部分更能忍耐以及加强了病人冲动控制和焦虑忍耐的自我部分。换言之，非特定的自我脆弱性的表达减少了，更高水平的防御操作开始占主要地位。病人在一些冲突范围内的独立工作启动了，有时候，治疗师在会谈中会变得更被动、更接受病人的自主性工作。

结构性内在变化的标志

病人内在结构性改变呈现了一些标志，可以用来作为 TFP 后期治疗阶段的标志物。

对治疗师评论的探索

病人陈述所表明的，不是对治疗师评论的扩展就是进一步的探索，这不同于更早期的系统性反对的模式，那种模式不带有任何对治疗师评论反思的迹象。这里的议题不是病人是否赞同解释或者是否沿着所建议的话题进行探索，而是病人多大程度上给予自己机会来反思治疗师所说的内容，而不是对治疗师的评论进行即刻自动化的拒绝或否认。也需要强调的是，关键的不是移情是正性的或负性的，而是有一定程度的合作来澄清正在发生的是什么，并非绝对地对探索的拒绝，或无思考的接受、屈从或只是对治疗师的建议表达口头的应付。这对治疗严重自恋性人格病人和使用原始防御来对抗承认攻击的病人来说，有特别的重要性。

对仇恨觉察的包容和忍耐

到目前为止，边缘性人格组织（BPO）是与整合极端原始性攻击和原始性力比多渴望的能力相联系的——不管它们是否是来自遗传的、体质上的或气质上的因素，或是从属于严重慢性创伤化、身体的或性虐待、或是虐待的目击者所带来的结果——如此严重的原始性结构的主要潜意识冲突包括仇恨的情感。病人的精神是以有性格特征的结构性仇恨关系为标志，这个仇恨关系是在创伤性自体和施虐性感知客体之间的关系（带有基础性的毁坏客体的动机，使之受苦，或控制它），是通过投射，将客体仇恨投向自体产生的相应恐惧。克服内在分裂和把攻击和仇恨的情绪带入一个整合性自体的过程，包括了病人变得能觉察这些情绪是人类体验的组成部分，如果整合和掌握它们，它们就不会毁坏一个人把自己体验为一个像样的人的可能性，也不会毁坏体验满意关系的可能性。在这种背景下，病人孤注一掷地需求一个理想化的、充满爱的、可以依赖的关系的渴望就会出现，并逐渐地与满意的现实性的爱的关系经验整合，也与色情性自由（erotic freedom）相合并。对仇恨觉察的包容与忍耐——不同于通过付诸行动、躯体化或对与治疗师沟通的破坏来表达——是治疗后期阶段的一个标记。

我们在第一章中探索过原始仇恨的表现。这里关注的是仇恨表现的减少（例如会谈中暴力的直接表达，或对来自治疗师任何方面的攻击性消除）；攻击性自恋性病人所存在的傲慢、好奇和假愚蠢的三联体的解决；以及施虐受虐移情的减少。除此之外，负性治疗反应（表9-2），例如对治疗师潜意识嫉妒的表达减少了，同样减少的是性格特征锚定的自我指导性的对仇恨的表达，例如自杀、准自杀和自我伤害行为；物质滥用；进食障碍；严重的自毁性的性行为。我们在本章前面部分中提及在精神病态性移情中的减少；通过这种关联，治疗外情况下的反社会行为应该也显著地减少或消失。

表 9-2　负性治疗反应

一些病人在治疗中朝向改善的三种基本类型的负性反应（顺序从最轻到最严重）：
1. 由于病人无意识地对改善的内疚所导致的负性反应，采取形式是受虐性移情；
2. 由于病人对治疗师的嫉妒所导致的负性反应，在许多自恋性病人那里是典型的反应；病人所经历的任何改善被当作治疗师优越感的证据，所以，病人无意识地会拒绝改善，以避免感受到治疗师对之的帮助所产生的治疗师是优越者的感觉；
3. 病人的负性反应是将破坏性和自我破坏体验为超过他人、超过疼痛和疾病甚至是超过生与死的胜利和力量；这可以在恶性自恋或反社会人格障碍的许多病人中发现。

在治疗的这个阶段，病人性行为的大部分破坏性部分应该已经在控制之下。在治疗的早期阶段，在严重的攻击性和自我攻击性倾向的病人的性行为中，这种情况通常会影响病人所有的亲密-爱的关系。在许多个案中，这些病人的所有性活动是缺失的。然而活跃的性生活（即使是自我破坏性的性生活）还是比对所有感官投入的抑制有更好的预后，病人在会谈内容中关于爱的生活内容的普遍增多，提示着病人在功能上的提升。就性和爱的意义而言，它们不再完全是在攻击性的控制之下；也能够更自由地在相反发展的客体关系中进行体验，且相反发展的客体关系变得越来越强大和整合。

然而，在治疗后期阶段的一个潜在问题是性反应的严重原始抑制的情况（severe primary inhibition of the sexual response）。当病人的一般功能有所提升，这样的抑制就会增多。潜抑（repressive）机制代替了更多原始分离或分裂机制。这种并发症需要进行心理治疗性方法的调整，如合并性治疗，只要病人严重的性需求抑制已经充分降低，降低到了使这种原始性抑制的无意识动力能得到足够的澄清，那么就可以允许精神动力性心理疗法和性治疗的整合。

对幻想的忍耐

对幻想的忍耐和过渡性空间的开放，是与有自恋性人格的 BPO 病人的治疗特别相关的。在这里，议题是病人多大程度上能开放自己面对不受控制的自由联想；多大程度上能面对自由联想的内隐危险。这也就是在病人完全意识到之前，治疗师会获得的病人头脑中正在思考内容的理解。自恋性病人对全能控制的需求倾向于抑制自由联想和减少幻想材料的获得。与 BPO 病人的工作，在通常情况下，所谓象征化能力的提升，是提升病人体验幻想中情感的能力；而不是让它们在行动中发泄出来。

使用防御机制进行解释的能力

在治疗的早期阶段，解释通常是有效的，除了明显的解释失误或草率地对病人部分的接纳。在治疗的后期阶段，解释的影响包括病人自我觉察能力的提升和作为解释结果的自我探索的增多。约翰·斯坦纳（John Steiner，1993）推荐，在与严重人格障碍病人治疗的早期阶段，病人对治疗师意象的出现是作为投射性认同的结果，应该被解释而不是直接地拒绝或接受，就按照病人将它们投射到治疗师身上的内在意象的原本样子进行检查。对病人投射的表象部分的逐渐忍耐，会通过病人内在对它的体验，最后推动病人的承认。这个提升的能力收回了投射，这恰好是对于边缘性病人的精神动力性心理治疗后期阶段所期待发生的，也是其结构性内在改变的标志。

在与一位病人的一次会谈中，病人交替性地将治疗师有时看作友好的，有时（通过内在虐待性继母意象的投射）看作敌对的。治疗师评论说，"这提出了一个问题，是否我实际上是两个不同的人，或你在我身上看到的是你内在所争斗的部分。这个人的一部分是友好的与和善的、值得信任的；另外的部分是敌对的、虐待性的，喜欢激惹和行动，完全对他人格的这个部分看不到。"病人带着嘲讽评论，"那听起来像我们认识的某个人？"当问到她何人是她所在意的，她困惑是她自己还是她的继母。治疗师回应，这个意象提示这两个人都是她在意的，是与她内在继母意象的共谋。病人最后又回到了这个解释，使用这个解释来帮助自己，获得对她现在能更多意识到的攻击性和控制倾向的掌控。

主导移情范式的转换

主导移情范式的转换，是结构性改变的标志，可以作为病人进入到心理治疗后期阶段的最基本标志。每个病人都只有一定限量的主导移情模式，这模式已经重复好多个月、甚至好几年了。在这些移情范式当中，对于解释有三个步骤：①界定移情中主要的关系；②识别自体、客体表象以及它们内在的变化；③整合相互分裂出去的理想化的与迫害性的自体表象以及各自的客体表象。

在治疗的后期阶段，一个明显的转换出现，出现在病人内在化的客体关系与克服分裂操作相连、与正常自我认同发展相连的关系中。从操作上来说，这个转换说明更复杂和更分化的自体和客体方面以及新关系的出现，新关系超越了早期重复性的刻板模式。

一位病人——将她的治疗师体验为温暖却是脆弱且无性的父亲意象和一个强有力的虐待性的继母意象，她的体验在这两个意象间摆荡——开始将治疗师体验为一个友好的却是强壮且有性诱惑的父亲意象，是一个完全新的群组意象。这个出现是作为整合的结果，整合的是前面提到过的过去分裂出去的原始移情。在这种背景下，与父亲关系新方面的出现带有标志性的俄狄浦斯特质，对照于前俄狄浦斯在温暖给予（理想化却脆弱的）的父亲意象中的所有性方面而言。

另外一个病人，有严重的反社会特征——很长一段时间，感知她的治疗师为一个反对她的迫害性且施虐性的说教者，她不得不通过秘密和操控的结合来保护自己——逐渐地开始承认和感觉到对自己不诚实的内疚；也感觉到自己对治疗师的虐待而感到的内疚。现在她感知的是可以安心地保持他们的关系，尽管她还会间接地攻击治疗师。她现在开始将治疗师感知为一个严格却关心的父亲形象——与她现在的非常不同的是，她能觉察过去那个操控性且不诚实的父亲，可能是现实性地存在。她变得抑郁且发展出一个深刻的确信，确信她不值得治疗师爱与照顾。她也发展出一个沉默的懊悔，懊悔自己以前那么糟糕地对待朋友。与此同时，她也发展出要修复与以前朋友的关系的努力，她现在要努力恢复她们的友谊。这一个案很清楚地说明在治疗的后期阶段所转换进入的抑郁性移情类型。

或许，在治疗后期阶段移情位置上，最戏剧化的转化是发生在自恋性人格障碍，尤其是恶性自恋综合征的病人（例如，带有严重偏执性特征、反社会行为的自恋性人格以及自我谐振性攻击，无论是自我引导还是外在引导）身上，他们在移情关系中的病理性夸大自体的发生崩解并得到修通。然而，这种戏剧化的、正性的发展在治疗情况下不会一直发生。相反，到目前为止，我们与一些自恋性人格障碍，尤其是恶性自恋综合征病人的工作经验，表明他们会提升到这么一个程度——自我强度可以改善出现我们前面所提到过的所有各种标志，但是在此背景下，病理性夸大自体也被加固了。在一个更高、更适应的层面上，病理性夸大自体的功能得到更好的使用，且成为在治疗中进一步改变的防御。

在这些后面的个案中，在症状上的明显改变是在会谈外所发生的，同样在会谈内严重的混乱也有所下降。然而，也有微妙却顽固地对进一步改变的阻抗。和这些病人在总体功能上的经常是让人印象深刻的改善相匹配，会导致治疗师得出结论，这是病人在治疗中所能达到的最大结果。在这样的个案中，治疗师会转向结束。潜在的建议是，如果病人持有自恋性人格结构，可以预计病人会在保持亲密关系上有困难，病人可以在后来的进一步治疗（即使是在标准精神分析*中也是有可能的）中去解决。

进入治疗后期阶段的主要障碍

自恋性特征

就像在前面所提到的，有自恋性人格障碍的病人，他的功能在外显的边缘性水平上——典型的是在治疗开始时呈现，满足 DSM-IV-TR 标准（美国精神病学学会，2000），既是边缘性人格障碍也是自恋性人格障碍，或甚至更可能满足恶性自恋综合征的标准——这些病人在治疗外的时间内会在功能上有戏剧化的改善，在会谈内甚至会明显地降低暴力、偏执或不诚实行为的强度，这也是他们在用一种微妙而刻板的方式来加固他们的病理性夸大自体。他们会利用很好的改善来显示出他们能做得很好；在一些个案中，他们甚至会坚持他们的改善完全归因于他们自己的工作，他们不亏欠治疗师任何东西。他们不是愿意待在治疗情境中而很长一段时间都没有任何进一步的改变；就是愿意结束治疗。其根本原因是他们认为自己已经有很好的功能，已经没有任何重要问题还没有处理。

当然，到这个程度，他们没有了症状，且在他们的社会生活、工作和

---

* 标准精神分析（standard psychoanalysis），指的是一周进行 3～5 次会面、持续多年的分析。系统分析所有的记忆、移情、阻抗、欲望和梦境，其中分析师保持较为严格的中立性、被动性和隐身性。——译者注

学习中功能良好——或许甚至能够建立一些亲密关系——这是同意病人对自己的状况进行评估的很好的理由。然而，考虑到亲密爱关系能力方面的预后反应，也考虑到这些病人所呈现的和伴侣加固关系的困难，或甚至是在工作或学习上充分投入的缺乏存在着的危险，无法保证他们未来对自己的满意和有效性，所以只要观察到仍然有进一步的改变，就值得继续治疗；即便结束治疗，也要强烈建议：如果未来若有这些问题中的任何一个问题呈现，病人应该寻求进一步的治疗。而在有管理医疗（managed healthcare）情况下，治疗师这样的态度几近奢侈。从长远来看，如果未解决自恋性病理的病人不是用非戏剧化的方式来破坏他们的生活；精神分析性治疗能区分满意且成功的生活与在工作和亲密关系中不断重复的失败之间的不同。

抑郁性移情和无意识的内疚

在治疗后期阶段的另外一个并发症是与改善本身相关：从主导是偏执性移情群落移动进主导是抑郁性移情群落，被帮助后的无意识内疚发展（"我不值得这些"）和回避进一步改善的无意识倾向，作为目前已经获得的改善所支付的代价。接下来是两个例子：

一位有严重自残倾向的病人，完全丧失了学习或工作的能力，并有极端的性抑制，她习惯性地将自己局限在家里或精神病医院。在经过几年治疗后，她能重返学业，成功地获得一份专业性职业，并结婚生子。尽管如此，她继续存在严重的性抑制。现在，她感觉她对进一步探索没有欲望，这反映了她无意识超过兄弟姐妹得到胜利的内疚，因为她不能比他们中的任何一个做得更好。

另一个病人，她在治疗期间已经解决了严重反社会倾向，在强大的抑郁性移情发展到中期的时候，她决定嫁给一个有慢性身体疾病的男人。这个决定会迫使她承担起主要照料的功能，因此，这限制了她的生活，与此同时也明显地限制了她获得一个安全的社会化和经济化状况的可能性。这个病人系统性地避免与一个能呈现出更加满意选择的男人来建立关系，她感觉到自己无法抵抗地会吸引到有明显残疾的男人。

这种类型的出于无意识内疚的负性治疗反应（表9-2），需要与出于典型自恋性病理对治疗师无意识嫉妒的负性治疗反应区分开来。这种区分诊断通常在心理治疗的早期阶段得到解决，可以沿着我们已经建议的思路进行诊断。前后矛盾的是，在治疗后期阶段正常超我功能的发展会带来重要的并发症，需要警惕和解释在移情中作为明显受虐性倾向的出现。这是特殊形式的负性治疗反应，也是特殊形式的采用了受虐移情方式的无意识内疚。移情中这些发展的主要动力既包括强烈的前俄狄浦斯对母亲样客体进行攻击的内疚，也包括俄狄浦斯的内疚。这种内疚是与俄狄浦斯冲突和竞争出现相关的成功和改善所带来的内疚。

临床上，会谈内或病人外在生活中这样受虐的付诸行动，与阻止病人获得进一步的改善是匹配的。病人会采用厌烦感觉的形式、丧失进一步学习的动力或无意识努力让会谈变得空洞，以至于让治疗师失去对病人和治疗的兴趣。如果这发生在明显治疗性改变和相关的长期持续的治疗背景下，会导致已经获得最大效益的错误假设。治疗师会错过病人无意识地努力让关系变得空洞的自我挫败的并发症，因为病人会感觉不值得拥有一开始治疗所提供的满意的关系。

偏执性移情的激烈化

有一些发展——尽管他们对于整个治疗目标是非常重要的、正性的——会短暂地作为攻击出现，以求来自治疗师的特定关注。有明显反社会人格特征的病人的一系列发展包括偏执性移情的强化。过去表达性的精神病态性移情已经在会谈内被修通了，被转化为偏执性倾向。这通常被治疗师作为正性发展来感知，因为过去在病人与治疗师之间的距离和空洞的情绪接触，现在已经被强烈的原始性的偏执性行动所替代了。

然而，在移情中偏执的发展会退行到一个点，在移情中幻想发展会发生在治疗的后期阶段，需要在这点上使用与现实不一致的方法。这种方法要求仔细地探索病人是否在移情中发展了怎样的妄想性确信（delusional conviction），或是否病人依然能觉察到自己的偏执性幻想实际上是幻想。如果是前者的情况，治疗师随后要让病人知道，关于这个特定移情议题，病人可以有完全相反的确信（治疗师应该强调自己不会尝试确信病人采纳的不同位置，而只是会对分析情绪性关系感兴趣。当不一致的对现实的解释发生碰撞，就好像有一个正常的人和一个完全丧失理性的人在房间里，此时情绪性关系会发生演变）。在移情中对现实的不一致解释会导向对精神病核心或精神病性关系的分析，当让这些实际的现实开放或悬浮的时候，这些关系应该被探索。这个方法在降低偏执性退行和严重施虐受虐性移情方面是非常有效的，后者在移情中会和前者达到形成一个相似的妄想点。

在治疗后期阶段的技术性方法

系统性地分析主导移情发展（例如，逐渐地、逐步地解释性整合分裂出去的移情和它们相反的部分），这一需要依旧是在治疗后期阶段的主要技术性策略。在这个治疗阶段，对每个相互分裂开来的理想化和偏执性移情的整合机会进行关注是主要关注的方面。这个方法的有效性会被作为抑郁性移情加强的标志，伴随着病人和治疗师之间的情感关系深化、情感性回应的整合和成熟、对关系持续性的忍耐以及在相互分裂开来的客体关系之间突然性转换的降低。

在这一点上，更多影响分裂内在心理结构的广泛证据可以在病人生活中看到。除了在与治疗师关系中看到的分裂之外，在治疗中的讨论会导致病人生活全部片段的出现。这些片段是在病人越来越多地详尽描述病人自己的过去和现在生活的时候，那些已经被忽略的或还没有被整合的部分。例如，病人会在学习、工作或职业中上演重要的自毁模式；与同事、下属以及老板之间的人际关系会充满挫败的一般受虐模式。除此之外，延续兴趣和以前不可能承诺的新领域，因为身份认同混乱综合征现在已经被全面地探索了。病人与自己更广的社会和文化背景的关系——病人与文化、宗教、艺术以及智力的兴趣与追求——尤其是，病人与亲密伙伴更加复杂的关系开始在会谈中引起治疗师的注意。

第九章 治疗后期阶段和结束 299

　　一位病人在她自己接受治疗期间，有兴趣发展成为一个艺术治疗师，于是开始进行相关的学习，并在一家精神病性治疗中心被雇佣。然而，这个兴趣是建立在病人所感知到的对治疗师正性品质认同基础之上，发生在病人充分地整合理想化与迫害性内在表象之前。无意识地，病人带有破坏性意义来模仿她所相信的大部分心理健康专业所面向病人的"虚假的"兴趣，病人也在工作中投入了这样的兴趣。对她的工作缺乏真正的承诺，导致她在精神病医院失去了她的工作，因为她与病人们之间不合适的互动，包括与病人们分享非法的药物。在心理治疗过程中，负性移情的付诸行动，尤其是精神病态性移情，包括对剥削的预期，都被探索和解决。病人对艺术治疗的兴趣演变为对这个领域真正的承诺，而不是只反映她自恋性的满足。在治疗的后期阶段，她再次回到了这个艺术治疗领域。在这点上，她与个体病人工作的有效性，就如同她与团体工作的有效性一样，这吸引了她所工作的研究所负责人的注意，负责人资助她进一步在相关的治疗性活动中进行特定培训。最后，她在她特定的领域内成了一个受到很高尊重的治疗师，而现在她对此领域的态度和起初促使她向这个专业方向走的动力非常不同。她从特定精神病态性客体关系的付诸行动，发展到现在关心或专业探索的新领域，这说明她心理空间的扩展，同时她对这个新领域的积极调整占据了治疗后期阶段会谈的重要部分。

　　治疗师不断地再检查在自己头脑中的一切是非常重要的，检查与任何特定病人进行接触的日常工作，是否将自己引导到了关于病人的整体冲突、生活状况以及潜力等方面的狭窄观点。换言之，对于治疗师来说，重要的是要抵抗很麻痹地接受了病人是什么样子，随之而来的对治疗目标的微妙限制。治疗师应继续再探索病人所呈现的和潜在的未来功能（future functioning）。与此相关，病人在会谈内学习和病人在会谈外使用这些学习之间的联系变得非常重要。在每次会谈中普遍的不耐烦的态度（相对于自满），与长程治疗带着巨大的耐心修通主要问题相结合，是非常重要的。每次会谈的不耐心会导向治疗师保持工作的动力，与病人敏锐地学习到如何在会谈中保持平衡是相反的。治疗师的这种不耐心是对治疗师自然地倾向放松的保护，放松是因为事情看起来都会进展得很好。

我们上面提到可以更直接、更少一些谨小慎微来进行解释性陈述的可能性。这伴随着越来越多的对会谈内和会谈中间病人工作的关注。从某一点上来说，更复杂和高级的神经症性移情会出现，例如典型的对其他病人的俄狄浦斯的恐惧和幻想或竞争，反映了俄狄浦斯结构化（oedipal structuring）。治疗师需要警惕，对这种高级神经症性移情关注的事实，是需要暂时地放在一边。目的是为了将注意力集中在对原始性移情的攻击上，这通常比现在发展得更详尽描述的移情要更占优先地位。精神病态性移情需要在偏执性移情之前被解释，偏执性移情需要在抑郁性移情之前被解释，这是整体的原则。这个原则在治疗的后期阶段是特别地正确。

除此之外，关于病人材料的新的方面会得到相对更重要的关注。起源性解释会与无意识所呈现的无意识的过去相联系，这在对现在和过去的经验有越来越多自我反思能力的背景下，对整合病人过去生活的历史有帮助；病人越来越多的反思能力也会对他人进行越来越多深度评估方面有明显帮助，尤其是在与性伙伴以及一般亲密朋友关系的背景下。梦的分析现在应该更多采用经典的方式，要求病人针对梦的显意进行自由联想，将这些联想与病人对梦的风格进行沟通相联系，也与那点上主要的移情相联系。也就是说，一个完整的梦的分析，相对于使用在治疗早期阶段的部分梦的分析而言，通过这种方式，显梦的部分被选择作为整合移情解释的元素（Koenigsberg et al., 2000）。

病人对在周末、度假期间以及未预料的生病所造成的对治疗的中断期间所发生的与治疗师的分离反应，需要被仔细地探索，因为它们也说明进入主要抑郁性移情反应的进步。在治疗早期阶段对分离的反应会采用严重分离焦虑、惊恐以及攻击行为的方式。有选择的是，对于自恋性病理的状况，它们会包括对依赖治疗师的完全否定，相反，病人离开治疗师的倾向是感觉被丢在后面的相反行为。如果有朝向内在整合的运动，这倾向于抑郁性地淡淡的分离反应，带有哀悼的过程和悲伤孤独的感觉，而不是惊慌被抛弃和被虐待的感觉。反过来，对这些分离反应的系统性分析进一步会帮助整合分裂开来的原始性移情；帮助病人前进到自我认同的整合；也会帮助病人为治疗结束的反应做好准备。

结　　束

TFP 结束的议题与整个心理治疗相联系，因为病人接受结束的方式是病人获得的内在心理结构已经达到一般水平的基础性标志。到这个程度，结束必须要面对的就是分离的动力。我们从治疗刚开始的时候，对病人所有中断的反应进行讨论，如周末、度假、节日和疾病所导致的中断，就已经开始对结束心理进行工作了。病人反应的特征总是给我们一些线索，让我们看到病人在疾病的严重程度上处在什么位置，以及病人在心理治疗中的进步。通常，对分离反应的不同水平，反映了病人内在世界分裂或整合的程度，会在下面一个部分中进行描述。这些反应给了治疗师一把钥匙，来判断病人对结束什么样的反应是到达了结束的点。

理论背景：正常和病理性分离

什么是分离的正常反应？如果个体与一段有意义的关系分离，当然会有丧失的反应，越是确定性的分离，就越是有更严重的丧失体验。这是一个哀悼的反应；原型（prototype）是哀悼某个自己所爱的人的丧失。在哀悼过程中意识与无意识发生了什么，这在精神分析理论中已经进行了探索。在弗洛伊德的论文《哀悼与忧郁症》（*Mourning and Melancholia*）（Freud, 1917）中，他描述了正常和病理性哀悼之间的不同。他得出结论：正常的哀悼包括一段时间的对丧失客体的悲伤和正常的没有内疚的抑郁。如果某人去世了，我们是悲伤的，然后我们会经历一个对丧失客体内摄的过程，在我们自己头脑内部对这个人重新进行构建。这个重建会发生在所有我们丧失的喜爱的事物上，用某种微妙的方式，我们在某种程度上变成了丧失的客体，或接管了丧失客体的一些特征。这个过程同时伴随着对活着的自恋性满足，相对于已经过世的人来说，我们还存在。对丧失客体的内摄和对自己活着的自恋性满足的结合，逐渐地允许通过哀悼的过程得到修通，在6个月到一年后结束，恢复到正常状况。

相反，弗洛伊德提出，在病理性哀悼中，抑郁是非常严重的、持续时间更长、是以内疚的感觉来完成的。这个内疚与无意识对丧失客体的敌对和矛盾相关。也是对丧失客体的一种攻击性表达，在它丧失之前，直接地（可能是无意识地）指向客体自身。现在，作为努力认同和内化丧失客体过程的一部分，攻击是直接地向内的。正常哀悼失败是因为过去直接指向外在客体的攻击现在直接指向了自己。内疚与对现在要与自体认同的丧失客体的攻击相联系。这些自体攻击阻止了正常活着的自恋性满足，带来了无尽的痛苦。

弗洛伊德的理论被梅莱茵·克莱因（Melanie Klein）进行了相当彻底的调整——这种调整和对边缘性病人治疗有关——来理解分离焦虑、在治疗结束时正常的和病理性的哀悼反应。克莱因（Klein，1948）提出，在正常哀悼中，有一个发展阶段的重复。在这个发展阶段中，对客体原初的理想化与迫害性关系的分裂可能被超越，有一个全好与全坏客体表象和全好与全坏自体表象的整合。原始防御分裂的操作和相关的机制通过整合克服了，并带来了完全的觉察；觉察到一个人本身不会是全好或全坏，而是好与坏的体验和特征的混合体。这个进步超越了分裂，呈现了从偏执性心位（与原始破坏性客体有关联）到更加成熟的抑郁心位（这包含了对好与坏混合的接纳，以及对原始性全好客体的哀悼）的变化。

重要客体，最原始的是母亲，不是一个全好或全坏，而是一个混合体；所以，会认识到某人所表达的攻击是因为感知到朝向不是全坏缺失混合客体的攻击。投射机制在那点上减少了——一个人不会投射所有的攻击和感知到攻击全部来自外面的，而是能认识到自己的攻击。在这点上，有能力把内疚作为正常情感来发展，结果是包含在理想化自体和理想化客体丧失中的好与坏的整合。克莱因提出，这个整合从生命第一年的一半就开始发生了。

当某人自己的攻击被认识，客体要求和禁令的方面就不再被感知为来自外界的攻击，而是被当作必须要完成的要求被内化到自体中。通过这样的方式，超我第一原始层面——内化的要求和禁令——建立起来了，用原始超我的形式内化的客体方面的要求是内疚这些情感的来源。根据克莱因的观点，内疚的情感不是像弗洛伊德所说的那样直接指向内化的客体，而是指向自体；因为自体被认知为是对客体有攻击性的。这个客体有时候会被感知为全坏。实际上，这个客体好与坏都有。

同时，出现了既不是全好也不是全坏而是再次整合的对所爱的人充满矛盾的内在客体的加固：够格的母亲的稳定内化，够格的母亲是更现实性的，会激发出矛盾情感的，但是爱的存在是强过对她的愤怒或攻击的。通过稳定的内在客体让外界客体回复原状，会带来一个提供安全和给自体带来内在安全感与稳定感的客体表象的内在世界。同时，在这种抑郁状态中，母亲依然在那里、在外界活着。她没有丧失，她现在只是被通过不同的方式感知到。

内疚的情感导向与母亲修复关系的愿望，想要做好事情的愿望——克莱因把它称为修复，她把它作为一般升华倾向的来源。满意的情感在这点上会成为普遍性的情感。与此同时，还有与外界客体建立好关系的渴望，尤其是因为死亡是一个真实的丧失，内疚可能会被过分地增强。作为对内疚的次级防御，会有一种躁狂的胜利（manic triumph）（躁狂不是临床所描述的感觉，而是在精神动力上的感觉）。其会演变成为一种从丧失客体中确定的某人自己获得自由的无意识愿望，用一些其他关系来置换内疚，其他关系是作为一种从丧失和内疚的痛苦中解脱出来的方式。也许还有会想发展新的好客体关系的希望。上面所总结的是梅莱茵·克莱因关于正常哀悼的观点。

根据克莱因的观点，病理性哀悼不仅仅是对真实丧失的病理性反应，而且也是构建抑郁性疾病的动力。指向丧失客体的攻击会变得如此强烈，以至于丧失客体会内化成为有施虐性特质的超我，导致对自体的施虐性攻击。换言之，病理性内疚的情感会获得幻想性的、不同寻常的特征。遭受病理性哀悼过程的个体，会感觉自己是世界上最坏的罪人，可能会达到妄想的极端。个体有一个残酷的超我、完美的要求、对所有本能冲动的仇恨。同时，攻击是通过毁灭好客体的感觉来完成的；所以，所毁灭的不仅仅是自体的好感觉，也有好内在客体的感觉。如同一个人丧失了所有的东西：不仅仅是外在的，而且内在的好客体都丧失了，这是自我攻击的牺牲品。除了内在感觉的空洞没有什么东西能留下来。对内在客体幻想性的破坏，同对外在客体的破坏是一样的，因为强烈的仇恨直接起源于对外界客体的投射和随之进入超我的内化。

在病理性哀悼中，内在空洞和丧失的感觉增强了内疚感，形成了内疚的恶性循环；因为对内在客体的破坏，加上外在客体的丧失，以及作为结果的对自体更多的攻击。作为次级防御来对抗这种绝望、内疚、空洞和空虚的感觉，个体会退行到偏执-分裂心位，也就是说，退行到先于抑郁心位的发展阶段。在偏执-分裂心位，被原始分裂防御、投射性认同和全能控制以及普遍的自体瓦解给占据了。在这些情况下，轻躁狂防御的内疚会演变，伴随着夸大的特质，如胜利感、轻蔑感、对理想化丧失客体认同的防御性感觉、全能感、对任何哀悼或需要的否定等感觉。一种安排多种关系的强迫性冲动逐渐发展出来，这是一种与现实性他人没有真实参与的轻躁狂关系。因此，对于克莱因来说，精神病性抑郁和轻躁狂是极端精神病性哀悼的表现。

弗洛伊德认为，在病理性条件下会有内疚。对克莱因来说，一直都有内疚，无论正常的还是病理性的：内疚和施虐的强度是病理条件的特征。克莱因认为，关于客体的矛盾是正常地一直都存在的；被认为是病理的，就是对矛盾的忍耐。某种程度的自体攻击总是存在；它的摧毁性本质在于正常哀悼和病理性哀悼之间是不同的。

治疗结束：正常的、神经症性的以及边缘性的组织

当一个长程治疗满意地结束，病人与治疗师分离，我们会在一个正常人那里看到什么呢？会看到一种悲伤、丧失、哀悼的感觉，而同时也是自

由和幸福的感觉；个体已经准备好要独立开始新生活——看起来非常像弗洛伊德所描述的正常哀悼。这是一种悲伤，但不过度；病人有一份对从治疗师那里所获得的一切的感激，就如同现在他可以独立开始新生活一样的感觉。

在神经症性人格组织的情况下会发生什么呢？过度的超我压力和过度的内疚在哪里呢？在这里的哀悼会更加强烈。有一种强烈的悲伤和对治疗师的理想化，不值得得到所有爱和所接受到一切的感觉，倾向紧捉住不让他人离开的关系，带有主要的过分悲伤和理想化。在这样的情况下，我们看到克莱因所描述的一种温和的病理性哀悼反应的方式。

对于 BPO 病人会发生什么呢？即使是微小的分离——治疗师因为疾病、度假或假日而不在治疗中——通常也会激发严重的分离焦虑。代替悲伤的是强烈的被抛弃的焦虑和恐惧，这是病人所体验的。这是即刻的偏执性－分裂心位的表现。对正常矛盾无法忍耐，因此，问题是保持了一个良性内在意象。悲伤是缺少的，因为这些病人没有整合到抑郁心位，抑郁心位会使失望客体的正性意象成为可能。分离焦虑会立刻被病人解释为从治疗师那里而来的挫败结果。这种解释呈现了来自客体的攻击，客体已经离开了。客体通过离开成了一个破坏性客体。

治疗师的离开被病人无意识地体验为一种攻击，攻击创造了一种面向坏客体的反应性暴怒。这种暴怒是直接地，不仅仅指向外在客体，也同样指向病人的内在表象。治疗师的好意象被报复性地毁灭了，留给病人的是什么都捉不住。所以，病人感觉到攻击、陷入暴怒之中，也在内在被倒空了，就好像病人完全地失去了治疗师。空洞的感觉是因为害怕来自治疗师的报复而产生的，因为病人对治疗师的暴怒而害怕治疗师知道后产生报复。这种恐惧也提高了丧失的感觉。还有被虐待的幻想、恐惧暴怒会导致受虐待。在一些更极端情况下，这会演变成碎片样的情绪体验，导致一种精神分裂性的空洞和冷漠。

对治疗师离开的更加严重的反应是来自自恋性人格的病人。在这种情况下，病理性夸大自体和防御对抗依赖，会表现在即刻对治疗师进行保护性贬低中。对治疗师的这种贬低，被建立在恐惧基础上隐含的偏执性移情所掩盖，这种恐惧是因为投射性攻击而产生的。这像一种对丧失的躁狂反应的性格特征派生物，这在本章的前面部分提到。这种突然的对治疗师的贬低，会被病人完美地反映为感觉良好，而不会感觉到任何东西或感觉自己不管怎么样都从来不需要治疗师。典型的是，这些病人对分离没有反应。

在这样的情况下，就好像病人在治疗师离开期间，已经把治疗师锁在壁橱里面。即使在一个延长的离开之后，当治疗再次开始，病人打开壁橱让治疗师出来。一个病人对治疗师离开两个月毫无反应，在重新开始治疗的第一天说，"继续我们上次会谈我所讨论的……"。另一个自恋性病人说，"我听说其他病人想念他们的治疗师。我一点也不想念你。我喜欢你；你是一个好人，但是如果你明天死了，我的意思是，我会很生气我失去了所有这些时间，我必须要寻找一个新治疗师，但我不会特别感受到什么。"

技术性干预

对这些分离反应的技术性干预好似什么呢？不论何时观察到这些反应，它们需要被探索和分析。对这些反应的成功探索和分析贯穿整个治疗，帮助病人为治疗结束做好准备。

一个接受 TFP 治疗的边缘性病人，从治疗开始就带有强烈的恐惧，恐惧某一天治疗会结束，这对她来说会是一个巨大的灾难。这个病人有严重的典型的边缘性病人的分离焦虑。在这些阶段的重复性地对移情的分析（焦虑、暴怒、空洞和恐惧的结合）最后将她的反应转换成为神经症性范围——中等的抑郁性反应——同样的原因却降低了她对结束的恐惧，并开始为结束做准备。

在结束期间对分离的分析

什么是哀悼反应和分离焦虑水平上的技术干预呢？首先，需要诊断病人所在的主要功能水平，而不是自动化地假设所有的病人都有分离焦虑。实际上，有病人没有分离焦虑。第二，需要分析病人对分离的任何反应——周末、度假、疾病——根据潜在地存在于病人抑郁、焦虑或暴怒感觉的无意识客体关系而言。

例如，在神经症性抑郁反应的情况下（在TFP的结尾，我们希望病人会在这个水平或更高水平），围绕着治疗师的悲伤消失了，这需要根据病人对分离丧失有贡献的无意识内疚情感来进行探索。这种内疚情感可能是根植在病人不足够好或不能过度地对治疗师有所要求的信念上。我们必须分析抑郁性焦虑，它们可能与那些我们在治疗结束发现的更加强烈的情感非常相似。病人躲藏在抑郁背后的幻想是：病人有太多要求不值得拥有一个好治疗师。在治疗结束的时候，病人感觉他不值得自主或健康——治疗师真的必须停止治疗，因为病人的要求耗竭了治疗师。病人相信自己是一个负担。在病人的头脑中，治疗师值得从自己这个不可能的病人中获得休息。病人感觉自己没有权利拥有这么好的治疗师，也不值得在治疗的结束的时候长大变独立——这暗示了治疗师的死亡。

在边缘性病人中，对分离焦虑的分析通常会揭示病人幻想的内容，这真的是从治疗师而来的攻击；在于治疗师这一方的不负责任。暴怒投射到治疗师身上，同时也平行地投射到病人感觉自己被抛弃的情感。治疗师只是对自己的幸福感兴趣，当治疗师去满足自己的欲望时，就将可怜的病人抛在后面。病人对治疗师有暗地的仇恨，无意识的愿望是毁灭治疗师的度假——使治疗师对离开病人、将病人孤单单留下的每一步都感到内疚。

治疗结束对分离的分析

任何分离都与无意识暴怒演变有关，因为分离会被体验为一种攻击，是对好治疗师意象的无意识破坏——导致一种很深的内在空洞的感觉——这需要在治疗过程中被探索和修通。这包括对病人怀疑治疗师有坏企图的探索、对治疗师好生活的愤恨和嫉妒的探索、对破坏愿望的探索、在病人内在治疗师好意象的感觉被病人自己的仇恨反应所破坏的探索。

许多病人将偏执性和抑郁性焦虑混合在一起，通常的原则是在解释抑郁性反应之前应该先解释偏执性反应。如果首先解释了抑郁性焦虑，偏执性反应会倾向于进入下面，对病人没有实质性的帮助。相反，如果先系统性地分析偏执性反应，抑郁性的焦虑会加强——像客体丧失后会变得更加有价值——那么抑郁性焦虑会更明显，可以被探索。因此，在所有分离当中非常重要的是分析病人关于治疗师离开的幻想，病人的幻想是因为治疗师的冷漠、贪婪、麻木不仁或私下地对病人的轻视——这是病人典型的偏执性幻想。与典型的抑郁性幻想相对照——病人的幻想还可能认为分离是由于治疗师变得耗竭了，或治疗被病人破坏了，或因为治疗师不能忍耐病人的攻击或邪恶。

面向治疗师的矛盾

在所有的状况中，帮助病人忍耐自己面向治疗师的矛盾，分析相互分裂的客体关系与对矛盾的忍耐的联系，这是边缘性病人治疗中的典型方式。这对病人的帮助是非常重要的。重要的是忍耐哀悼的过程，允许它们的发展，不要试图消灭它们，或人工地夸大它们。重要的是意识到它们是不可避免的。有时候，治疗师选择逐渐地降低治疗时间的频率让病人适应分离，这个方法是不可取的。理想化的技术是保持同样的治疗强度直到结束，在治疗结束之前尽可能多地修通分离焦虑和哀悼，理解在治疗结束前病人必须要经历一段时间的哀悼。在治疗结束前越是能高强度地分析分离焦虑和哀悼反应，病人就能自己在治疗结束之前更快地修通它们。重要的是记住哀悼反应是成长体验。他们重复他们成长的体验，离开家去大学读书，每个人都有潜力处理这些成长体验，即使没有经历过像死亡、分离或抛弃等严重丧失的个体也有潜力处理这些成长体验。因此，个体能区分分离的反应、结束的反应、进入偏执和抑郁或（依次是）分离焦虑和过度的哀悼反应。

治疗师的反移情

治疗师的反移情通常是一个非常好的标志，是看清某点上病人移情主要特点的标志。当有一个主要的对分离或结束的偏执性反应时，反移情可能会是对病人的偏执性反应。治疗师会感觉治疗的结束意味着病人从治疗中逃离，贬低治疗，否认自己病得多严重，病人必须想要通过结束治疗来攻击治疗师。在这样的情况下，当移情主要是抑郁性的时，反移情可能主要也是抑郁性的。在分析病人的反应之前，治疗师会感觉自己像辜负了病人，病人值得接受来自治疗师更好一些的部分，治疗师的确是在抛弃病人，治疗师应该爱病人更多一些，应该更早、更好地理解病人，病人有权利感受失望。或者，在病人对治疗进行自恋性贬低的情况下，治疗师可能发展出自恋性防御来防御自己的反移情，考虑到病人是无望的、不可能的。简言之，发展出内在对病人的贬低。

出于操作性目的，提前为治疗结束做准备、预测和通知病人现在病人处于治疗的什么位置，这一切总是很重要的。在任何延长的心理治疗中，当决定治疗结束来临的时候，理想化情况是由病人和治疗师共同决定，这时至少应该在结束前提前三个月时间。在遇到已经与病人在心理治疗性关系中工作了一年或更多的时间，而又需要转介病人的时候，也需要提前三个月的时间段。治疗持续了几年，理想化的方式是结束前应该安排至少6个月的时间。重要的是要观察病人对治疗结束将要发生需要做决定的反应，在没有获得来自病人的材料之前，不要试图形成解释。这意味着应该很好地提前设定结束的日期，在长程治疗中也应该用一种预测性态度提前设定要离开而导致缺席的时间。

治疗结束的时机

我们什么时候结束治疗？很明显，理想的情况是当症状都满意地解决，尤其是有明显的人格改变，治疗和生活的目标已经达成：在爱、社会关系、工作、除了对解决特定症状之外的创造性等方面的改善。从实践上来说，治疗师必须评估正在进行的基础,是否最佳的治疗目标已经达成。

在扩展的僵局情况下,当不能决定病人是否达到了最大收益,或僵局是否已经被解决,对移情和反移情的细心的评估会提供答案。扩展的僵局是咨询督导的理由,而不是做即刻结束治疗决定的理由。通常,次级获益还没有充分被分析的情况下,治疗倾向于替代生活、对结束治疗有巨大阻抗。在这些情况下,对次级获益的分析和对治疗替代生活的分析,是治疗工作的核心;也是为治疗适当地结束做一部分准备工作。

第十章

常见治疗复杂情况

治疗复杂情况（treatment complications）是发生在当原始潜在冲突被付诸行动、威胁到吞没治疗、让治疗出轨或结束治疗性过程的时候。尽管这些治疗时刻具有让治疗师如此地焦虑，以至于很难开展探索性治疗的潜在可能，但是，当能被技术娴熟地处理时，它们将提供重要的机会来推进治疗的工作。在处理这些复杂情况的时候，治疗师在操作层面上，从打电话给病人家或与家庭成员进行沟通的意义上来说，治疗师会变得更加积极主动；在技术性层面上，提高了解释的速度，或做更深入的解释。处理这样的危机，包括加强对治疗框架的维持，或包括短暂地偏离技术性中立。

尤其是在治疗早期阶段，病人的冲突是更频繁地通过行为来沟通，而不是通过语言。除此之外，在早期阶段，分裂和投射是特别地强烈，创造了一种治疗师可能会不时地被当作危险的、剥削的人的情境，没有对其他特征的整合来柔化这个观点。在这个设置下，病人对治疗的参与——对问题领域的讨论（人际间冲突、自毁行为、抑郁等）——通常是受限在病人已经觉察到的思维范围内。性格病理——尤其是内在分裂——是如此基础性地构成和决定了病人对他没有觉察到的世界的体验；病理性结构是病人主观性现实的结构。这种紊乱的深层水平——心理结构的障碍——起初在病人的行动中是最明显的，需要特别地关注这些行动和治疗性互动。当病人的行动威胁到出轨或结束治疗，深层理解的机会是与威胁密切相关的；因为威胁是强烈情感在治疗中被激活的信号，通常是在病人内在分裂从意识层面在保持紊乱自体或客体表象缺乏有效性的时候。在很大程度上，当处理治疗危机时，病人内在世界可以被观察和探索。危机时期，有效治疗师干预的关键是提升治疗师积极参与的水平，这会让很多不熟悉移情焦点治疗（TFP）的治疗师感到惊讶。

在病人明显地降低初始的付诸行动水平前，危机会在治疗中很早就发生。这样的危机包括调整治疗框架的成分，来看看治疗师是否能坚守或抛弃在治疗合同设定中所设定的界限。治疗师坚守界限可以让病人安心。危机也会发生在病人还没有适应治疗框架之前。危机也与治疗打破了原始性防御机制不稳定平衡的时刻有关（例如，当分裂和攻击性情感投射开始失败）；或当病人生活的混乱已经足够安定下来，可以让病人有意识地体验在世界上让他感觉空洞和丧失的身份认同混乱。比起病人在自己觉察中对自己的生活方向没有清楚的感觉而言，病人会在危机风暴中感觉到更少的焦虑。

危机常以在移情中被唤起的感觉演出方式来呈现，所以，当危机发展了，要问的第一个问题是，"现在病人对我和治疗的体验中正在发生什么？这会导致病人出现……（脱落的危险、不遵循治疗合同、精神病性攻击等）吗？"就像上面所陈述的，治疗师会经常发现治疗中的危机常因病人开始有意识地体验到自己无法忍受的自体或客体表象所驱动。这种变形是为了避免痛苦的自我觉察，不希望的内在表象投射变得如此强烈，以至于病人对治疗师的体验是被负性投射所压倒了。

因为治疗中的这些时刻会倾向于引起治疗师的强烈反应（如焦虑、挫败、绝望、仇恨），对这些反应的探索需要进行仔细的管理，以免治疗师掉入病理性地与病人的相互演出当中，导致对探索性努力或治疗的一并抛弃。在反移情中治疗师的付诸行动通常会采用以下两种形式中的一种：第一种常见的反移情模式是对病人的要求只是表面地支持回应——尽管这看起来在挽救治疗——但失去了理解正在上演的客体关系配对的机会。第二种模式是由表面的中立（结构性的）构成的，而实质上是刻板和拒绝，正好回应到病人无意识地要配合参与到治疗的结束，治疗师逐渐增多的焦虑也将推向结束。

对治疗危机的管理也与通过治疗合同建立适当的框架所面临的挑战一样（见第六章和第七章），治疗师有能力与之工作，这是治疗的进展。探索性治疗需要保持理解挑战框架的动力性意义的努力，而不是让危机淹没框架歪曲治疗。

典型的治疗复杂情况

毫不奇怪的是，绝大多数常见的治疗危机（表10-1）与治疗师所学习到的（见第四章）优先主题等级在很大程度上是平行的，由于治疗危机比其他材料更优先。更不奇怪的是，绝大多数通常的危机是在建立治疗合同的时候已经讨论过的领域，由于合同意味着预告了个体病人的特征化方式，会在后面将威胁带入到治疗中，建立一些接触来处理这些潜在的危机。事实上，如果潜在对治疗的特定威胁已经在合同设定期间讨论过，在指出危机的第一步是提出为什么的问题，在此，病人制造了合同中所预告的情境。换言之，偏离合同的意义是什么。

表 10-1　常见治疗复杂情况的举例

- 自杀和自毁行为
- 有威胁的攻击和入侵
- 中断治疗的威胁
- 不遵从参加辅加治疗
- 对有边缘性人格组织和性虐待史的病人进行的治疗
- 精神病性发作
- 解离反应
- 抑郁发作
- 进入急诊室
- 住院治疗
- 病人打电话
- 治疗师缺席离开和有效范围内管理
- 病人的沉默
- 躯体化

例如，治疗师会说，"当我们第一次会谈的时候，我们留意到你已经从前面三次治疗中脱落的事实，而且我们也预测了你会在这里体验到这个冲动。我们都同意，如果你不会采取付诸行动而是尝试理解想脱落的动机是什么，这将是对你最富有治疗性的时刻。首先，我想让你清楚的是，你结束另外一次治疗而没有从中获得帮助，我认为这是一个悲剧。第二，我认为我们有机会来理解一些重要的事情，如果我们能看看在你想脱落的决定背后是什么正在进行的话。"

在治疗期间管理自杀威胁和尝试自杀

自毁和自杀行为的威胁是边缘性病人在治疗中最强大的议题，也是最常导致治疗师偏离探索性心理治疗角色的话题。如果在治疗开始以后材料很快地冒出来，这通常是病人这方的测试，测试治疗师是否能奉行病人为自己所定义的自己在合同中的角色。许多边缘性病人，即使他们能在智力上抓住和接受探索性工作的想法；但是，其功能的基础是强烈地对靠近、融合和照顾的渴望，并伴随与之交替的恐惧或愤怒。根据这种渴望，病人用治疗内付诸行动的方式偏离了他们所承诺的探索性过程，努力去看治疗师是否能偏离治疗师所设定的角色，并把此假想为是一种对病人公开关爱照顾的角色。

自杀意念想法也会代表着一种愤怒的表达、一种想控制的企图、或折磨的含义、或痛苦的标志。因为含义如此多，讨论自杀意念是探索性过程中重要的部分。当病人提到任何自杀，第一优先的是确立自杀意念是否在重度抑郁发作的背景下，这种情况要寻求其他的干预，例如药物或住院。一旦确定没有重度抑郁发作，重要的是处理自杀，既作为内在心理议题，也作为人际间关系，并努力去理解在自杀场景中攻击者和受害者的角色。要在头脑中谨记这个问题：谁在病人内在世界或外在现实中是病人攻击的靶子？在这个时间和这种人际关系背景下，自杀意念的出现起着什么功能？

最后，尽管否认自杀是多方面现象在减少，但是，在许多情况下，自杀扮演了人际互动之间的有力的逼迫——就像是一张王牌一样。

边缘性病人不可预料的行为经常意味着，自杀威胁是无法始料的来来去去。这个方面的问题在治疗设定时必须要开放地与病人和其家人一起讨论。持续地对潜在自杀的监控是必要的，尤其是与真实情感性疾病发作的脆弱的边缘性病人工作。

当自杀的慢性威胁已经成为病人生活方式的一部分时，治疗师在开始治疗前应该清楚，病人是处于慢性的自杀危机当中，这表明病人有严重的心理疾病，有明确死亡率的风险。治疗师应该表达出这些担忧，表达出参与治疗努力帮助病人克服疾病的意愿，但是也应该不给予确保成功或确保能在长期治疗阶段病人免于自杀。现实性地讨论治疗的限制是最有效的保护治疗关系的方式；免于潜在地让家人卷入对治疗的破坏，免于让病人通过减少治疗师对第三方的内疚情感和偏执性恐惧的反移情来努力控制治疗。

对病人来说，重要的是学习到他们自杀的威胁对于治疗师来说没有过度的影响力（例如：重要的是消除次级获益）。治疗师应该清楚，尽管病人死了，治疗师会感觉悲伤；但是，治疗师不会感觉自己对病人死亡负有责任，治疗师的生活也不会因为这样的事件而受到明显改变。治疗师在与有严重自杀倾向病人的治疗工作中，接受失败的可能性是非常关键重要的元素。病人无意识或意识的幻想是治疗师不能忍受病人的死亡，病人因此就对治疗师施加影响力，这需要被探索和解决。

每次企图或完全自杀包括强烈攻击的激活。攻击不仅是在病人内部，而且也在当下人际间的领域内。那些看起来对自杀病人只有悲伤和担忧反应的治疗师，会否认自己的反攻击和其他可能性的反应。向反移情感觉开放能够使治疗师将重点放在病人的自杀企图上、渴望平静上、自我直接攻击的兴奋上、报复重要他人的愉悦上、从内疚中逃离的愿望上以及包含在促动自杀的让人兴奋高兴的影响力感觉上。只有来自治疗师这方的这种类型的同感会允许病人开放地在治疗中探索这些议题。

尽管治疗合同已经清楚地定义了自杀行为是在探索性治疗框架之外，

（应该在其他设置下得到处理，如急救服务、急诊室或住院治疗），但是，在会谈中还是要鼓励病人对自杀想法和幻想进行充分讨论和探索。然而，因为病人经常不会全部地遵守合同的条件——事实上，对合同的一些挑战是常规——治疗师会发现自己需要质对有威胁自杀行动或已经有自杀企图的病人。

对做决定的指导

对于自杀威胁和自杀行为的评估与管理上的做决定过程，这里可以提供广泛的指导。诊断的时候要考虑自杀想法的强度；行动计划和伴随情感；移情的特质和治疗联盟；以及抑郁情感行为、情绪和认同的扩展。

第一个任务是弄清楚自杀想法是否是带有无望和放弃生命的重度抑郁发作的表现，或者是否是由扰乱的抑郁所带来的焦虑促使走向死亡。如果是重度抑郁发作，治疗师必须要评估抑郁的严重性。

抑郁严重性可以通过行为和意念（及因此受到影响的专注力）慢下来到了何种程度来评估，以及悲伤被一种空洞、冰冷心境并伴随主体的人格解体感所替代到了何种程度来评估。除此之外，抑郁生理性症状的存在和消失（反映在进食与睡眠模式、体重、消化功能、抑郁性情感的日常节奏、月经的模式、性渴望以及肌肉紧张度等方面），表达了关于抑郁严重度的至关重要的信息。通常，伴随着自杀想法和意图的临床抑郁越严重，危险就越确定。没有可供选择的感觉尤其是不祥的信号。

严重抑郁状态的病人，在他们控制促使他们将自杀冲动付诸实施的能力上存在变化。治疗师对这个问题的判断是基于与病人关系的品质，以及冲动性的、反社会的、不诚实的、偏执的、精神分裂样-冷淡和精神病性方面的问题是否会使病人所做的承诺变得不现实。除此之外，病人酒精和药物使用的历史也将在判断病人是否能信守承诺方面被高度地看重。

失去了对治疗师融洽感觉的病人，会变得太抑郁以至于不想沟通或开始准备自杀，这必须要被保护。针对重度抑郁的状况，治疗师应该采取积极主动的姿态，与性格特征性自杀所采取的姿态是不同的。治疗师应该推荐病人向医院住院办公室报告评估,家属要监控病人的情况等。通过治疗师对病人提示信号的警惕,这会让病人感觉放松;这会让病人越来越多地具备体验治疗师为一个帮助性角色的能力,而不是体验为一个惩罚性的或对抗性的角色;因此,会更少陷入自杀冲动的危险。

如果自杀意念*不是*重度情感性障碍发作时的一个功能,治疗师的下一个任务是确定自杀性*意图*的存在或消失。如果这个自杀意念看起来与意图相关,治疗师要提醒病人关于病人的责任,必要的时候要能得到需要的帮助(家人的动员、去急诊室求助、住院等)。如果这个自杀意念不包括当下的意图,治疗师要对这个材料进行探索。这包括聆听病人对自杀材料的联想尤其是反映在移情中这个珍贵时刻发生的事情,这将帮助理解自杀思维的出现以及它们在这个时候所制造出来的感觉:它们间接地传递的是什么?它们防御的是什么?

自杀意念想法可以是每个不同的病人和治疗的每个不同点的一个指征。对探索性治疗师最重要的是,在治疗框架内感觉到足够的安全,可以去探索意义;而不是变得如此地焦虑,且被病人和自己的安全问题(关于责任)所占据着,以至于治疗师开始进入行动模式。当治疗师发现自己变得焦虑,任务就是努力理解反移情的这个方面,与病人的内在世界相联系,来考虑治疗的足够边界是否恰到好处,而不是转向行动。

无能为力的愤怒——尤其是当病人充满幻想,幻想死亡将会使重要他人不是意识到自己的价值,就是被内疚情感所压碎——是潜在自杀的另外一个诊断的标志。在早期的初步会谈中,移情范式会尽可能出现在病人显示的一种信念中。这种信念是治疗师只有通过病人的破坏才能受到影响。

当治疗师感觉到病人的话语是可以接受的,没有特别的行动需要采取,病人也同意治疗的界限并能够持续地工作,且有意愿要开放地讨论思维和感受。如果清楚病人不是严重的抑郁,进一步探索自杀威胁和自杀行为的意义,这会揭示他们呈现的慢性边缘性状态。在此状态中,自毁思维和行动得到很好的防御,病人习惯性地适应内在混乱的状态。它们起到主导、调整或控制环境或改善心理痛苦体验的作用。

如果威胁呈现了主导、控制或调整他人的企图，治疗师必须结构化关系，以便能降低或消除企图胁迫他人所带来的次级获益。例如，自杀威胁或自杀行动不应该以延长会谈或增加见面次数给予回馈。定期地检查揭示出，这些自杀姿态企图通过激起他人的焦虑和内疚情感建立或再建立控制环境的目的。随着治疗的发展，治疗师最有可能成为控制的靶子。

随着治疗的进步，在临床抑郁消失的情况下，自杀讨论或威胁会唤起对移情议题的关注。当病人参与治疗的时候，这个议题越来越多地倾向于替换环境中其他紧急议题。这在一些情况下特别明显，这些情况是病人呈现的材料中没有慢性自毁行为的历史，但病人却能在治疗过程中发展出这样的情况。

如果病人不情愿或不能提供语言保证，保证自己有能力遵从治疗合同，或如果治疗师对病人所给出的保证没有足够的信心，治疗师必须要采取负责任的行动。在这样的情况下，治疗师要坚持病人做药物治疗咨询或入院接受适合的治疗；同时，必须要通知亲属危险所在。

积极的方法是提升治疗的结构性，这帮助治疗师感觉到更舒服；能提升更多的能力管理被自杀病人所激活的强大的感觉。那些允许自己承受超过合理的限制压力的治疗师（例如当处于理想化中的病人激活了一种全能反移情反应的时候），最后会用情绪性地自我防御的方式退缩（例如，开始思考转介个案）。这种行为对治疗的伤害，远远超过在治疗师的资源被耗竭之前维护确保设置结构所带来的伤害。

治疗师对自杀威胁最有帮助的回应是合同界限，建议病人去医院的急救服务中心接受评估(见第六章图6-1)。通过安排在他人那里进行自杀评估，治疗师剥夺了病人在自杀发作期间通过打电话给治疗师所获得的满足，也阻止了自杀威胁所带来的次级获益，因为自杀威胁会越来越多地让治疗师卷入，更多增添的会谈或延长电话对话等。就像在第六章中所讨论的，如果急诊室内科医生推荐住院治疗而病人不愿意听从这个建议，治疗师应该让病人和家人清楚自己不能为病人负更多的责任；也应该让急诊室内科医生清楚情况，以便病人不会没有治疗就离开；要么郑重地提出住院（如果真的是需要），要么推荐合适的临床工作者或治疗师。在病人刚刚拒绝在治疗界限内工作之后，就转介病人到另外的治疗师那里，这看起来不合逻辑。然而，对许多病人来说，体验到坚守治疗界限的治疗师是对他们全能控制的一种强有力的质对。这可能是第一个没有向病人投降的人，这会警醒病人意识到治疗师会坚守自己所说的事实。在有过这种体验后，病人会更准备好严肃地参与治疗和在治疗界限内工作。

如果治疗师采取的立场是病人的行动让他不可能作为治疗师继续工作，治疗师应该回到原始合同来向病人解释自己的立场；如果合适，也解释给病人的家人："我们已经与你的儿子讨论过了，考虑到他的个人历史，在与我会谈的过程中会有自杀企图，就像他在前面几次治疗中所呈现的。我告诉你，如果发生这样的事情，他需要去医院来决定是否需要住院治疗。我重申，我会等待医生的评估决定，不会见他，直到他康复出院。现在，关于拒绝住院的建议，你和他都采取了阻止他重新回到与我一起治疗的立场。"

管理有自毁威胁病人的临床案例

H女士，27岁女性，在经历了5年支持性治疗后被推荐进行探索性治疗。除了她自伤、撞头、带有自我引导呕吐的神经性贪食等症状外，她最初被诊断为抑郁，接受一位精神科医生的治疗，服用一定数量的抗抑郁药物。除此之外，她还与一位心理学家会面进行心理治疗，从两周一次变化为一周两次。治疗的主要目标是帮助她发展更好的方式来应对强烈与爆炸的愤怒感觉，这种愤怒已经中断了她与别人大部分的关系，也使她无法保持稳定的被雇佣工作的关系。

在支持性治疗期间，病人能够改善她的任务为取向的功能，作为一名律师助理完成大学学业和培训。然而，她减少自己自毁行为的目标和改善她对愤怒和人际间关系管理的目标一直难以达到。从人际间关系而言，她变得更加依赖她的治疗师，当她感觉有压力时就打电话给治疗师，她持续地通过愤怒爆发和讥讽的方式疏远其他人。有时候在她能够使用所学习到的认知应对策略来替代自毁行为时，她控制自己愤怒的能力会显示出偶尔的改善。然而，冲动性割伤和撞头等发作持续发生，导致她4次住院，有一次是因为过量服用了抗抑郁药物。其中一次住院是非自愿的。这是当她给治疗师傍晚打电话的时候发生的。她因为感觉心烦，想要他使自己安静下来；感觉到他在催她快点放下电话，她告诉他她感觉想要自杀。治疗师建议她向当地急诊室寻求评估，她拒绝了治疗师的建议，治疗师通知了警察，警察到了病人家并将她带到急诊室。

经过这样的治疗 5 年后，病人接受她的治疗师的建议，改变为与一个不同的治疗师开展探索性治疗。在新治疗咨询期间，病人对学术医疗设置的感觉印象深刻，在这里是她的新治疗师 Z 医生工作的地方，她对与他一起工作非常有兴趣。在获得了病人的历史和当下心理状态后，治疗师与病人讨论治疗合同。在合同里，他提出病人所呈现出来的付诸行动的特定方式：报告自杀想法且拒绝去寻求合适的帮助。治疗师用一种探索性的方式，解释她这样的行为会使她丧失工作能力，会导致初始急诊干预之后的治疗结束。病人说她理解这个，她意识到她原先的治疗师最终用这种方式回应，尽管他没有明确地直接解释。

在开始治疗后，H 女士表现出越来越多的急躁，她描述治疗师是"冷酷的、疏离的中立"；她控告他是势利小人，不能理解和将重点放在像她自己这样的"真实的"人身上。她经常会在治疗时迟到几分钟，一天，她问 Z 医生，Z 医生是否能为她的利益进行斡旋，让她可以将车停在靠近医院旁边的员工停车场里面。因为对她来说，由于先天有一些跛导致停车有困难，而这可以让她每次都能按时参加会谈。治疗师开始讨论这个需求，根据病人对自己与治疗师关系的观点进行聚焦。病人变得越来越生气，治疗师甚至不能施展他自己的能力帮助其按时参加会谈，毕竟，难道不是她尝试每次都能按照所期待的那样准时治疗么？难道她身体的残疾（跛，在此之前没有在治疗中提及过）不值得多一些考虑么？治疗师继续聚焦在病人的情感上，聚焦在出现的客体关系范式上：有缺陷的孩子不被照顾，甚至是被恶毒的成人所忽略。病人坚持她的请求与深层议题没有任何相关，只是一个简单的现实问题，就是她跛行，因此，不能按时参加会谈。

病人在接下来两次会谈后又重新回到这个议题，对治疗师"非人性"的回应变得越来越生气。在上次会谈后的晚上，治疗师在家接到来自医院手术室的一个电话,她委托A女士告诉治疗师,她处于危急之中需要与他进行交谈。当Z医生回电话过去,病人说她正考虑过量服药,且她事实上已经用剃须刀割了自己的胳膊。Z医生提醒她,自己在她治疗中的角色是帮助她在他们会谈的背景下努力理解这些事情。如果在危险中,照顾她的安全是她的责任。她用几乎听不到的声音问,在他的医院是否可以有床位。他说到目前他所知道的情况应该有。她问他如果自己被许可住院的话,他是否可以做她住院期间的治疗师。他回答说住院治疗师是精神病科的住院医生。电话那头出现了停顿。

Z医生打破了沉默,说他感觉到只有A女士能决定她是否能控制她的过量服药的想法,并询问她是否能理解在这种情况下她的责任并接受这个责任,或是否需要他采取行动,例如,给警察打电话,这将他的角色放在了她治疗师的位置上。她用几乎听不到的声音回答,她理解这是她的责任。

当Z医生与A女士通话,他意识到关于病人所呈现的自己无助并试图将他拖入管理病人自毁的危机中,他感觉到愤怒。对病人投射性认同的能力的敏感性——也就是说,她有能力让其他某人感觉到她内心的自己不能忍受的感受——Z医生联系到病人最近移情中的割伤自己的行为和打电话给他。他认为病人持续地感觉对他愤怒,是因为她确信他对自己残疾状态的非人性回应,她用割伤自己和打电话这样的行为方式表达自己内心的愤怒。他补充,由于她的愤怒已经如此清楚地摆到桌面上了,没有意义通过继续过量服药来表达自己的生气和暴怒了。病人用几乎听不到的声音咕哝道,"我不知道。"Z医生继续提出,在这点上继续过量服药的主要原因是为他的非人性提供更加具体的证据,但是,他提议这种行动实际上不会像逻辑上所呈现的那样,在治疗背景下来继续讨论这个信念会更加有治疗性作用。病人用一种虚弱的声音咕哝道,"也许你是对的。"感觉到自己已经做了所能做的,Z医生告诉H女士,是她做决定是否继续他们的治疗的时候了,也就意味着她要负起处理自己冲动的责任。她咕哝道,"好的。"Z医生指出她的声音语调有些不确定。他补充说他觉察到尽管她对自己所说的感觉有一些矛盾,但是他印象深刻的是她已经理解了他所说的要点。因此,他会采纳她的话语，并期望在下次会谈的时候见到她，除非她有其他的事情需要通知取消会谈。

当Z医生挂上电话的时候，他没有感觉从焦虑中完全释放出来，但是他感觉他已经做了在治疗框架内所能做的一切。要全部减轻他关于病人安全的焦虑，他必须要走出他的角色并给警察打电话，让警察去H女士的家中，因此，向病人详尽说明她让他积极地卷入到她的生活中，这让他们未来的治疗变得不确定。如果他的临床判断是她处于高风险当中，他应该这样做。然而，即使那样也不会提供保证，由于她已经体验了他抛弃她的感觉，作为她先前治疗师不情愿地对她承诺的重复，她也许会在警察到达之前伤害或杀死自己。除此之外，尽管H女士不能给他"我听到你所说的了，我会好的"这样希望的回应，但在这样的情况下很好的是，能得到H女士如此的回应。Z医生感觉到H女士没有脱离控制，能听到并考虑自己所说的话。因此，他感觉更重要且更有治疗性的是，使用他在治疗背景下的焦虑。在他与H女士对话期间，他意识到他的焦虑，至少部分是，在他身上激发的愤怒的表面信号，不但要命名它并把它带回到他们的会谈中。他向H女士展示了这个情感，她体验到太强烈或有破坏性，以至于不能"与之坐下来"，与他直接在会谈中进行沟通。如果能将它转回到框架中，不会对他们的工作造成毁灭。第二天，Z医生接到来自病人的一个电话短信说她没有住院，她会在下次会谈的时候到来。

这个片段表达了自杀意念的出现，尽管它可以被经验为治疗中的一次危机，也通常可以作为一次推进工作的机会。如果治疗师的焦虑让治疗师偏离了探索性的工作，会通过治疗师的回应表达出来，会造成更严重的危机。在这个片段中，病人最后能体验治疗师对她报告的自杀意念的回应，与她对他的愤怒议题联系在一起，并提出只要她能掌控她的行为，就在下一次会谈中进行讨论。他不会拒绝她，不管她带进治疗的情绪有多么强烈。

对长期自杀或有潜在自残的病人来说，这个潜在的内容必须要一直地被探索，并编排在与治疗师的互动中进行分析。因此，长期自杀病人通过保持刻板地沉默的方式，可以被解释为是对破坏治疗的一种努力，摧毁了治疗时间和任何康复的希望；这样会谈内与治疗师的互动就变成了自杀的等价物。这有助于对病人解释和分析。评估自杀威胁出现的背景，是管理自毁思维和行动的至关重要的第一步。

威胁性攻击和干扰

尽管边缘性病人经常直接公开攻击他们自己，但是，治疗师会经常成为靶子，遭受或多或少隐蔽的来自中度边缘性病人的攻击威胁，或来自恶性自恋到反社会范围病人的直接攻击威胁。刚开始，病人能觉察攻击程度的变化，朝向自己的攻击也是朝向治疗师的攻击。这是因为治疗师具有对病人的人性关心，因为治疗师对自己工作投入的产出，也因为渎职打官司的恐惧*。在本章的前面部分，我们讨论了理解和管理威胁到自身的危机。在这些对自己的威胁中，我们补充了一些与对治疗师有隐含威胁的想法。

首先，当与一个有严重自毁行为历史的病人开始治疗的时候，治疗师应该提出病人会伤害或杀死自己作为攻击治疗师意义的事实。治疗师必须让病人清楚，如果病人采用这种模式，治疗师会对此感到遗憾，但治疗师的生活还是会像以前一样继续。重要的是，治疗师能接受病人杀死自己的可能性。如果治疗师感觉自己不能应对这样的结果，有必要通过与督导或自己的治疗或分析来对此进行工作。如果治疗师一直感觉自己不能接受病人死亡的可能性，治疗师不应该治疗严重的边缘性病人。如果治疗师不能接受病人死亡的可能性，且开始治疗这样的病人，病人就能感受到治疗师的恐惧，以及病人会处在想要控制治疗的位置上，也会付诸行动；或者纵容自己通过让治疗师担忧自杀来折磨治疗师，并攻击治疗师。在医学院接受培训的治疗师有时候会发现接受病人会死亡的可能性更容易一些，因为

---

* 正是因为治疗师具有对病人的人性关心，对自己工作的投入，以及害怕被控告渎职，所以病人自我攻击时也就挫折了治疗师对人性的关系，让治疗师工作变得没有价值，以及有可能造成治疗师的渎职，故病人的自我攻击也是对治疗师的攻击。——译者注

他们的培训毫无疑问包括治疗是合适的但结果病人却死亡的情况。重要的是将重点放在接受病人会自杀的可能性上，这会允许治疗师更有效地工作；因此，而让这种死亡的可能性变得更不可能。

在生命受到威胁的病理情况下，治疗师降低自己关于病人可能死亡的焦虑的一种方式是在开始治疗前安排与病人和病人家人的一次会谈。这样的会谈通常会安排在初始评估完成之后，当治疗师与病人讨论治疗合同的时候安排。家庭会谈是合同设定过程的延伸，也是让家人理解对治疗和治疗师的期待。如果病人相对年轻或继续再依赖父母（如，经济上或是病人主要情绪上的联结者）的话，会谈要包括病人的父母，如果有必要的话包括病人的配偶或伙伴，或者（在一些情况下）父母和配偶都在。这样的会谈是重要的，因为家人有时候会假设病人得到治疗的保障，病人会自动"治愈了"，或至少已经不在危机当中了。这种对治疗的理想化是对病人病理严重程度的否认，如果这个魔术般的期待没有达成的话，家人也会快速地改变，用愤怒来攻击治疗师。重要的是治疗师向家人解释了病理的严重程度，对好的成果没有保证或不能保证完全消除自杀的可能性。如果家人能接受这个现实，治疗师会减少通过病人自毁攻击所带来的风险，病人也将会更安全，因为自杀的可能性动机已经被拒绝。如果家人不能接受这样的立场，更好的是让他们寻求他们感觉能给他们所寻求保证的某个治疗师的治疗。

就像自毁或自杀是对治疗师的攻击一样，从一个更加细微的方式来看，病人改善的整体失败形成了攻击。可以理解的是，治疗师对他们个案的成果有自恋性的投入。病人能感觉到这个，通过持续地显示出没有改变或改善来直接地攻击。因此，对于治疗师来说，重要的是调整态度，治疗的成果不是对自己最重要的事情。治疗师关心的是，自己能否始终如一地提供好的治疗，而不是对特定成果的投入。

另外一种更加公开攻击治疗师的方式是在社区丑化治疗师的名声，意识到这种行为的治疗师必须提出导向这种行为的动机，这通常是病人嫉妒的一种表现。在科恩伯格（Kernberg）1984年的著作中描述过一个这样的临床个案。因为这样的行为通常不会发展到威胁治疗师的幸福，正常情况下在治疗背景下就可以得到处理,而不需要考虑结束治疗。

还有一种可能性,是病人会制造一种情境,在这种情境中,治疗师真正的幸福感被以直接或间接的方式置于风险当中。有病人以跟踪他们的治疗师而出名,或在重要他人(如,男友)那里对治疗师制造负性反应,以至于那个人会对治疗师构成威胁。治疗师应该直接地告诉病人,在这样的情况下自己不能与病人工作;威胁必须停止,治疗才能继续。

中断治疗的威胁

从治疗中脱落的比率在边缘性群体中是非常高的(Yeomans et al., 1994)。这个现象是在治疗早期阶段最常见的,但是脱落的威胁在中期却不常见。这样的谈话和行为会给 TFP 的治疗师造成一种危机,因为通常更直接满足治疗的条件是让病人留在治疗中。尽管不同的因素会对脱落造成威胁(见表10-2),这些因素必须被探索到尽可能全面的程度,讨论将聚焦在

表 10-2 促使病人从治疗中脱落的元素

负性移情
- 病人将仇恨的内在表象"存放"到治疗师那里,然后试图通过离开的方式与这些表象分离。
- 病人威胁要离开治疗,作为对治疗师没有提供给病人所渴望的理想化关怀的一种抗议。

自恋性议题
- 病人在与治疗师的关系中体验到竞争和嫉妒的情感;在与他人关系中作为优越者的体验受到了羞耻,因为治疗师有能力来帮助病人,因此,病人从治疗中逃离,既为了从这些情感中逃开,也为了"挫败"治疗师。
- 病人对治疗师其他病人和其他兴趣感受到嫉妒。

依赖性议题
- 病人因为依赖的感觉而焦虑,依赖的感觉是在移情正性方面(可能会隐藏在观点后面)所发展出来的,离开治疗就是为了避免与依赖相联系的焦虑。

伤害治疗师的恐惧或保护治疗师的愿望
- 病人感觉到自己对治疗师或其他人的强烈情感(攻击的或慈爱的)是如此之多,以至于不能忍受,决定在这种情感变得更明显之前离开治疗。病人也会体验到这种充满施虐性或力比多情感的内疚或羞耻的更温和的方式。

当病人的改变被感知为是对家庭系统平衡的威胁时,来自病人家人的压力使病人退出治疗

这种类型危机的管理上。

脱落威胁会需求治疗师一定水平的积极投入，这会让许多接受分析性训练的治疗师感到奇怪，因为他们会认为处理病人没有来会谈的方式是通过等待，来看看病人是否会下次会谈的时候来。当治疗处于这样的危机中，TFP治疗师会采取更加积极的方式，既是关于在操作干预上，又是在干预的时机和深度上。有时，治疗师必须作为观察性自我的功能，因为病人会在这段时间完全地丧失这个能力。这意味着治疗师短暂地抛弃中立立场，就像在第三章中所讨论的一样。在这样做的时候，要采取一个更加积极的角色，治疗师的行动会提供一个有效的质对，质对病人被投射所卡住的位置，治疗师会被看作完全剥削性的或恶毒的。下面是一个这种角色的例子：

一位病人在一月份开始治疗，在病人生活和治疗中的当下主题之一是反映在她的偏执性移情上。她认为治疗师对她没有真正的关心，一定程度上，只是为治疗师自己个人获得的目标从她身上剥削。在接下来的十二月开始的时候，治疗师决定在新的一年每次提高10美元的费用。他向病人通知了这件事情，并补充说，他对所有的病人都是这样做的，如果病人感觉自己不能支付的话，可以考虑先不执行。病人很愤怒并宣布，在她的愤怒中有一种胜利的感觉，这是她确信治疗师只是对剥削她感兴趣的证据。她不理睬涨价是根据她是否有能力来支付的提醒，她认为这毫无意义。

治疗师尝试讨论病人对他一直努力探索她对别人的猜忌的反应。他提到他甚至考虑在他的病人中对她有一个期待，就是不把价钱变化的信息告诉她。病人生气地冲着治疗师大喊，如果他真的在乎她就会那么做，因为他可以预期到她的反应。治疗师捉住当下这个议题，并解释说因为他真的关心她，他才没有对她有期望提升价钱，这是非常精确的。对她的期望是屈从于她的病理，无论他是否是在治疗中能做到，期望世界是一个整体是不现实的，治疗她与其他人不同是因为她的深层根植着对他人的猜疑，他认为自己的工作是一种努力帮助她的功能更好，并在她的生活中找到更多的满足感。如果他与她共同避免提到她的病理而不是质对它，他不知道自己如何能帮助她。

病人说治疗师犯了一个无法弥补的错误,这使他们一起工作变得不可能,在会谈结束前5分钟,她疯狂地夺门而出。第二天,她留了一个尖刻的电话留言给他,说如果他还没有理解,她就会终止治疗,再也不回来了。在治疗期间,这个病人会定期地给治疗师在电话上留言。他们通常沟通她在会谈中的反应,例如挫败或生气。治疗师总是将这些信息作为与她情绪性回应相关的信息保留下来,因为这些信息还没有呈现任何紧急状况,治疗师也总是在等待,直到下一次会谈来讨论这些信息。然而,这一次治疗师考虑到情况的紧急,他给病人家里打电话。她非常惊讶接到他的电话。他解释说她之所以给她打电话是因为他相信情况非常严重。他进一步解释,尽管只有她能决定该如何做,但是,他的观点是:现在退出治疗是一个悲剧性的错误,因为她处于她最严重的议题之一的最激烈的时刻——世界只能提供剥削的信念;这个议题恰好摆在他们面前,是一个机会,或者是继续让这个信念不成为问题,或者尝试与之工作。病人用一种痛苦的困惑回应。她相信他是"像每个其他人一样",但是她不能理解为什么他会打电话,看起来很关心她。她同意下次继续会谈。

在下一次会谈中,病人陈述如果他没有打电话给她,她是不会回到治疗中的,他的电话让她开始质疑自己的信念。用更加技术性的术语来说,他的电话提供了外在现实的元素,这个元素质对了她投射的剥削性他人到他身上这点(病人当然能够自己扮演剥削性角色)。没有他的电话,这个投射会完整保持,让病人对自己感觉舒服,因为她从腐败的治疗中逃离出来。

许多治疗师忘记了在脱落威胁之中的一个元素,是表面上被激活的负性灌注的客体关系配对防御更深层地建立在期望与爱和滋养基础上的配对。记住这是强烈的风暴式的负性移情的另一面,可以帮助治疗师保持冷静、稳定和可用性,能够在危机期间,用一种方式去除病人的忧虑。

不遵从附加治疗

治疗框架包括附加的治疗形式，例如，参加十二步戒断会谈，或由一位饮食专家监控饮食状况。病人不遵从这样的治疗通常与诚实沟通议题相关，因为不愿意及时地报告给治疗师。因此，当这样的问题发生时，治疗师必须探索病人沟通的品质，以及不遵从的意义和结果。后面部分会呈现许多议题。这可能是一个测试，来看看治疗师是不是足够关心地关注治疗师与病人所设定的界限；这也可能是一个挑战，来看看病人是否能控制治疗师；还可能是表面上的需求，却通常是深层次悲痛的来源；也可能是一个对治疗的攻击，表达了对探索性过程的阻抗，因为这个过程激起了病人的焦虑。

与边缘性人格组织且有性虐待史病人的治疗

边缘性人格组织（BPO）的病因——更狭窄一些，边缘性人格障碍（BPD）的病因——是多方面的，从最可能多方面的发展路径到成人状况。在通往成人人格病理的道路上，有早期的性和身体虐待的准确定位不是很清楚，但是在边缘性病人这个亚群中有身体和性虐待的事实在最近调查中是非常明显的。经历了身体和性虐待的边缘性人格障碍病人的比率在不同样本中有极端地变化，但无论何处，从26%到71%（Perry and Herman，1993），甚至高达91%（Zanarini et al.，1997）。然而，也有报告说只有15%~20%的个体经历了虐待，然后发展出了精神病性疾病（Paris，1994）。重要的是在BPD病因学中讨论虐待的角色时，要考虑这些发现。

性虐待和身体虐待也代表着一系列范围不同的经验，因为虐待的行凶者、虐待的持续时间以及性和攻击的结合，对所有个案个体来说，都是有特异性的。派瑞斯（Paris，1994）的证据显示出，尽管在大量的研究中，有 BPD 病人的儿童性虐待整体比率大约在70%左右；但是，这些研究中的绝大多数没有仔细地考虑虐待的严重水平。他自己的研究探索了严重性的维度，发现30%受虐待的 BPD 个体经历了严重的有男性阴茎插入的儿童性虐待（Paris，1994）。

从案例情况来看，不但每个客观性的事件都是不同的，而且，每个个体都带着自己的认知和情感内化了这些早期经验。有创伤的儿童经验对于人格病理的形成既是初期形式也是制造者，反过来也通过病人当下的人格组织这面棱镜进行了解释。因此，在治疗过程中对这些经验的整合将会贯穿病人人格组织水平。有 BPO 的病人和那些有自恋性人格组织的病人，会在治疗期间用不同的方式体验和再造早期创伤。有 BPO 的病人更可能来表现——用极端的方式——受害者和加害者的角色。

过去（和现在）的性与身体虐待通过许多方式在此时此地的即刻移情中冒出来。对有受虐史的 BPD 病人的治疗，最重要的是态度。在这种态度中，早期经验，像其他重要的早期经验一样，被记住和整合进成人的人格结构中。福纳吉（Fonagy）和他的同事们（1996）发现，边缘性人格和成人依恋访谈（Adult Attachment Interview）中发现的丧失或创伤未解决有联系。未解决的早期经验会进入到移情。在这种移情中，病人将自己体验为治疗师手中的受害者，替代性地就会攻击和欺负治疗师。

在这里讨论的议题聚焦在与 BPO 病人的治疗上，有些清楚地有过去被虐待的历史，有些暗示他们有受虐的历史。可以区分下面两种病人：早期有性和身体虐待而抑制甚至是消灭了任何的性的病人；那些经历了早期性虐待与攻击导致成年乱交的性、通常有明显的或严重的施虐受虐特征的病人。

对有 BPO 且有性虐待史并导致病理性结果的病人，下面是治疗意义与指导的应用：

1. 在移情中被激活的虐待。对先前有施虐受虐关系的病人*来说，病

---

* 这儿指的是广泛意义上的施虐受虐关系，包括体验到在心理或情绪上的疼痛相结合的满足感，不局限于与身体疼痛相关的快乐体验。——译者注

人既认同受害者，也认同加害者，这些体验会交替地出现在移情中。在某个特定时刻，病人会感觉自己是治疗师的受害者，会将治疗师体验为一个加害者。替换的是，病人会理想化治疗师，将其他人看作加害者，并将治疗师看作一个拯救者。而在其他时刻，病人会扮演加害者去伤害其他人，通常也包括治疗师。

2. 根据这幅移情画面，治疗师的任务是将病人对受害者和加害者的双重认同带到表面。对病人作为受害者和加害者的双重认同的逐渐忍耐。当超出意识层面的分裂发生已经压倒病人的时候，这种忍耐会允许病人获得对攻击性冲动的掌控。这种发展会推进并解开在性和施虐受虐性攻击之间的纠结，导向性满足的可能性，也允许病人能深入探索性虐待的经历（如，暴力破坏的感觉、理想化父母的毁灭、作为父亲性对象的可能胜利的感觉、对这些感觉的内疚，等等）。最后，整个幅度的感觉——恐惧、恶心、兴奋、胜利——可以被整合进成人的性里面。

治疗师需要分析病人无意识对加害者和受害者的双重认同，以避免移情外冲突的置换；避免保持从迫害妄想的内化客体关系中分裂出来的理想化；以及避免在性的范围内病理的持续和在这种情况下发展出的病人性生活抑制。不同于普遍的病人的婴儿化和牺牲化的文化，我们相信重要的是治疗病人，把病人看作一个负责任的成人，以便所有来自技术性中立观点的干预会设法强调病人自我中仍然保存有推理能力、道德考虑以及做决定能力的部分。强调病人的成人自体的治疗师解释配置，是对治疗联盟能逐渐扩大的一个重要组成部分。这意味着既承认病人关于自己过去的观点；也承认病人的最终需求是与这个过去部分达成协议，而不是防御它的全面影响；通过使用治疗师作为辅助性的、保护性的形象来对抗原始性加害者。如果病人在一次会谈期间似乎进入了解离状态，治疗师可以使用基础性技术来使病人进入谈话中。

与过去受虐待的受害者这方达成协议，包括认识到焦虑、痛苦以及恐怖与对痛苦的身体或性入侵身体边界所带来的愤怒和仇恨是一样的。进一步的水平包括由施虐的和不诚实行为构成的父母形象而形成的早期超我结构的腐坏的威胁性影响。与过去达成协议，也包括认识到性和施虐的满足是过去创伤性体验的一部分，认识到它们穿越时间的重复。对过去创伤性体验的修正有许多功能，反映在治疗中的强迫性重复（Freud，1920/1958），这些功能需要系统性地被探索：掩藏在加害者背后的无休止地对理想化客体的寻找（在性受虐狂倾向的情况下）；需要通过暴力性破坏来报复仇恨的客体；将创伤性的、痛苦的经验转化为性兴奋的努力，同时，利用性满足来达到报复的目的；由于无意识对自己所感知到优越感的嫉妒而努力破坏治疗师的工作；将治疗师作为一个全能的、原始的、永不耗竭的爱与满足的提供者，努力与治疗师融合在一起。

精神病性发作

移情性精神病

移情性精神病不同于简单的移情中的偏执性退行，是指精神病扩展到移情关系外部，包括次级错觉和幻觉。这种现象清楚地开始于移情中，然后扩展到影响病人生活的其他方面。如果移情议题一直在会谈中进行讨论，这种扩展更可能发生。在与无共病病变（如，双相疾病）的边缘性病人的工作中，精神病的发作发生在治疗过程中，几乎总是与移情相关。例如，病人有一个想法，他的治疗师与病人的母亲有婚外情。他威胁要射杀治疗师，并一直带着一把枪。退行开始于移情中对俄狄浦斯冲突的分析，病人将这些投射到治疗师身上，并扩展进病人的会谈外行为中，病人带着武器开始对他母亲的家进行监视。

如果偏执性移情在会谈内用这种方式扩展，那么对治疗师来说重要的是开始靠近这些发展，就像在第四章中的"战略3"中所描述的。治疗师应该承认这些观点上的不同，并在一种不被精神病性思维吓坏的感觉下忍耐它们，控制错觉性想法的付诸行动："不管你想到什么或感觉到什么，在这里都是完全可以的，但是，如果这些想法影响到你会谈外的生活，那么你就不再能在常规行为界限内保持你自己，那么我们需要改变治疗。"

治疗师必须阻止朝向自己的攻击，或朝向第三方的攻击，必须保护病人。移情性精神病与一般精神病不容易区分；对这种状况的考验是，当与它工作并解决它的时候保持它在移情内的可能性。治疗师必须非常直接和确定。如果这不起作用，治疗师必须考虑寻求咨询、开药或坚持住院治疗。在表达性心理治疗中，这样的技术性中立的偏离需要接下来的解释。

对治疗关系的精神病性歪曲

在严重偏执性退行情况下，真正的对治疗关系的精神病性歪曲会发生，发生在治疗性会谈外没有精神病性的病人身上。这些严重的偏执性退行，在有严重的、原始性仇恨的病人身上常见。在某些特定的点，病人可能诚实地确信其发展。在治疗师头脑中，这是清楚的错觉。在这种情况下，特定的治疗会对减少移情中的精神病性退行有帮助，因此整合了分裂出去的攻击性部分。对此的技术是对不匹配现实的解释的方法，由治疗师向病人传递的内容所组成：①他们有完整的不匹配的理解或对特定状况的观点；②治疗师意识到病人对此的诚实和完全的确信；③反过来，重要的是病人聆听并能觉察治疗师的完全的确信，这个确信彻底地与病人的确信是不同的或相反的。现在，病人必须接受，或者治疗师是同样地诚实和明确地确定，就像病人对自己特定的观点一样；或者治疗师肯定在撒谎。如果病人确信治疗师在撒谎，那么，重要的是探索在诚实的病人和不诚实的治疗师之间的幻想性关系（治疗师撒谎的动机等），这自然地导向探索，或对精神病态性移情的再次探索。

作为可以选择的是，病人接受治疗师诚实的关于此种状况观点，这种观点与病人自己的观点是直接相反的。如果治疗师能非常清楚，自己不会努力让病人确信自己的观点；相反的是，治疗师会尝试帮助病人忍耐这些观点的差异，而不是必须要解决它。积极的状况是达成这样一种状况，在这种状况中，他们相互不协调的现实可以被作为一个特定的需要，这个需要是探索对沟通的打断来进行检查。探索聚焦于建立在分裂表象投射的移情中的*精神病性核心*（*psychotic nucleus*）。当这样的积极发展发生，就可能检查是什么客体关系出现在这种不协调的现实情况下，这样的体验又怎样与病人过去生活的体验相联系，例如，与一个精神病性父母的关系。在移情中的精神病性核心能这样被限定、被分析、被解决。

一位病人开始确信治疗师提议的日程改变是对自己的一种武断强加，是治疗师设计用来提升治疗师自己完全的权利和自由，以便熟练地掌控治疗师自己的时间。对病人来说，对于日常安排的小误解演变成确信的证据，确信治疗师是试图在他身上练习权利控制。病人坚持认为治疗师制造了一次对他所有承诺的全部打破，这种情况在整个一周中都是如此，证明了治疗师是武断地拿他的时间玩耍。他对来自治疗师的准确信息是如此坚持，达到了一种如此强烈的程度，看起来已经威胁到治疗的继续。

治疗师向病人指出这点，他相信病人对于治疗师武断地改变他的时间的确信是病人这方的诚实的确信，但是，他也分享了他自己的确信，病人对治疗师时间进行完全监视的需求，是一种武断地对治疗师和治疗师的时间与私人生活练习进行他的权利控制。最后，清楚的是在他们彼此的确信中，治疗师和病人对彼此都有几乎完全对称的看法，这个看法对应这样的一个人的意象，他对时间要绝对自由、傲慢地夸大以及享受每个其他人对自己的虚妄和愿望都要满足。简而言之，治疗师和病人都能够诊断出，在分析性空间存在这样一个仇恨激励性客体（hate-inspiring object），而治疗师和病人都同意它既不定位在病人也不定位在治疗师。从这里开始，发现这种状况对应着一个非常早期的、持续性的病人母亲的体验，这体验形成了一个内在自体或客体表象。

短暂的反应性精神病

虽然边缘性病人会独立于移情发展，出现短暂的反应性精神病。然而，在我们的经验中，这些精神病通常反映了移情中的极端发展，这种发展已经与会谈中的讨论脱离开来，它们与移情的联系必须被发现。短暂的反应性精神病影响病人对他人的体验，也影响会谈外的功能。治疗师应当澄清对现实歪曲的程度、它们发生的背景、所包含的客体关系以及任何明显的沉淀物。对病人或他人的任何风险都应该进行评估。

管理短暂的反应性精神病的首要任务之一，是再次检查移情和反移情的状况；同时带有一个假设，在移情中未被认识的发展在精神病思维中起着关键性作用。聚焦在会谈中的移情会产生精神病性退行的范围。对生活事件的检查，看起来根据激活的客体关系导致了精神病，这对理解这个发展有作用。对投射性认同和其他原始防御的解释会导向现实检验的改善。付诸行动应该通过限制设置来阻止。当精神病性发作将病人置于风险当中的时候，短暂的住院治疗是必要的。

药物所致的精神病

物质的变化——包括一些处方药——会影响身体的感知、大脑状态或对外界刺激的敏感性；在一些边缘性病人会产生精神病性的体验。药物所致精神病性体验包括人格解体和现实感丧失、幻视或幻听以及偏执性妄想。对药物所致精神病的管理，开始于获得病人现在药物摄入的准确数据。除了物质滥用和处方药物外，还要考虑有非处方药的情况（尤其是那些对抗副交感神经生理作用有影响的药物）。要解释药物对病人现实检验歪曲的作用。治疗师应该澄清病人对这些信息的反应；病人会选择中断这些物质么？而继续的选择应该被探索、质对和解释。有些陷入恶性循环的病人，在这个恶性循环中，起初的药物所致精神病性体验会使病人产生焦虑，病人会尝试通过自我开药的方式来消除这些焦虑体验，通过使用对抗性物质或另一种物质。

如果解释是不够充分地来解决行为，或如果病人是如此被精神病性体验所混乱，处于风险当中且不能吸收解释性干预，这时限制设置是必要的。当物质滥用已经不能被病人所控制的时候，表明需要短暂的住院治疗。

解 离 反 应

　　对在理想化与迫害者关系中严重分裂的特定表达,可以在有解离反应的病人身上观察到。解离反应表现了病人向内退缩,且停止对包括治疗师在内的外界刺激进行反应的方式。在这样的情况下,治疗师要使用最基础性的技术,也应该持续地同病人说话,假设病人观察性自我能保持活跃的程度。解离反应也会以有争议的多重人格综合征的方式表现。对这种复杂性的管理在第八章中已经进行了讨论。

　　治疗师在病人解离的状态下对激活的客体关系特征进行解释,对移情中可以替换的客体关系中分裂出来的防御性功能进行解释;推进了客体关系的逐渐细化和下降。在这样的情况下,主要的危险是治疗师在首次面对这种偶发事件时候的焦虑和混乱,尝试去通过解离性状态来引诱治疗一个不同的人,代替移情中的分裂出去的客体关系。

抑 郁 发 作

　　评估病人的抑郁表现在上面已经进行了讨论。

到急诊室就诊

　　有时候,当病人感觉不确定自己是否有能力控制自毁冲动的时候,最合适的方法是到急诊室来评估是否有住院的需要。在急诊室的评估会帮助病人澄清状况。寻求帮助而不是将冲动付诸行动,这一事实是积极改变的一个标志。在我们的经验中,很多病人在进入治疗阶段过程中,因为担忧自毁冲动的付诸行动会到急诊室去评估，会有一到两次的短暂住院。这与早期阶段在自毁行为发生*后*进行住院治疗的模式是不同的。在绝大多数情况下，当病人完全意识到自己的这些行为不会让治疗师更多地卷入自己的生活，从而不会有次级获益之后，去急诊室和住院治疗的现象就会停止。虽然如此，但是到急诊室就诊会给治疗师呈现一个两难境地。这是因为在急诊室工作的员工通常感觉院外治疗师应该对病人负起全部的责任。如果这种状况发生，治疗师要向他们解释自己掌管紧急状况会给病人提供次级获益，因此，会造成达不成预期的目标。

一位急诊室精神科医生给治疗师打电话，下面是发生的对话：

急诊室医生：你的病人在我们这里，他进来就说他感觉要割伤自己。我们怎么办？

治疗师：让我先解释一下我与这位病人的安排。他知道，如果他到急诊室，决定他是否住院治疗的不是我的角色。

急诊室医生：那是为什么？

治疗师：这个病人在许多时候有严重地割伤自己的历史，然后被送进医院。所以，我认为他有再一次这样做的风险。然而，我印象深刻的是，有一件事情，造成了这种模式，这甚至可能是主要的事情，那就是他会让他原先的治疗师更多地卷入他的生活；他们有时候会在急诊室会面等等。我已经向病人解释过，我不会以那种方式卷入他的生活，我们在一起的工作是建立于在我办公室的基础上。如果有必要的话，他可以打电话寻求急诊服务。然而，我认为让我不卷入急诊的工作是必要的，卷入进去就是在滋养其原来的模式。

急诊室医生：哦，他是你的病人。我不了解他。我应该怎么样与他工作呢？

治疗师：告诉他我们已经交谈过，我会按照在这种情况下我所说的做，我认为这是对他有帮助的；也就是说，我告诉你我所想的可能在这点上是有帮助的，但是，我不会对他是否住院治疗做决定，因为我现在不能在急诊室，也无法做评估。

急诊室医生：他想和你交谈。

治疗师：我认为这对他没有帮助。首先，我认为我不能通过电话做一个全面的评估。第二，就像我所说的，我认为这会滋养提供次级获益的模式。当你告诉Y先生我采用只和你交谈的立场，这会让他生气，他就更有可能会要求住院治疗。另外一个方面，这会向他显示我是保护我向他所描述的治疗结构的。他会发现能够在不住院治疗的情况下，消除疑虑更加平静回到我们院外治疗的。我认为你处在最好的评估他对此反应的位置上。

我还要补充的是，我认为他已经在用一种有意义的方式参与治疗。我们在四个月前开始工作，开始的时候，他说如果当他在会谈之间感觉焦虑的时候无论何时他都不能给我打电话的话，他不知道是否可以留在治疗中。然而，他已经发现他能做到这一点，当他体验焦虑的时候，他会想象我们如何讨论焦虑。我不确定他现在为什么体验到更多的想割伤自己的冲动。根据治疗，最近的主题是当去年他的女友离开他的时候，他感觉是怎样地痛苦。也许是他正深刻地体验这种情感，因为这对他来说是艰难的，他已开始真的进入到我们的治疗中，并相信我不会以某种方式离开他。现在的情况也许是对我给他的承诺的一种测试。让他知道我盼望在我们下次会谈中见到他，要么是这个周二，要么是出院后，如果你认为他需要住院的话。如果知道这个会对你有帮助的话，我不认为他有强烈的反社会特征，所以，如果他感觉能做承诺，他可能会以此为荣。

这个片段说明治疗师是如何提供合适的信息给急诊室医生，而没有卷入到可能提供给病人次级获益的状况中。如果他们用这种方式处理，到急诊室就诊通常会逐渐停止。

住 院 治 疗

住院治疗本身不是一定呈现治疗中的危机。当病人处在自毁行为的危机中，在他付诸实施*之前*，寻求住院的保护，这表明病人对自己状况的一个好的判断和改善。在这样的情况下，治疗师的作用是与病人工作，并理解危机强烈感觉的作用是什么。住院治疗也可能是对重度抑郁疾病发作或精神病性退行的合适干预（尽管这些通常可以在治疗背景下进行处理）。

依靠这样的环境，治疗师能够与病人在医院病房进行一次会谈，如果有必要可以超过一次会谈。如果这是不可能的，在病人出院前，为了能与治疗师进行一次会谈来讨论住院治疗的意义，以及及时地讨论在这点上院外治疗框架是否足够，可以推荐病人取得从医院出来的许可。在这段短期住院治疗期间，有一些例子说明治疗师与病人之间的单纯电话接触的可能性会结束。治疗师与病人谈话的原则性目标是确定院外治疗框架是否对病人是足够的；是足够到可以回到治疗，并决定病人是否有动机继续治疗——尤其是围绕住院的事件已经使病人卷入到打破治疗框架的情况（例如，继续药物滥用，或者对治疗师保留重要的信息）。

除了与病人沟通治疗的重新开始之外，对于治疗师来说，必要的是与掌管病人住院治疗的医生沟通。在最理想的情况下，这位医生、心理学家或社会工作者会对精神动力性治疗有一些理解，在是否和怎样将病人转回到住院外治疗框架的议题上会有所帮助。然而，有时候住院的治疗师会卷入到病人动力演出之中。最典型的局面是发生在这样的情况，医院员工将病人看作没有对自己的治疗和生活负责任的能力。病人有时候用一种描绘治疗师是不讲道理的、要求性的和独裁的方式来讨论他们的院外治疗。在这样的情况下，治疗师应该做出解释，当病人看起来满足于保持更加长期慢性支持性治疗中的被动接受者的角色时，病人正在外化自己围绕依赖与自主性的冲突，并将感兴趣的更加独立的自己的功能部分投射到治疗师身上。治疗师应该提醒病人有自由选择通过哪条道路来进行治疗；但是，治疗师应该预先告知病人这个冲突会继续，即使病人在某刻看起来选择一方是舒服的状态。对治疗师来说也有帮助的是，指出病人选择更加长期病人的角色会看起来得到住院员工的批准，看起来会在这一刻让生活变得容易一些。随着几年后的到来，抛弃潜在的更好功能会是一个悲剧。

病人住院治疗有时候会发现治疗合同检讨和调整的需要。例如，一个隐瞒了自己过去有酒精使用的病人住院治疗，在他无法抑制之后，他冲动地吃了一大把药片。这让治疗师注意需要进行讨论：①病人需要承诺在治疗中进行开放的沟通；②需要建立治疗限制，要求病人在重返治疗之前参加匿名酒精戒断会谈。

住院治疗会呈现许多不同的事情。尤其是在治疗的早期阶段，病人相信在合同中治疗条件的设定太困难了，以至于无法遵守。这对治疗师来说是一个抗议和信息。治疗师提供这样的解释给病人，并开放地回顾病人是否有意愿来承诺自己接受这种类型的治疗。对治疗师来说，住院治疗可以是一个标志，标志着病人正在经历一个难题——要么是治疗外部的难题，一个内在的状态，要么是移情内部的问题——这对于引进会谈是有困难的。治疗师应该与病人探索这个可能性。住院也可以成为期望治疗师更多卷入的恳求；也可以成为一种测试，看看治疗师是否能保持治疗的边界。住院也可成为病人通过向当地精神健康机构展示治疗师对病人的治疗是多么不成功，或甚至是伤害性的，来试图让治疗师难堪的途径。

在许多个案中，被纳入住院是分裂边缘性动力演出的部分。分裂的边缘性动力不能保持在治疗的结构之内，但可以通过解释来处理。这在下面的例子中进行了说明。

一位有强烈自恋特征和非常严重自杀尝试历史的病人，已经相对较好地在治疗中进行了3年治疗。她停止了自杀企图，保持做一份工作，已经与男友进入了稳定的关系。然而，她持续地对自己进行严格批评，非常贬低自己的治疗师。她坚持说她不能胜任工作，除非从她的上级那里得到非常好的回馈。她关于"不能胜任"工作的焦虑导致她如此多地待在家里，以至于最后她失去了自己的工作。即使她快速地找到了另一份工作,这个事件标志着螺旋形下降的开始。

一天,她报告给自己的治疗师,她前天没有去工作,而是取而代之去了当地的一个水坝想通过跳下去来自杀。治疗师探索了这个行为,并强调了病人对保持治疗合同的承诺,这包括如果病人感觉不能控制她的自杀冲动,病人就要去医院。病人说每一分钟她都不能确定自己是否能控制自杀的冲动,如果她感觉想投降于这个想自杀的催动,她就不能做出承诺去医院。在探索评估病人在那时做承诺的能力后,治疗师同意无论因为何种原因,病人正处于严重自毁行为的风险之中。治疗师和病人回顾了选择——要么回家由家人监控,要么入院治疗。在一些初始的阻抗后,病人同意治疗师住院治疗是最好的选择。病人在会谈中给病人的父亲打电话安排送她去医院。

在医院里,工作人员发现病人有强迫性自杀想法。医院开始让病人服用情绪稳定的药物,并与她的应对技巧进行工作。病人在两周后出院,计划回到兼职的工作,并参加医院日常每周5个下午的日间项目,同时回到她一周两次的治疗。治疗师再次强调治疗合同,尤其是病人对管理自己自杀想法的责任。在出院后的第二周,病人在会谈中间承认她隐瞒了她前天没有去上班和参加日间项目,而是又回到那个水坝想跳下去的事实。在讨论了与前面自杀危机相似的这次自杀危机之后,病人答应再次入院治疗。在住院的10天期间,治疗聚焦在病人对工作的焦虑,并尝试帮助她发展应对技巧,以便她能忍耐她的工作设置。

在出院后的一周,在他们安排好的早晨会谈开始的时候,病人给治疗师打电话报告她的闹钟没有响,她不能来参加治疗了。她补充说她很好,会在下一次会谈见治疗师。基于对病人的了解,治疗师用怀疑的预期质对这个报告是否是真实的。他说闹钟没有响是真的吗?出院一周,病人会出现如此明显的冷漠错过会谈。病人起初坚持她的故事,但是在治疗师继续质疑她之后,病人承认那天她计划去水坝自杀来代替去会谈或去工作。治疗师根据自己从这种情况中所能看到的列出了三条可能性结果:①病人能再次入住医院;②她可以今天早晨的晚些时候来治疗师的办公室做一次会谈；③她可以推进她的计划进行自杀。他补充说，如果她选择后者，他会通知警察去水坝寻找她，但是他清楚的是，这不能保证她不会杀死她自己。

病人说她会来参加他提供的会谈。在会谈前的时间，治疗师给同事打电话寻求咨询。他感觉到自从第一次住院依赖，他就失去了对这个个案的希望。他的主要功能就是保持病人是活着的目标，失去了精神动力性的观点。同事帮助治疗师重新获得了希望，并与治疗师回顾了当他那天早晨看到病人的时候，他有诚实的选择：他可以决定在会谈内与病人在解释的水平上进行工作；如果他感觉到不安全，他可以推荐另外的住院治疗。治疗师决定探索在当下情况下用解释来工作的可能性，依靠他对病人回应的评估，他要决定是否继续这种方法或支持住院的选择。当病人来到会谈中，治疗师对最近的事件提出了如下的解释：

"关于你是否想活下来或去死，你的行动就好像在你的内在没有冲突。你说你所想要的是你的死亡，只是其他人阻止你自杀。你的行动——你重复地回到那个水坝——乍看起来，是支持你这个观点的。然而，我相信你正试图找到一种方式，让你能跳出发生在**内心**的戏剧化冲突：虽然你有一部分是破坏性的，这部分在寻求死亡，由于我们还没有完全理解的原因；但是还有一部分的你**不**想要这个，一部分的你想要活下来，寻求与他人的联结。你看起来是通过否认你后面这个部分，来试图要解决这个冲突，你的表现就好像只有其他人能感觉到那个部分。这个否认会让你自由地用一种疯狂将死亡扔出去的方式，来与破坏性部分保持一致。然而，你的行动显示出你无法那么容易地从这个冲突出来。首先，你是活着的；如果你所想要的是死亡，你到现在为止早就死了。第二，你来治疗，你知道的这是站到了你活着的这个部分那一边。第三，除了你重复性地到水坝去，你并没有跳——你走了那么远然后停下来。我想要帮助你解决这个冲突，但是目前我这样做有困难，因为我们要聚焦这么多精力在你的**行动**上，聚焦在你明显的需要住院的需要上。今天你可能需要再次住院，但是，我已经对此进行了反思。对我来说，如果你想要死，到目前为止你会这样做。所以，我认为有一些其他议题在继续，来看看这些议题的方式是不用回到医院而是继续我们的治疗。但是，如果你保持活着，我们只能那样做。你怎么想？"

当治疗师说话的时候，病人看起来很感兴趣并有些惊讶，她回应，"我认为你可能是对的，尽管我不那样认为。在那些时间我所**感觉**到的就是催促自己自杀，但是你是对的：我不能。我到了水坝只是坐在那里，然后坐在那里，还是坐在那里……好几个小时，但是我不跳。我不知道是什么阻止了我，但是，也许是你所谈论的。"

治疗师回复，"在那些时间去探索在你头脑中正在进行的内容是有帮助的，头脑中有什么想法、什么意象、什么幻想，如果我们足够安心来做的话，我们能在这里做这些探索。但是我想要对另外一个方面进行评论。我有一个假设，或者准确，或者不准确。对我来说，当你谈论去水坝的时候，看起来你能从我的局促不安中获得一些快乐——施虐性的快乐。我不知道如果你能感觉到这个的话，请回看一下，我相信自从你失去工作以来，你的这个方面越来越多了。我猜想这是否与你的耻辱感觉和与之相关的嫉妒有关。我们知道你要靠自己一个人是多么艰难。失去工作看起来让你更加确信自己无价值的感觉。而且，你还有感觉比其他人优越的一面，这个部分不能忍受任何其他人比你好的感觉。自从你失去工作，你能找到的唯一的方法——本能地——感觉到让自己好的方法就是通过成为我的折磨者感觉比我优越——这是一个部分的你，当然，它也在攻击你自己就像攻击我一样。这是你依然活着的原因之一，因为看到我局促不安的快乐——尽管我相信也有部分的你希望与我有更多积极的联结。但是，如果我所说的是真的话，那么我们应该看看它。有满怀嫉妒的、攻击的或甚至是施虐性的感觉并不意味着你值得去死——许多人都有这样的感觉。但是，如果你否认它们或为它们谴责自己，对我们来说将不可能去探索它们，那么这些感觉就不会在你的控制之下，而是它们在控制你。"

当治疗师提到施虐性快乐的可能性时，病人表现出认可的微笑。她说，"我必须承认我从看到你局促不安当中获得了一些快乐……我不知道你看到这些了。"

治疗师和病人继续讨论一个合理的治疗计划。病人感觉到治疗师的干预已经澄清了会发生什么,将允许她阻止去水坝的诱惑。他的干预也帮助她获得了自由,自由地讨论她部分觉察到的确定感觉,这些感觉是她一直犹豫要承认的。两个人都同意在没有额外的住院治疗情况下继续推进治疗。治疗从这个点上开始进步,伴随着更深的对动力性议题的探索,也伴随着没有进一步考虑住院治疗。

尽管上面的片段演示了这个治疗的一些方面,在本章中的重点是病人住院治疗与潜在动力的匹配,以及治疗师如何在重复性住院治疗变成危机的情况下进行干预。病人试图围绕着生与死、围绕着建立联系和毁灭联系来外化她的冲突,导致住院治疗成为她全部动力演出的一部分:住院治疗的事实和在住院治疗中所包含的事实,如包括治疗师,都表达了病人分裂出去的健康的部分。第二个主题是包含在病人的嫉妒和愿望中的,既包括使治疗师局促不安,也包括通过重复性治疗显示这个治疗是不好的。直到这些主题——尤其是病人试图外化她的冲突——被解释,否则住院治疗的循环还会继续。治疗师通过使用解释成功地干预了这次危机状况。

病人打电话

对病人历史的仔细询问揭示了打电话是否是病人过去治疗的一个难题。如果是的话,治疗师在设定合同的时候应该呈现解决这个不测事件的框架。因为打电话比起自杀行为来说更少一些即刻的伤害性与将要偏离治疗工作,处理打电话的框架提供了一些中间的接触,这不会在上面所呈现的处理自杀威胁的模式中看到。

治疗师:尽管你说琼斯医生在会谈之间接听你的电话对你很重要,但是,看起来好像这样的做法对你结束治疗起了一些作用。他对你频繁的深夜来电,越来越多的是不耐烦,看起来这是他推荐你更换一位治疗师的理由之一。

我想要让警察介入处理打电话一事,他们介入我们的工作会最小化危机。除了交流必要信息的电话,例如不得不取消会谈,只有当你打电话处于一个真正危机时刻的时候,我会接听你的电话。由于危机是一个事件,既很关键也很难预测,这不包括你自毁的感觉。你自毁感觉是一个慢性的长期情况,或是定期的让人苦恼的事件,如你与男友或老板时常争论中的一次。危机包括像严重的事故、突然性地被开除、HIV检验呈阳性、被诊断为癌症或你亲近的人面临死亡这样的事情。

如果你给我办公室或家里打电话,请立刻让我知道危机是什么。如果没有危机,我会让你在下次会谈时再谈,也会告诉你我不会在接下来的这周接听你的电话。如果在那之后你继续打电话过来,我会延长我不接听电话的时间到一个月。

病人:但是,如果你连和我谈话都拒绝,你怎么能自称是我的治疗师呢?

治疗师:治疗是发生在会谈中的。我可以在会谈时间里聆听你并同你交流。这并不意味着我在会谈之间不再是你的治疗师。就像我所说的,在危急的状况下我是的。然而,在过去没有危机的时候,你经常性给你的治疗师打电话。我不相信这起到了任何有益的效果。事实上,我认为这伤害了治疗。我所推荐的这种类型的治疗是由面向理解的持续性工作所构成的,而不是特别地为了解决纠纷。除此之外,对我来说为你提供持续不断的时间是不现实的。因为我生活的现实,有一些时间我不能与你工作。我们实施的这种治疗,是包括了你的家庭朋友作为背景,也包括了社区提供的危机服务背景。对你来说,重要的是意识到这些资源并在需要的时候启用这些资源。

因为治疗师描述的处理不合适打电话的框架,设定了在定义的时期内根本不接听电话的中间接触,在病人继续对这种接触没有注意的情况下,治疗师必须质问在这样的环境下治疗是否能继续。在避免这样不测事件的尝试中,当解释应用于打电话的框架时引发出了病人的反应当然是很重要的。一些读者会发现关于打电话接触的设置是武断的和极端的。然而,在病人打电话到治疗师家中打扰了治疗师整个的家人和家庭生活的情况下,这种安排是没有任何缺点的；是足以能控制这个行为，并将病人与治疗师的沟通转回到会谈的框架工作中。在会谈中可以对其进行工作。

治疗师的离开与有效范围的处理

治疗师因为度假、专业会议等原因所造成的惯例从办公室离开，对于边缘性病人来说是需要技术性处理的时刻。在所有的个案中，治疗师必须在这段离开的时间安排一个可以联系到的同事。从操作性观点来看，治疗师的离开在治疗的第一年最可能激发危机。在那段时间，如果治疗师感觉有必要的话，治疗师合理的安排是让病人与一个日常化可以全面安排会谈的治疗师会谈。通常，在第一年的过程中，治疗师能够与精神动力性议题进行工作。一定程度上，治疗师的离开会催化这个事件。这个事件会被病人经验为一次危机。治疗师离开所带来的一般议题如下：

1. ***病人是如何体验治疗师的离开，以及病人可能是如何的反应***。治疗师应该探索病人在内在保持对治疗师意象的困难。病人对感知的"抛弃性客体"的愤怒会破坏内在"关怀的客体"意象，导致病人对与治疗师的联结在治疗师离开期间没有感觉，这是最常见的情况。对此进行解释是能够帮助病人避免这种状况发生的可能性。

    病人会频繁地讨论感觉"被抛弃"，超出这个术语去探索尝试去理解**为什么**病人会将治疗的打断体验为这样的感觉。常会证明病人感觉到治疗间断提供了证据，证明病人自始至终已经"知道"的内容——例如，治疗师根本就不关心病人，或治疗师发现病人令人恶心想要将之赶出去。换言之，治疗被打断强化了病人负性内在表象，提升了防御被压抑的积极表象。病人可能会说，"这恰恰证明你毫不在乎我！我是一个傻瓜，甚至有那么一刻，我还认为你或任何其他人会关心我。"治疗师应该质疑自己的离开是否是构成了漠不关心的证据,并指出这些;尽管病人是生气和失望的,病人几乎看起来因为有"证据"证明治疗师不关心而放松一些。这种放松对应着有多少激活的焦虑;这种激活的焦虑是当病人防御分裂的机制开始瓦解和病人能体验好关系的可能性的时候被激活的。治疗师离开的事实强化了这种分裂,可以进行如下的解释:"你刚开始想我会对你有一些真诚的关心,尽管这并不是你想要的全部。你看起来将我度假的消息当作了一次机会来重新确立现状。这是一个悲伤的现状,因为在这个现状中,我和其他任何人都不是关心你的;但这也是一个在这个范围内消除了你担忧的现状,当你感觉你知道了真相,因此就不会是脆弱的了。"

2. ***是否需要提前安排与代班治疗师的会谈***。就像上面所陈述的,这可以在与病人第一年的治疗中考虑。然而,病人应该对自己内在表象和自己对治疗间断的反应对内在表象的影响有足够的理解,能够在一般情况下处理治疗师的离开。如果与代班治疗师安排好的会谈没有必要,典型的安排是让病人知道代班治疗师的电话号码,如果在危机状况下需要进行会谈可以打电话给代班治疗师。

病人的沉默

刺激病人讲话并观察沉默病人对这种刺激的非语言反应,同时也观察在这样的情况下治疗师自己的反移情,这可以推进理解在关心的治疗师和(挑衅地、傲慢地、害怕的或负罪感的)沉默病人之间激活的客体关系,从而尽管病人在沉默,治疗师仍然可以解释性地与激活的客体关系进行工作。紧接着刺激病人说话的技术的,是随后分析病人非语言反应的特征,分析治疗师反移情的特征;是随后在对这个分析有新想法的情况下,对呈现的客体关系进行试探性的解释;是随后在再一次刺激病人说话之前重新观察病人。它们形成了对移情循环的没有威胁的分析,这通常会让甚至是延长性的沉默得到解决。在极端的情况下，尽管治疗师努力做最好解释，病人依旧保持沉默。当病人从始至终不能贴近治疗的条件，治疗的条件要求报告自己的想法和感觉。这个时候，治疗师必须提出治疗是否能继续下去的问题。关于这个方面的一个细节化的例子见约曼斯等人1992年的著作。

躯 体 化

严重的躯体化，例如在疑病症的症状中，是非常难以转化为心理体验的，就像是严重偏执性行为的付诸行动一样。严重躯体化的治疗性框架，包括全面彻底（如果需要）重复性的身体和实验室的对病人躯体化症状的探索，以便达到一个点。在这个点，治疗师能用最先进的医疗知识来质对病人，这最先进的医疗知识说明病人的身体症状是与无法忍受的心理现实有关的，而不是与身体反常有关。这种连续的、强化现实的质对，在治疗情境下会激活这些病人严重的偏执性移情。其有两个原因：第一，躯体化症状本身会呈现以攻击为基础的客体关系配对的激活。在这个配对中，身体的一部分攻击剩下的身体部分并引起了剩下部分的疼痛。第二，那些质对这种症状和威胁到病人平静感觉的治疗师，会被感知为攻击病人的治疗师。不幸的是，许多有严重疑病症的病人更喜欢从心理治疗性治疗中脱落；心理治疗性治疗会再次将情绪性冲突引入到心理领域，这会给他们造成威胁。其不同于支持性的方法，会保护躯体化并帮助病人住在"不能避免的"疼痛中或身体功能的下降中。这在许多情况下造成了进行心理治疗性探索的局限性。

第十一章

移情焦点治疗的改变过程
——理论和实证的方法

每种治疗方法都有内隐的或外显的病人改变的理论。在本章中，我们会聚焦在移情焦点治疗（TFP）中病人改变的过程和与这些改变相关的治疗师的活动上。这就把重点不仅放在了在什么范围是否会发生改变，也把重点放在了改变的机制上——也就是说，在 TFP 中治疗师和病人在一起做了什么，会有可预言的一系列结果，会导致病人明显的改善。这种改善不仅是症状上的，也是人格组织上的。这包括很多元素：治疗师的技术、病人的回应、治疗师与病人的相互作用、病人改变的结果以及各种领域的改变（症状、心理结构）。

不仅从临床也从科学性的观点来看，描述和理解与边缘性人格组织（BPO）的病人在治疗中所发生改变的过程和阶段也是有用的。从临床上说，治疗师有必要对治疗的普遍进程有一个概念，并能就个体病人与普遍预期做比较。这些标志可以作为比较的基准，依靠它们来评估治疗进程。这种视角给临床工作者提供了在治疗运算系统（treatment algorithm）中的多重分支点。例如，如果病人正在进步，会让治疗师能够对接下来发生的事情有某种看法。如果案例对比于 BPO 病人可期待改变状况进展得不好，就要考虑选择替换的治疗方法。

从科学性的观点来看,重要的是理解改变的机制。心理治疗的效果研究,如果没有包括指向最终效果的改变过程的必要因素的信息的话,这个研究在理性上就是让人不太满意的。改变的必要因素的知识提供了关于病理的特征以及如何操作的信息。我们临床的研究定位,使我们能够不仅进一步专门描述了在成功的和不成功的治疗中病人阶段性改变,而且详尽叙述了对所包含的治疗性过程的理解,以及能够不时调整对治疗的描述和限制。

纵览这本书,我们追踪了治疗的进程,包括了病理学的总体概念和所需要的改变,个别会谈的进程和从治疗早期阶段的改变来看治疗进程、在治疗中期阶段的改变、在结束阶段的改变。在这一章,我们会描述治疗结束的改变,有关改变的理论假设机制以及在个体病人水平的改变。

我们对边缘性病理的工作模式

我们临床研究的努力在于聚焦和选择(临床)方式,这是由几种不同但有部分重叠边缘性病理学模式引导的,这些病理学模式既建立在对边缘性病变的精神分析理解的基础上(Kernberg,1984,1992),也建立在个体的行为和神经生物学互动的基础之上(Depue and Lenzenweger,2005;Posner et al.,2002)。对带有核心身份认同混乱概念的边缘性组织的精神分析性理解,在理解病人的心理体验和引导治疗方面是必不可少的(见第一章)。我们的同事迈克尔·波斯纳(Michael Posner)将气质的概念介绍进了我们的实验性工作。除此之外,迪皮尤和兰兹外格(Depue and Lenzenweger,2001,2005)使用人格心理学包括人格特性,将它们与哺乳动物的行为模式和神经组织相联系,以及神经化学与这些行为模式相联系。用这样的一种方式,他们得出了关于人类行为模式的四种核心构造:①代理型外倾(agentic extraversion);②从属关系(affiliation);③神经质性(焦虑)和避免伤害(恐惧);④非情感性约束(nonaffective constraint)。在这个模式里,边缘性病人的特征是通过下面几点来体现的:①减少的激励性动力（积极情绪）与升高的焦虑（负性情绪）相关；②神经性非情感性约束系统调整的活动减少；③在广泛的从属关系背景中的恐惧系统的夸大反应（Lenzenwege et al.，2004）。

因此，我们的边缘性人格障碍（BPD）的工作模式假设以下三者的动力性相互作用：①气质尤其是负性情感比正性情感在数量上占优势；②低有效控制力；③在不安全、焦虑依恋模式背景下的自体和他人一贯性感觉缺失。这个模式与另外一些模式有许多类同（Trull，2001；Trull et al.，2001），但是，我们工作的独特性是气质的测量；相关的注意、定向力和冲突解决的神经认知机制的研究；以及身份认同混乱与依恋风格的测量。在这个过程中，我们尝试在实验中使用这些关键的概念来挑战 BPD 病人，让他们理解他们是如何在当下发挥功能。信息处理系统受到负性情感、错误的和无效的冲突解决的活跃影响，以及对他人焦虑矛盾依恋的期待。这两点不仅仅是特指 BPD 病人的体验，也是治疗中活动的焦点和治疗发展更明确和更能获得的议题。这意味着聚焦在信息处理性系统（information processing system）的干预，尤其是在社会人际间范围，将对病人产生最大影响。如果症状性行为减少，能够获得和保持对关系和工作的健康投入，那么信息处理性系统是改变的必要目标。

有 BPD 病人的异质性：与治疗相关的亚群体

在考虑治疗中的改变之前，我们聚焦在来治疗的病人身上。在 BPO 和更有局限性的 BPD 病人群体中有临床上的明显不同。在治疗前的这些不同会影响治疗的不同聚焦，聚焦在对症状和失功能的领域，与病人和治疗师之间演变关系相关的特征上。

用 DSM-IV-TR（美国精神病学学会，2000）诊断的 BPD 病人，是异质性群体。临床工作者会敏感地意识到这种多样性，这与为什么有些人找不到这些病人的诊断对临床工作有什么用有关。我们评估了大量的在这些描述水平上的病人，我们在这里的总结是，病人的异质性与治疗的聚焦点、过程和结果相关。

诊断

在阻碍理解和治疗边缘性病人进步方面，最令人头痛的问题之一，是这个符合 BPD 的多性状定义（polythetic definition）的群体所具有的异质性。这里既是指导向诊断的标准的数量和特异性标准，也是指在轴Ⅰ和轴Ⅱ上大量的共病率。大量的研究勾画出了 BPD 在轴Ⅱ上与轴Ⅰ上的症状障碍（Shea et al., 2004）的共病率，以及和轴Ⅱ上其他的人格障碍上的共病率。因为轴Ⅱ障碍的共病作为一种模式出现，研究也许会在此发现之前不知道的联系，潜在地与理论思考相关（Kernberg and Caligor, 2005）。

在我们理解边缘性病理的努力之中，我们超越了对 BPD 和轴Ⅱ上的其他障碍进行简单的跨域共病的做法；而是在对个体病人进行描述的水平上，来检查 BPD 和其他特异性轴Ⅱ障碍的系统联系；并且随后通过导出个体描述上相似的病人群体，而进一步检查这种系统联系。轴Ⅱ诊断类别在个体描述水平上的相似性，接着用其他变量来检查，包括人格特质测查。

每个被试者（$n = 92$）接受了基于 DSM-Ⅳ 标准（美国精神病学学会 1994）的 BPD 诊断，这是通过国际人格障碍检查（International Personality Disorders Examination，IPDE）来评估的（Loranger, 1999）。有两个方法被用来探索 BPD 在轴Ⅱ上的异质性：第一个方法聚焦在识别和特征化对共同发生轴Ⅱ特质的原型性主观描述。第二个方法是识别位于共同发生特质之下的概念化维度。原型和因素分析的结果是采用彼此对比的方法。

我们使用 Q 因素分析作为一个技术，做出原型轴Ⅱ共病的描述模式，使用了所有的 IPDE 维度评定。三因素解决方案被判断是最适合的，占个案方差的75%。个案对群体的赋值产生了三个原型资料，主要是因为标志性的偏执的、表演的和回避型特征的呈现。原型因此被确认为 BPD 的亚群体的 A 组（BPD 和偏执型人格障碍；$n = 10$），B 组（BPD 和自恋性人格障碍；$n = 28$）和 C 组（BPD 和回避型人格障碍；$n = 23$），对应着每种主要原型障碍的 DSM-Ⅳ 组。5个被试没有被归类，由于与超过一种原型有明显的联系。24个被试没有被分类是由于没有明显的联系。对未分类材料的定性检验揭示出轴Ⅱ特征的明显呈现，但是没有一致的可识别的主题，因此所呈现的是更少普遍特征的模式。未分类群体的大小看起来是在 BPD 中共同发生的轴Ⅱ特征的异质性特征的分数之下。

所有轴Ⅱ标准的因素结构

在第二种方法中，IPDE 维度评分（不包括 BPD 维度）都被转化，为了移除轴Ⅱ严重度的平均水平，并聚焦在轴Ⅱ标准的模式上。有关 R 型主要构成分析的探讨是依赖这些资料而进行的。有关特征值和标线图的分析表明二因素占到总变量的47%。

第一个因素变动的范围是从过于表演性和自恋特征到回避和精神分裂样的特征，解释为代表外在与内在的人格取向的一个维度。第二个因素变动的范围是从以偏执性、精神分裂型和反社会性为特征到强迫性特征，可以初步借助于客体关系原理解释（Kernberg and Caligor, 2005），这也可以假想为与反应存在于病人客体关系的病理水平在一个相似的维度。换言之，这个维度可以被看作反映了 BPD 者对关系的构想精巧复杂程度，其变化范围从以敌意性反对和脱离为特征的较为病理性的形式，到以与他人有较友好但依然有冲突羁绊的关系为特征的较为冲突的形式不等。这个量表的名字是客体关系量表（Quality of Object Relations, QOR）。

对所选外在方法结果的初始确认

衍生的维度是与外在方法相关的，这些外在方法用来帮助解释和评估在 IPDE 上的探索性发现。次级量表是被选择用来开发与人格障碍相关的临床领域，包括对工作功能、关系功能、认同、情感、行为失控、症状痛苦以及整体功能的测量。轴Ⅱ特征的共同发生率的平均水平也被包括进来，用来探索与这些临床相关领域有关的人格障碍（不管是哪种类型）的整体严重性。根据这些分析探索性的特征，对于多重测试没有做出调整。

轴Ⅱ病变的平均水平与身份认同混乱、负性情感、症状痛苦以及社会调整量表（Social Adjustment Scale）上的更差的整体功能有更高的相关性（Weissman，1995）。外在聚焦与特质性冲动有正相关，与亲近关系的逃避、准自杀行为以及症状痛苦有负相关。在QOR上高得分的被试比起那些在这个量表上得分低的被试来说，倾向于面向亲密关系更加焦虑、整体工作表现更好。攻击、自杀变量和整体功能评估量表（Global Assessment of Functioning Hall，1995）的等级没有显示出与IPDE共病因子解的明显相关。

在这个研究中辨认出来的BPD病人不同亚组在心理治疗上有预后性价值。临床上，会假设C组BPD病人会更快地回应、会更认真仔细地对待治疗；相反，B组BPD病人会有更多症状和更多困难进行治疗；A组病人会避免治疗或过早地就从治疗中脱落。这些临床假设应该接受经验性评估。

气质

对出自气质研究方面的构建已经对理解人格障碍的发生有相当大的效用。有一个观点，气质指个体化在**运动**和**情绪性反应**以及**自体调节**上的区别（Posner and Rothbart，2000）。气质是来源于遗传性天赋（Rothbart et al.，2000），但是气质性系统是明显地受到环境和随后发展过程的影响（Rothbart and Bates，1998）。气质和环境的相互作用是自我控制、情绪控制、同感以及社会行为发展的核心（Posner and Rothbart，2000）。这种相互作用的结果之一就是成人人格和人格病变。同感和良心的发展是与强有效的控制机制相关的（Kochanska 1997；Rothbart et al.，1994）。

因为BPD标准包括负性情绪的失调尤其是在人际间关系的失调，我们假设边缘性病人在负性情感上是很高的，在有效控制上是低分的，这可以通过一般气质和人格量表测量而得出的。成人气质问卷（Adult Temperament Questionnaire）（Rothbart et al.，2000）被使用，因为这里面有负性情感和有效控制的量表，也因为这是建立在测量基础之上，这个测量被广泛使用在青少年身上。若气质在负性情绪上是高的，包括愤怒；在有效控制上是低的，这种有效控制为可怜的人际关系提供了基础。因此，也产生了在 BPD 病人身上的另一种核心困难。通常情况下，我们的数据显示出，有 BPD 的病人比起一般人来说，他们在自我描述的负性情感上更高一些，在他们自我描述的控制情绪和行为能力（有效控制）方面更低一些。就像所预料的一样，病人比起一般人来说在有效控制上更低一些。

自体调节

边缘性病理的核心特征是不稳定的和可变的对情绪、认知和行为的抑制性控制。在自体调节方面的缺陷是在冲动行为中显现出来的，包括冲动性自毁行为，调整情感性体验的困难。在 BPD 中，冲动性和冲动攻击被考虑在基础性维度中（Links et al. 1999；Siever and Davis, 1991；Zanarini, 1993）。

随访发现冲动行动的分数是边缘性心理病理的最好预测因子（Links et al. 1999）。冲动与其他因素结合在一起，与 BPD 病人以及混合人格障碍的其他群组病人的自杀行为相关（Mann et al., 1999）。

有证据表明在冲动性与根本生物系统之间存在一定的连接。冲动性攻击和情感不稳定性，比起 BPD 诊断本身来说，都呈现出更强的家族遗传性关系（Silverman et al., 1991）。在双胞胎中，冲动性和情感不稳定性是遗传性的（Torgersen et al., 2000）。生物学、神经内分泌学以及神经影像学的研究都提供了在冲动攻击中的包含血清素水平活跃的证据（Coccaro et al., 1989；Gurvits et al., 2000）。在我们自己的工作中，已经发现冲动性和攻击是两个分开的元素。它们两个都在边缘性病人中占主导地位（Critchfield et al., 2004）。

情感失调或情绪不稳定性被描述为包括对刺激的反应的不可预测性、基线易变性的提高、反应强度的非寻常性和反应的非寻常性（Spoont, 1996）。所有这些都是缺乏约束性的生物行为调节系统的特征。有情感障碍的病人对正性情感存在失调（Depue and Spoont, 1986），而 BPD 病人是对负性情感有失调（Spoont, 1996）。

儿童自体调节的发展，既是理解正常人格发展，也是理解人格病理组织的核心内容（Posner and Rothbart，2000）。有效控制（Effortful control）有一个发展的过程，在这个过程中，一些3岁的孩子能够在冲突情境中有效地做出选择，尤其是对那些包含了主要反应模式是压抑的个体而言。

我们（Hoermann et al.，2005）检查了由不同有效控制变化程度而分出来的边缘性组群。如果病人是由有效控制的结构被实验性地分组，我们检查了在根据症状、内在人际行为的群组和自体概念或身份认同混乱的群组之间的假设性不同。通常情况下,高功能有效控制的边缘性病人群组的分数，与更少努力控制的其他两组群病人相比，有最少的症状和最少的身份认同混乱。

神经认知的缺陷

越来越多的证据表明，边缘性病人在执行神经认知方面有缺陷，也就是说，他们在延迟或结束一个认知反应或运动反应时有困难，以达到更少即时性的目标。执行性神经认知包括，注意和运动行为的有意的控制（interference control）、对来自工作记忆信息的压制（认知抑制作用）、对认知和肌肉行为的抑制（行为抑制作用）、对由动机性和情绪性状态所驱动的行为而产生的有意中断（动机性－情感性抑制作用）（Nigg，2000）。不同的实验任务已经用来评估在边缘性病人中的这些控制功能。

我们小组（Posner et al.，2002）使用了注意力网络任务（Attention Network Task）（Fan et al.，2002）来评估边缘性病人的三种独立性注意功能：警惕、定向和冲突解决。我们发现病人和正常对照组、气质匹配对照组被试的不同，这体现在冲突网络中，而不是在任何其他注意力网络上，也不是在整体的反应时间或错误率上。在结果分析中，病人与正常对照组不同，而不是与气质匹配的对照组被试不同。不同的方面是气质匹配对照组被试比起正常对照组被试来说，他们有更大的冲突分值；然而，气质匹配对照组没有显示出与正常对照组被试或与病人的明显不同。在病人和正常对照组被试之间的不同不能用年龄或药物来解释。

这些结果显示出关于BPD病人的两个重要发现：第一，BPD病人在注意力的网络功能上有特定的异常,而注意力网络功能是明确地包含在对冲突的控制之中。和对照组被试比起来,这些病人身上注意力系统的另外两个成分(警惕和定位)看起来没有削弱。第二,BPD 病人所呈现出来的异常,在气质匹配对照组被试上没有发现。尽管气质匹配对照组被试也呈现出升高的冲突分值,他们与正常对照被试没有明显的不同。我们得出结论:气质在障碍中起作用,可能是在预测个体发展 BPD 上,但是也必须要包括一些其他环境或性格因素。

　　除了情感影响以外,在注意力和认知干扰控制表现(cognitive interference control performance)上有缺陷。例如,我们发现与对照组被试相比,边缘性病人显示出在如执行功能的需要控制信息过程任务上有缺陷(Lenzenweger et al., 2004)。在威斯康星卡片分类测试(Wisconsin Card Sort Test,简称 WCST)中,在持续言语反应百分数、持续错误百分数以及错误百分数上,边缘性病人的表现比对照组被试更差。这些执行性功能的缺陷提示着去抑制过程(disinhibitory process),这与迪普和莱兹外格(Depue and Lenzenweger)的模式是一致的。相反,BPD 被试与对照组被试在包含持续性注意力和空间工作记忆功能上的任务没有区别。边缘性病人和对照组被试不仅仅是在削弱的执行性神经认知上有明显不同,而且在与这些神经认知任务上更大的损害相关的 BPD 病理程度不同(Fertuck et al., 2005)。就像所预期的,在 WCST 上的缺陷本质上是与多维度人格问卷上(multidimensional personality questionnaire)的限制维度(Constraint Dimension)呈负相关的(Tellegen,1982)。

　　关于情感性刺激过程,我们和其他人(Donegan et al.2003)已经使用了功能性核磁共振成像(functional magnetic resonance imaging,简称 fMRI)来检查边缘性病人。一般情况下,与心理健康的个体相比,边缘性病人在情感性次级过程中有很高的反应。在边缘性病人负性情绪过程中,我们使用了具体设计好的 fMRI 激活探索来测试与下降的前额叶抑制功能相关的假说。在一个情绪语言通过−不通过范式(emotional linguistic go-no-go paradigm)中,与心理健康的个体相比,我们发现在与行为抑制和负性情绪有关的条件下，BPD 病人腹内侧脑区激活呈下降趋势。这些发现提示，可能存在与 BPD 情绪和行为失控的核心临床特征相关的神经基质。

总之，从对边缘性病人的更加细心设计的实验研究中显现出几个关键的受损控制（impaired control）领域：①情感性影响的独立性，在注意力和认知干扰控制表现上有缺陷；②有增强的编码和受损的认知抑制，这种认知抑制是负性效价的情绪性刺激的认知抑制（Korfine and Hooley，2000）；③动机性和情感性认知抑制是妥协的；④负性效价情节记忆（episodic memories）出现了更少的明确性。

身份认同

许多人（Bowlby，1979；Kernberg and Caligor，2005）已经假设，发展中的儿童逐渐演化形成了自体和他人的工作概念化（working conceptualization），尤其是受到了与他人情感灌注的互动的影响，这些互动要么是舒服的愉快的、要么是令人厌恶的危险的。从这些早期互动中，发展中的个体建立起了关于自体和他人的内在模型，这些模型为后期与他人的互动提供了预期。

通过性格气质、环境（创伤）事件，或两者的联合作用影响，内在精神组织的次级水平发生，这决定了临床身份认同混乱症候群（Kernberg and Caligor，2005），这也是我们相信位于 DSM-IV-TR 诊断标准对 BPD 身份认同混乱的诊断。身份认同混乱是以自体概念和相关的重要客体概念的整合缺乏为特征的。这些缺乏整合的自体和客体概念是缘于过度的分裂，经常是指两分的思维或在对自体和客体表象的正性和负性情感投入上的原始分离，并导致了在自体和客体的评估以及自体和客体动机上的长期缺陷。临床上，身份认同混乱的特征是在判断情绪性关系上的慢性长期的不成熟；在对亲密关系承诺上的困难以及在性和爱的生活中的失衡；还有对工作或职业承诺上的问题。

记忆功能包含在自传性自体中，而在边缘性病人中自体感觉的通路的操作与其他人不同。虽然现存的资料对此有不一致之处，然而，有一些证据说明，边缘性个体对负性记忆线索产生了过于泛化的自传性记忆。事实上，受损的编码和负性效价的情节记忆的重新获得可能与分离的经验有关。

在亲密关系和工作中的投入

在我们的研究中，那些符合 BPD 标准的被试，在工作和友谊以及亲密关系上的投入和参与是有相当程度变化的。从定义上来说，人格障碍包含了干扰正常功能的思维和感觉的方式。这些病人呈现出对治疗的不同程度的成功，也呈现出对关系和工作的投入。

边缘性病人的大量数据（$n = 74$）和我们对来自社会调整量表（Social Adjustment Scale）的信息分级，用来评估边缘性病人生活中的工作和亲密关系的程度。图11-1提供了病人在爱与工作的七点量表上的会谈分级的百分比。就像所预期的，不必住院而混乱的边缘性病人会寻求院外治疗，他们中的很大部分是没有工作，也没有亲密关系的（分级1）。然而，值得关注的是样本的变化性，事实是有一些被诊断为 BPD 的个体有重要的工作，并有亲密关系的功能。这些功能的水平是重要的，就像任何治疗的目标一样重要，病人在这些领域获得改变的可能性应该是治疗计划的一部分。

性行为不是与他人有亲密能力的同义词，但它是一个极其重要的组成元素。在一个符合 BPD 诊断标准的女性样本中，我们细节性地检查了她们的行为（Hull et al., 1993），假设这些女人中的一些会处于人类免疫缺陷病毒（HIV）感染的风险中，因为他们有风险的和冲动性的性行为。我们发现这个样本中的一半处于 HIV 感染的高风险中，因为有多个性伴侣，没有保护的性活动和处于物质滥用影响之下等。然而，更值得关注的是发现其他一半样本处于很小的感染风险之中，因为在她们的生活中没有性活动。同样值得关注的是，那些有性活动的病人，尽管混乱和危险的程度是变化的，但是比起没有性的另一半样本来说，他们在人格特质如温暖上，更加健康。

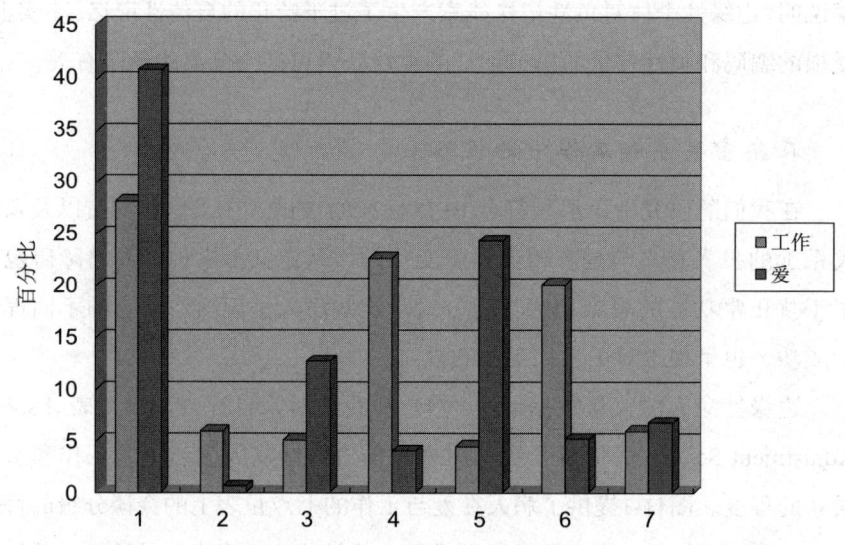

图 11-1　有边缘性人格障碍病人在工作和爱分级上的百分比

工作
1. 没有工作，没有自愿或付费的工作
2. 在教育程度上是不相称的志愿者工作，一周几个小时
3. 兼职工作或志愿者工作
4. 全职或兼职工作，与教育程度不相称
5. 全职工作，与教育程度不相称
6. 全职工作，与教育程度不相称；在工作上是有效率的
7. 全职工作，与教育程度相称；在工作上是有效率的

爱
1. 性和罗曼蒂克关系的缺乏
2. 短暂关系、充满了冲突、缺乏性接触
3. 与一个或多个伴侣有短暂性接触，没有罗曼蒂克或愉悦的
4. 与多个伴侣有性接触；愉悦的
5. 与一个伴侣有性接触；没有罗曼蒂克的感觉，但有感官上的愉悦感
6. 罗曼蒂克包含在于一个伴侣的性接触中；很少或没有感官愉悦感
7. 满足于与一个伴侣的性接触；亲密的，彼此的互相依赖

依恋风格

　　临床研究者和理论家最近理解到 BPD 的基础性方面，例如不稳定的、强烈的人际间关系；空洞的感受；愤怒的爆发；对抛弃的长期恐惧；对孤独的不能容忍，这些都是来源于潜在依恋组织的受损（Blatt，1997；Fonagy et al.2000；Gunderson，1996；Levy and Blatt，1999）。

由精神分析家和理论学家约翰·鲍尔比（John Bowlby，1979,1988）所提出的研究，已经影响了临床的思考和在心理健康个体上的研究；也越来越多地影响了病人群体，包括边缘性病人。我们对边缘性病理的概念化是其作为一个结构性的身份认同障碍，伴随着恶化的和冲突化的自体和客体概念，这个边缘性病理的概念化是与鲍尔比提到的依恋和依恋瓦解的概念化相关的。

在边缘性病人的依恋状态上，有越来越多的实验性文献。与心境恶劣的病人相比，边缘性病人明显地更可能是被恐惧所占据的，以及更可能有未解决的创伤，即使两个群组都经历了相同的创伤历史（Patrick et al.，1994）。在一个有儿童性虐待历史的妇女样本中，那些被诊断为边缘性的个体有专注型的或冷漠型的依恋状态。绝大多数也有未解决的相关创伤（Stalker and Davies，1995）。在一个住院的青少年样本中，绝大多数BPD病人都是专注型的，而有一个亚群（28%）是冷漠型的（Rosenstein and Horowitz，1996）。在一个没有精神病性住院病人和匹配的对照组被试的更大样本中，福纳吉（Fonagy）和他的同事们（1996）发现75%的边缘性病人是专注型的，47%是恐惧－专注型的。在我们自己与仔细地诊断为边缘性障碍病人的工作中（Levy et al.，2005），我们发现44%是专注型的，32%是冷漠型的，8%是安全的以及4%不是典型性的。总之，边缘性病人在依恋状态中既可能是专注型的，也可能是冷漠型的，也经常有相关的未解决创伤。有一小组研究其对于心理依恋状态的影响和对使用治疗能力的影响、治疗联盟和治疗关系的品质、治疗成果（Diamond et al.，2003a）。就像本章下面所描述的，我们的临床经验是根据病人的依恋状态，对于病人和治疗师来说治疗经验是不同的。

总之，在DSM-IV-TR标准中的症状和边缘性病人的认知功能、神经认知功能以及从属关系功能（affiliative functions）的关系不明，而这些功能也许会对治疗计划产生更加直接的影响。在描述和理解的更加基础性水平上，边缘性病人的特征是负性情感占优势、对情感表达的有缺陷的控制、混乱的和冲突性的自体和客体表象。还有相当的可能是，这些病人的大脑功能、神经化学物质以及神经认知功能为分类这些病人提供了更加重要的途径。它既识别了治疗的目标，也识别了更加具体治疗的亚群体病人。核心问题是在这些具有混杂性结构的病人中，哪一个是治疗策略和持久治疗效果的关键。

边缘性病人的病程

儿童或青少年的早期发展途径，以及接下来作为一个青年成人和成人的个体被识别出具有边缘性病变过程，两者都具有提供关于此病特征的信息意义。有关边缘病人的病程信息，从斯通（Stone，1990）的早期开创性工作开始，已经有了很大的进步。斯通观察了大量组群的住院病人，历时25年之久，更多是对有人格障碍的成年病人的过程进行短程但很好的对照性研究。这里不会对那篇文献做全面的回顾，但是，我们提及它是因为它开始提出，什么是通常的人格障碍中更有变化性和波动性的方面（例如，BPD标准和症状）（Lenzenweger et al.，2004）、什么是特定的BPD中更有变化性和波动性的方面（Grilo et al.，2004）以及什么条件是更适合长程治疗的方面（如，工作功能、关系；Skodol et al.，在出版中）。

值得注意的是，对边缘性病人在治疗中主要变化的研究和对有人格障碍病人的跨越时间的主要评估方面的纵向研究，这两者是有点差异的。关于治疗的文献将重点放在 BPD 诊断标准、症状和自杀行为的改变上。相反，纵向研究发现跨越时间后，症状是变化的，但是在社会关系和工作上的功能是最稳定的和长期贫乏的。

病人在治疗中的改变

在 BPD 上的心理治疗研究

心理治疗是最广泛地被用来治疗边缘性病人的技术。元分析（meta-analysis）（Perry et al.，1999）提出，心理治疗是一个对人格障碍有效的治疗，与障碍的自然史相比，心理治疗对障碍的康复速度要快七倍。尽管心理治疗是被推荐的治疗边缘性病人的首要技术（美国精神病学学会，2001）；而且像佩里（Perry）的发现也是很有鼓励性的；但是，很少有研究确实核查了特定治疗对边缘性病人的有效性。在我们回顾已经出版的随机控制实验中（Bateman and Fonagy，1999；Koons et al.，2001；Linehan et al.，1991,1999；Munroeblum and Marziali，1995），我们已经发现只有两个治疗——精神动力性日间医院项目和辩证行为治疗（DBT）——在对治疗BPD上显示出极大的有效性（Bateman and Fonagy，1999；Koons et al.，2001；Linehan et al.，1991,1999）。

DBT（Linehan,1993）与通常的社区治疗相比，往往是有效的（Linehan et al.，1991）。与通常的治疗相比，DBT导向了在自杀企图的数量和严重性上的减少，也降低了住院病人的住院时间。然而，在初始的研究中，对于住院治疗的数量或关于抑郁、无望或生活的原因等方面，没有组群之间的区别。在日间住院治疗六个月追踪和对自毁行为的一年追踪结束后，发现两个组之间没有任何区别（除了有些在DBT组的病人还依然接受DBT治疗的情况外，而通常治疗组的病人数量一般没有再接受任何治疗）（Linehan et al.，1993）。DBT已经被用来治疗药物依赖的女性，这些女性也患有BPD（Linehan et al.，1999）。比起通常治疗的病人来说，DBT病人再一次接受了更多的治疗，而且他们在药物滥用方面有更大的下降，在社会调整方面有更大的收获。

尽管DBT研究的整体结果提示了这种认知行为治疗的价值，对在DBT中病人进行自然追踪的结果显示出，治疗效果的保持是可变的，那些开始体验到症状缓解的病人在功能上的损害还在继续。尽管对DBT临床的有用性抱着热情是可以理解的；但是，在由DBT（Scheel，2000；Westen，2000）和其他对BPD的治疗的影响所带来的改变机制和耐久性上需要更多的信息。

以18个月精神分析取向的心理化为基础的白天住院治疗项目的有效性，与为BPD病人提供的例行普通精神病性照顾进行对比（Bateman and

Fonagy，1999）。被随机地分配到白天住院治疗项目中的病人，从统计上显示出在抑郁症状上有明显的改善，有更好的社会和人际间功能，就像与在自杀和自残行为上以及在住院病人天数的数量有明显下降一样。尽管这个白天住院治疗在18个月追踪中显示出让人印象深刻的治疗效果的保持（Bateman and Fonagy，2001）；但是，这个研究缺乏治疗手册和治疗师的遵循性分级。

治疗研究的限制

关于BPD的治疗研究是很少的，被调查的病人整体数量是很小的；在这些研究中的每一个的影响力都很低。因此，就已经测量的成果领域不同治疗的相关效度而言，从这些研究中得出的任何普遍结论应该是相当不确定的。结果领域被限于主要聚焦在了症状上。改变的机制（改变的中介）极少被检查，所以，在科学研究调查之下，治疗中假定的具体因子的证据是缺乏的。除此之外，莱恩汉等人（Linehan et al.，1991）和贝特曼以及福纳吉（Bateman and Fonagy，1999）在对治疗的调查研究中没有评估治疗师对研究疗法的遵循性和胜任力，也没有将这些研究和与他们的治疗相反的另外积极治疗进行对比。而且，因为DSM-IV-TR轴II对BPD选择的标准是如此混杂的病人群体，带有各种各样共病的条件，因此很难站在治疗的不同位置去与不同的治疗进行对比。这导致了最谨慎结论是：结构化的治疗比没有结构的治疗要好很多，但是，从所提供的结构中理顺在这些治疗中改变的假设性机制是非常困难的（Roth and Fonagy，2005）。只要DSM-IV-TR的标准被用来为经验性治疗研究选择病人群组，而没有对病人进行足够的描述；那么，努力找出在定义清楚的干预和带着治疗明确目标对同质病人群体的影响之间的清楚关系，这种努力将是妥协性的；如果不是这样的话，将是完全模糊不清的。

对TFP的研究

TFP的目标是多面的。BPD病人的特征是自毁行为（包括但不限于自杀行为和自残）、情感失调、抑郁、焦虑及其变化，这些都是治疗所关心的首要治疗目标。这些病人也会在亲密关系和工作上表现出严重困难。最后，根据病人的内在生活，TFP 的目标不是领悟（这被作为动力性治疗的通常想法），而是在自我反思、接受和对分裂出去的自体和客体概念的整合能力的提高，发展出对自体和客体概念更加丰富和更加精妙的概念，在深度上对与他人的互动有功能性的理解能力。这是一个变化。从以碎片样、极端的以及不现实的内在自体和客体表象为基础的人格组织，到以细微的和整合的自体和客体意象为基础的人格组织，后者允许在面对生活的挑战时能成功地找到正确的方法解决。成熟的人格组织能够接受以前是分裂的攻击和爱，并与它们合作，允许现实性的亲密来代替极端的爱与恨；也提供给病人掌管那些曾经压倒一切的情感的能力。

在接下来的部分中，我们首先要描述 TFP 在行为和症状水平的效果。在表达了在这些水平上 TFP 影响的证据后，我们将更加细节性地检查改变发生的过程和可能的机制，这是当改变出现在会谈"刻对刻的干预"中的时候；出现在病人和治疗师自然的亲密关系中的时候；出现在反思和反思性功能提高的时候。

巨大改变：使用 TFP 在症状和行为中的改变

原始的关注是治疗让病人获得的改变，包括主要的症状领域（抑郁、焦虑）、症状性行为（自杀企图、自伤）以及与这些条件相关的卫生保健（到急诊室就诊、住院治疗）花费。我们已经发现 TFP 在这些领域已经做出了坚固改变的证据。

经过国家精神卫生院（the National Institute of Mental Health）批准的治疗发展，我们提供 TFP 给一组 BPD 病人——是院外的病人，一年的时间，使用每个病人作为她自己的对照组被试（Clarkin et al., 2001）。通过比较病人从治疗之前的状态到一年治疗期间病人的症状和调整，我们发现了在一年治疗期间的稳固利益。与过去的一年相比，病人的症状明显地减少了，那些通过检测发现有自杀企图的病人的自杀行为明显地减少了。尽管非自杀的自伤行为的频率还没有明显地降低，但是，在医疗风险上有明显降低，且在这些事件过后的躯体条件上有改善。在服务使用上有重要的改变。在住院治疗的数量上有明显的下降（从平均1.24下降到0.35），在日间住院的数量上也有下降（从39.21到4.5），接近显著差异（$P = 0.06$）。从 TFP 一年治疗中的脱落率是低的（19%）；没有病人自杀，没有治疗完成者病情恶化或受到 TFP 相反的不利影响。

我们也比较了接受 TFP 治疗一年的这些病人与另外一组 BPD 病人，这组病人接受了常规的临床照顾。病人起初不是通过随机的方式被安排到两种治疗环境之下的，但是，我们发现两组的症状和功能在治疗前没有明显的不同。接受 TFP 的病人显示出在就诊急诊室、住院治疗以及日间住院治疗方面的显著下降；在整体功能上比接受一般治疗的病人有提高。在组内和组间的效应量都是显著的，不亚于那些接受院外 DBT 治疗（Linehan et al., 1991）、住院 DBT 治疗（Bohus et al., 2000）以及精神动力性日间治疗项目（Bateman and Fonagy, 1999）的病人所展现出来的变化。

在这些初始研究之后，我们通过边缘性人格障碍研究基金会（the Borderline Personality Disorder Research Foundation）设立基金，进行了一次随机的临床实验，比较了针对 BPD 病人的三种类型的院外治疗：TFP、DBT 以及有明确定义的精神动力性支持治疗（Clarkin et al., 2004）。90个BPD 病人被随机地分配到为期一年的院外病人心理治疗和药物治疗，院外治疗是进行3种类型的治疗之一。病人具有人种多样性，且主要是女性（92%），平均年龄31岁。他们第一次接触精神科治疗的平均年龄是17岁。被试的平均整体功能的评估分数在准许进入研究的时候是50，提示可观的症状程度和混乱的功能。尽管所有的病人是符合 BPD 的诊断标准，但他们在共存的人格障碍和轴Ⅰ条件上是多种多样的。关于自杀行为，57%的病人原来有明显的自杀行为，64%的病人过去有明显的片段性的自杀行为，17%的病人没有前面两者的自杀历史。

在 TFP 中，通过在一年中每隔三个月评估病人，我们能够用阶层线性模型（hierarchical linear modeling）来追踪贯穿 TFP 过程中的症状和症状性行为的变化。在数据分析的早期阶段,首要的是,所有3种治疗都是有效的,也就是说,他们都使病人在许多方面发生了改变,明显与零(零意味着没有改变)不同。这个结果鼓励和建议作为一个群组的边缘性病人对有组织的院外治疗有反应。第二,与 DBT 相比,在 TFP 和支持性治疗上几乎没有主要的区别。这并不让人感觉惊讶,考虑到结果评估(症状)的水平和原先研究的结果,都显示出动力性和认知认为的治疗双方都有积极的影响(Roth and Fonagy,2005)。在焦虑、抑郁和整体功能的方面,3种治疗没有区别。在自杀的方面,影响自杀行为的两种治疗(TFP 和 DBT)对病人有明显改变,而支持性治疗却没有对病人产生这样的改变。

改变机制

在反思性功能和病人对治疗师概念上的改变。反思性功能(Reflective functioning)被定义为清楚表达发生在自己和他人之间的心理过程的概念化的能力,例如情感、信念、目的、冲突以及动机。这个反思性能力可作为在当下调整和早期虐待性环境影响之间的调整性可变因素(Fonagy et al.,1995,1996)。在我们的观点中,身份认同混乱是边缘性病人的核心病理,因此,成功的治疗会提高病人概念化自己和他人的能力。因此,个体会期待成功的 TFP 治疗,会使反思性功能得到提升,反思性功能可以通过病人对成人依恋调查(Adult Attachment Interview,简称 AAI)的语言表达而得到测量(George et al.,1996)。

我们已经检查了病人经过一年时间的院外支持性治疗、TFP 和 DBT 之后的反思性功能的改变。在两个时间点上的数据(开始治疗前和一年治疗后),所有3种治疗的病人在通过 AAI 测量他们在一致性表达上都有明显的改善。然而,在反思性功能上的改变对于 TFP 是有显著意义的。也就是说,接受 TFP 治疗的病人作为一个群组,在他们反思性功能水平上有明显的改善,而接受其他两种治疗的病人却没有改善。这些数据为 TFP 提供了一些确定,TFP 持续地通过语言描述来澄清、质对和解释此时此地在病人与治疗师之间的关系,这有助于身份认同形成的改善(也就是说,对自己和他人的更加丰富和更细微的反应能力）。进一步的研究将设法解决在TFP结束后，反思性功能和保持治疗成果之间关系的重要问题。

对接受TFP治疗的两个病人的比较。然而团体均值的改变，却掩盖了个体身上的改变；并不是每个接受TFP的病人在自己的反思性功能上都有改善。在一次尝试更全面理解个体病人在不同水平上的改变中，我们仔细地检查了同一个治疗师所治疗的经过一年TFP治疗的两个病人的依恋状态、反思功能以及自体和客体的概念方面（Diamond et al., 1999，2003a）。两个病人都是白种女性，30岁到40岁之间，在接受TFP治疗之前，有大量的因为自毁和自杀行为而住院治疗的历史。

在这里，我们聚焦在一年治疗之前和之后的来自AAI（attachment status and reflective functioning 依恋状态和反思功能）和病人－治疗师成人依恋访谈（the Patient-Therapist Adult Attachment Interview）(PT-AAI；病人对治疗师的概念和治疗师对病人的概念）的数据上（Diamond et al., 2003b），像AAI一样，PT-AAI是一个半结构式访谈，目的是根据依恋来评估心理的状态，或者是病人用来组织治疗性背景而不是父母－孩子关系的意识的和无意识的规则。对几个病人近距离的检查能使我们看到在同样被诊断为BPD系列中她们的重要不同，也提供了对于个体化过程中改变如何发生的更近距离的观察。

病人A。病人A是一个已婚的女性，根据DSM-Ⅳ-TR的标准被诊断为BPD，带有明显的自恋性和反社会特征。在治疗前，根据实施的AAI，病人A有原始性依恋，属于未解决的创伤分类（U），是一个二级的分类（E），带有特定的创伤事件所充满的恐惧亚型（E3），且有愤怒和冲突（E2）。当讨论到过去与依恋相关的创伤时，她表现出高度的无组织与不和谐，她显示出这些经验已经影响到了她现在的功能。她在时间1（在治疗前）的反思功能水平是被作为等级1，这是非常低的水平，这表明了她对自己和他人的基础性的概念。

在一年的TFP治疗后，病人A在AAI的分类上到了安全的依恋亚型模式(F5)，显示出和谐与自主性，但依然保有安全光谱的专注型末端。因此，她保有一些对依恋图像愤怒地纠缠；但又伴随着高度的和谐、领悟、幽默以及对她自己和她父母的小缺点的成长性的接纳与理解。在时间2，她的反思性功能从等级1改变到了等级5，这显示出她对自己和他人反思水平的提高，提高到了一般或平均水平。

我们也看到经过一年治疗后的 PT-AAI 的数据，这是关于治疗师和病人 A 之间微妙关系的信息。从所有客观的诊断性信息来看，病人 A 在治疗前比病人 B 更加混乱；在两者当中，病人 A 的预后看起来会差一些；然而，尽管经历了一些暴风雨般的治疗过程，但数据表明治疗师和病人 A 所经历的关系更有助于病人改变的关系。

对于治疗结束，尽管病人 A 感到有些愤恨和矛盾，但是，她与治疗师的关系在 PT-AAI 上的等级是安全的心理状态，达到的等级是 F5。她用5个形容词来描述她的治疗师，即"可信的、有尊严的、重要的、温和地令人挫败的以及混乱的"，并且能提供清晰的例子来说明这些形容词。她起初感觉到治疗师会在两次会谈中间的时间将她忘记，但是，逐渐地她开始更加相信他。她说，在治疗的开始，她对治疗合同有怀疑，并害怕这些规定将会是过分严格的。她开始接受合同存在于此，并没有必要经常性地进行讨论。她起初认为治疗师是冷酷的，只对研究感兴趣，而不是对她感兴趣。她对此的反应是，她不令自己对于治疗师是唾手可得的，并尝试与治疗师"玩花样"，但同时，她也意识到自己正在浪费自己的时间。然后，她说随着相互尊重的提升，她不再试图比他更聪明，她"所有胡说的部分"都回家休息了。

询问病人 A 对与治疗师在治疗过程中的分离情况，她说他们是"有压力的"，有时"看起来没完没了"，但是，她逐渐地开始能够更容易地管理这些感觉。然而，她的评述表明了她对依赖与分离的矛盾，她说最后一次分离进行得很好，她承认分离也许使她有点生气。当被问及到与治疗师的关系是如何影响她个人时，她很好地表达了在他们的关系中什么可能被认为是关于找到安全基础的情况："我猜，整体上我感觉到一些更加安全，因为治疗师作为一个稳定的影响是如此可信赖……我有种感觉，像是在日复一日生活的不可信赖的事情中更好地存活下来了，因为有某种稳定的东西存在……就是当你是一个孩子时所能感觉到的理想的家的感觉。"

病人在 PT-AAI 上的回应说明了比昂（Bion，1962）关于病人内化他人（治疗师）经验的概念，这些经验反映了个体自己内在生命导向了自我反思的成长和对他人心理的欣赏。它们也反映了鲍尔比（Bowlby，1988）关于治疗提供了安全基地的概念。我们可以添加的是，关系的安全提供了安全的设置；在这个安全设置下，个体在一个有帮助的合作关系中能表达关于自己和他人（治疗师）的新感觉。

在经过 TFP 治疗一年结束时，病人 A 的治疗师选择了下面的形容词来描述他和病人 A 的关系：非常坚定的、稳定的、对他来说她是相当有吸引力的、愉快的。他指出她对治疗的参与是完美的，她总是按时参加会谈。用治疗师自己的描述来看，他一方面创建了一种在发现她的兴趣和愉快之间的平衡，他体验到她是有吸引力的，但是没有变成压倒一切的吸引力，也没有对之安抚使其进入一个虚假的安全感中。治疗师使用了一个令人吃惊的比喻来描述会谈，说他们就像是在表面上玩着老练的魅力和幽默的游戏，就像是一部洛维·考沃（Noël Coward）的戏剧，实际上却是潜伏着一部斯蒂芬·金（Stephen King）的小说。在他的想法中，病人 A 渴望支持，渴望某人能提供给她爱和赞赏，这是她自己所不能给予自己的。如果她没有找到这样的情感，她就会有变得暴怒和偏执的冲动。治疗师很清楚他被她的聪明、伶俐、机智以及美丽动人的举止所吸引。我们可能会推断病人在治疗过程中能意识到，治疗师不仅是稳定的和连续性的，没有被她吸引到一种危险的程度；而且还会发现她的美丽动人和有价值之处。治疗师没有把她的攻击性看作逃避某事（尽管这个攻击性是有些可怕的），相反，治疗师将攻击性作为可以根据她的背景来理解她的资料，他能持续地忍耐并通过解释来帮助她理解此时此地的互动。治疗师指出病人已经开始内化她的攻击性是一直存在的概念，更好的做法是不去否认它，而是去修正它；丰富她自己作为复杂性的感觉，而不是将自己体验为分裂。这种分裂是发生在夸大自体和对自己作为精神科病人认同的部分之间的。

病人 B。在治疗早期，病人 B 在 AAI 上是冷漠（D）的分类，伴随着依恋受贬低的亚型（D2）。当病人最小化与早期依恋经历和普遍依恋关系相关的感受和情感的重要性时，这种分类反映和描述了她对自己的贬损和与父母的疏离。在治疗一年结束后，她的依恋分类是次分类的安全型（F1A），这显示出依恋关系的一些持续贬低，在安全类型的分离末端。就像病人 A 一样，病人 B 在治疗进行前的反思性功能得分是1，是非常低的等级。然而，与病人 A 相反，在经过一年 TFP 治疗后，病人 B 没有呈现出在她贫乏的反思性功能上的任何改变。

经过一年治疗后，她对治疗师的描述反映出对边界、距离以及防御的具体性控制的担忧。她说，她没有真的了解他，因为他一直保持着医生的不偏不倚的距离。在她的想法中，治疗师没有让他自己卷入进来，是礼貌和公正的。她认为他很聪明但是没有情感色彩。

用平行的方式，治疗师体验到与病人 B 的关系是有距离的、刻板的、正式的、冰冷的、肤浅的。他认为她不想让自己探索更多，她进入治疗是因为她不得不在治疗中——几乎与她的意愿是相反的，只是尝试来表现。她穿着很好，非常有品位，几乎就好像她是在用合适的举止在参加一个茶话会。她花费了大量的治疗时间来交替讨论她工作的细枝末节。治疗师感觉到她几乎没有对他有任何情感表达，她经验治疗中的分离时没有什么反应。

总结和比较。对比这两个病人，以及她们与同一个治疗师为期一年的 TFP 治疗轨迹，所呈现出来的是潜在的病人在不同水平上改变的概念。两个病人在症状上都有改善。一年结束的时候，病人 A 的自杀和自毁行为停止了，病人 B 采取了突然的、让人惊讶的自杀行动，这又将她带回到治疗中，且在治疗中这种行为没有再出现。然而，在反思性功能水平上，这两个病人在治疗效果上是相当不同，病人 A 在与治疗师的信任和开放上有成长，而病人 B 保持着距离和沉默，除非是试图让治疗师进入她的内在世界。从一个观点来看，病人 B 没有允许或显示出与治疗师相关的主要客体关系，除非是公开的行为展现与另外一个她所不能信任的人的沉默与距离，这揭示了她内在所正在发生的事情。这看起来不像是她没有象征化的能力，就像其他人所建议的那样（Bateman and Fonagy, 2004），这更像是一种对于这样做的拒绝；也是一种保持事情处于肤浅水平的努力。这显示出病人 A 不仅在症状和行为上有改变，而且在内化图式水平上、认知情感单元以及客体关系上都有改变。她的内化的对自己和他人以及关系的工作模式扩展了，因此，这给她提供了与他人关系的更加细微差别的灵活性。她对他人的投入，既表现在爱、社会生活上，也表现在工作上，两者都相应地提高了。这依然需要通过未来实验性研究来确定，在内在客体关系水平上的改变是否能作为对边缘性病人治疗中成果持续性保持下去的预测。

总结：过程和成果

我们已经将我们的理论取向紧密地与研究的努力结合在一起，就像在这里所呈现的，我们对 TFP 的疗效尝试从三个方面来进行评估：①行为的效果；②测量病人在反思性功能上的改变；③经过一年治疗后病人在对自己和他人概念（包括对治疗师）上发生改变的主观描述。我们的治疗研究还没有聚焦在团体的方法上，但是，我们正在尝试检查个体病人在依恋类型上、对与治疗师关系的概念（PT-AAI）上以及在反思性功能上的所有变化。依据 BPO 的特征，我们已经建构了以改变病人自己和他人概念为目标的治疗。我们既评估了临床上的成果（病人自毁行为和症状），也评估了改变的机制。尽管有证据说明 TFP 是有效的，但是，就像所有的治疗对某些病人可能更有效一样，对某些病人可能是无效的。因此有必要对边缘性病人的亚群体用不同治疗方法对照做进一步调查研究。

TFP 在其他设置下使用的原则

我们描述了 TFP 在美国的主要大都市地区使用的情况,尽管我们已经在北美、欧洲以及南美开设了大量的工作坊,但是,我们也越来越近距离地察觉到 TFP 不能在所有的设置下使用,准确地说,是我们在这个部分所描述的设置。然而,我们也发现 TFP 的原则可以被使用在住院病人的设置、日间医院门诊的设置、团体形式的设置以及运用在不能使用频率是一周两次会谈的个体病人的设置下。治疗的原则和实践被广泛地应用在以下几个方面:

1. ***评估包含结构性访谈,访谈是带着评估人格结构、症状以及失功能领域的目标***。如在第五章已经描述过的评估,能引导进行疗法的选择,能聚焦在病人病理的特定方面。也能用来评估有多少资源可以使用,对一个特定病人治疗目标应该是如何广泛。
2. ***与同事们的定时进行咨询研讨***。DBT 和 TFP 两种治疗都建议治疗师,甚至是那些已经接受过培训在治疗上有经验的治疗师,需要与同事们持续进行咨询研讨。在病人强烈的情感、原始防御的主要使用以及潜在的自杀行为等方面,这些都显示出即使是有经验的治疗师在经历这些的时候,始终保持在治疗师的角色中并提供合适的治疗都是困难的。
3. ***聚焦在内化的客体关系***。许多认知行为治疗将认知的重点放在这本书称作内化的客体关系上。莱尔(Ryle, 1997)的认知分析治疗(cognitive analytical therapy,简称 CAT)包括让病人进行练习,练习是用来匹配说明感知自己和他人以及感知与他人相互关系的经典方式。贝克(Beck)的方法是让有人格障碍的病人将重点放在对相互关系图式的探索上(Beck et al., 2004),杨(Young, 1999)的图式聚焦治疗是另外一种对这种方法的运用。这些方法看起来是假设个体能轻易地有意识地觉察他们主要的客体关系，而没有过多考虑对阻抗动机的觉察。我们认为这是发展中的认知需要，来设法解决病人主要的对自己和他人的概念，因为这些概念与强大的情感相联系，在病人的生活中是驱动性的力量。

4. ***与其他疗法的结合***。个体化治疗对TFP的使用可以与其他疗法结合在一起，例如，药物治疗、技能培训团队或十二步戒断项目等。
5. ***团体治疗的使用是作为满足许多病人的一种有效的方式***。许多医疗系统不允许奢华的一周两次的个体会谈，就像我们在TFP中所描述的一样。TFP的战略、战术和技术可以在团体设置的情况下使用，团体治疗的设置允许病人之间有持续的和有意义的接触。团队的领导者以及彼此之间，在团队的背景中，对付诸行动和分裂的自体和客体表象的投射可以有持续性的关注。

参考文献

Ahadi SA, Rothbart MK: Temperament, development, and the Big Five, in The Developing Structure of Temperament and Personality From Infancy to Adulthood. Edited by Halverson CF, Kohnstamm GA. Hillsdale, NJ, Erlbaum, 1994, pp 189–207
American Psychiatric Association: Diagnostic and Statistical Manual: Mental Disorders. Washington, DC, American Psychiatric Association, 1952
American Psychiatric Association: Diagnostic and Statistical Manual of Mental Disorders, 2nd Edition. Washington, DC, American Psychiatric Association, 1968
American Psychiatric Association: Diagnostic and Statistical Manual of Mental Disorders, 4th Edition. Washington, DC, American Psychiatric Association, 1994
American Psychiatric Association: Diagnostic and Statistical Manual of Mental Disorders, 4th Edition, Text Revision. Washington, DC, American Psychiatric Association, 2000
American Psychiatric Association: Practice guideline for the treatment of patients with borderline personality disorder. Am J Psychiatry 158 (10 suppl):1–52, 2001
Bartlett FC: Thinking: An Experimental and Social Study. New York, Basic Books, 1958
Bateman A, Fonagy P: Effectiveness of partial hospitalization in the treatment of borderline personality disorder: a randomized controlled trial. Am J Psychiatry 156:1563–1569, 1999
Bateman A, Fonagy P: Treatment of borderline personality disorder with psychoanalytically oriented partial hospitalization: an 18-month follow-up. Am J Psychiatry 158:36–42, 2001
Bateman A, Fonagy P: Psychotherapy for Borderline Personality Disorder: Mentalization-Based Treatment. New York, Oxford University Press, 2004
Beck AT, Freeman A, Davis DD, et al: Cognitive Therapy of Personality Disorders, 2nd Edition. New York, Guilford, 2004
Bion WR: A theory of thinking. International J Psychoanalysis 43:306–310, 1962
Bion WR: Notes on memory and desire. Psychoanalytic Forum 2:271–280, 1967a
Bion WR: Second Thoughts. Northvale, NJ, Aronson, 1967b

Blatt SJ, Auerbach JS, Levy KN: Mental representation in personality development, psychopathology, and the therapeutic process. Gen Psychol Rev 1:351–374, 1997

Blum HP: The concept of eroticized transference. J Am Psychoanal Assoc 21:61–76, 1973

Bohus M, Haaf B, Stiglmayr C, et al: Evaluation of inpatient dialectical-behavioral therapy for borderline personality disorder—a prospective study. Behav Res Ther 38:875–887, 2000

Bowlby J: The Making & Breaking of Affectional Bonds. London, Tavistock, 1979

Bowlby J: A Secure Base: Parent-Child Attachment and Healthy Human Development. New York, Basic Books, 1988

Buie DH, Adler G: Definitive treatment of the borderline patient. Int J Psychoanal Psychother 9:51–87, 1982–1983

Caligor E: Treatment manuals for long-term psychodynamic psychotherapy and psychoanalysis. Clinical Neuroscience Research (in press)

Campos JJ, Sternberg C: Perception, appraisal, and emotion: the onset of social referencing, in Infant Social Cognition: Empirical and Theoretical Considerations. Edited by Lamb ME, Sherrod LR. Hillsdale NJ, Erlbaum, 1981, pp 273–314

Cicchetti D, Beeghly M, Carlson V, et al: The emergence of the self in atypical populations, in The Self in Transition: Infancy to Childhood. Edited by Cicchetti D, Beeghly M. Chicago, IL, University of Chicago Press, 1990, pp 309–344

Clarkin JF: Intervention research: development and manualization, in Comprehensive Clinical Psychology, Vol 3. Edited by Bellack AS, Hersen M. New York, Pergamon, 1998, pp 189–200

Clarkin JF, Kendall PC: Comorbidity and treatment planning: summary and future directions. J Consult Clin Psychol 60:904–908, 1992

Clarkin JF, Levy KN: The influence of client variables on psychotherapy, in Bergin and Garfield's Handbook of Psychotherapy and Behavior Change, 5th Edition. Edited by Lambert MJ. New York, Wiley, 2004, pp 194–226

Clarkin JF, Posner M: Defining the mechanisms of borderline personality disorder. Psychopathology 38:56–63, 2005

Clarkin JF, Yeomans FE, Kernberg OF: Psychotherapy for Borderline Personality. New York, Wiley, 1999

Clarkin JF, Foelsch PA, Levy KN, et al: The development of a psychodynamic treatment for patients with borderline personality disorder: a preliminary study of behavioral change. J Personal Disord 15:487–495, 2001

---

* 为了环保，也为了节省您的购书开支，本书参考文献不在此一一列出。如果您需要完整的参考文献，请通过电子邮箱 1012305542@qq.com 联系下载，或者登录 www.wqedu.com 下载。您在下载中遇到问题，可拨打 010-65181109 咨询。

心理咨询与治疗书目

书号	书名	著、译者	定价(元)
	综合·导论		
1796	心理治疗基础	许又新 著	48.00
1795	心理咨询与治疗的案例评估和分析	刘稚颖 等 著	38.00
9575	心理咨询面谈技术（第四版）	J. Sommers-Flanagan 等 著 陈祉妍 等 译	80.00
3845	心理咨询与治疗经典案例 （原著第7版·中文第2版）	G. Corey 著 谭晨 译	92.00
3154	心理咨询与治疗的理论及实践 （原著第10版）	G. Corey 著 朱智佩 等 译	118.00
9974	精神分析导论	J. Milton 等 著 余萍 周娟 等 译	50.00
4610	网络咨询的理论与实践	H. Weinberg 等 主编 徐勇 译	98.00
3201	网络上的咨访关系	G. I. Russell 著 巴彤 谢冬梅 译	68.00
4208	自杀患者的认知治疗：研究与应用	A. Wenzel 等 著 常翼 等 译 李飞 审校	92.00
2880	自杀风险的评估与管理	David A. Jobes 著 李凌 等 译	72.00
3788	心理体能的刻意练习手册	Tony Rousmaniere 著 王建玉 译	68.00
2151	荣格心理学的实践	June K. Singer 著 蔡成后 译	88.00

6927	心理咨询师的问诊策略（第六版）	S. Cormier 等 著 张建新 等 译	78.00
1715	危机干预策略（第七版）	R. K. James 等 著 肖水源 等 译	108.00
1947	当代自体心理学	P. Buirski 编著 王静华 等 译	72.00
1560	自体心理学导论	P. A. Lessem 著 王静华 译	48.00
9106	自体心理学的理论与实践	M. T. White 等 著 吉莉 译	32.00
9937	心理治疗中的改变	波士顿变化过程研究小组 编著 邢晓春 等 译 李孟潮 审校	42.00
9938	心理治疗中的首次访谈	S. Lukas 著 邵啸 译	30.00
9468	心理治疗实战录	M. F. Basch 著 寿彤军 薛畅 译	45.00
0911	101个心理治疗难题	J. S. Blackman 著 赵丞智 曹晓鸥 译	88.00
9164	心理治疗师该说和不该说的话	L. N. Edelstein 等 著 聂晶 等 译	50.00
综合·导论合计			1505.00
心理治疗精选读物			
0224	给心理治疗师的礼物（精装）	Irvin D. Yalom 著 张怡玲 译	58.00
0223	日益亲近（精装）	Irvin D. Yalom 著 童慧琦 译	58.00
0222	直视骄阳（精装）	Irvin D. Yalom 著 张亚 译	48.00
9978	罗杰斯心理治疗（软精装）	B. A. Farber 等 著 郑刚 等 译	78.00
2051	一个阿尔茨海默病人的回忆录	G. O'Brien 著 王晓波 译	78.00
9509	爱·恨与修复	M. Klein 等 著 吴艳茹 译	18.00

9440	嫉羡和感恩	M. Klein 著 姚峰 等 译	60.00
9113	我穿越疯狂的旅程	E. R. Saks 等 著 李慧君 等 译	40.00
2705	熙珺叙语（第二版）（全彩）	吴熙珺 著	58.00
9763	寻求安全——创伤后应激障碍和物质滥用治疗手册	L. M. Najavits 著 童慧琦 等 译	66.00
心理治疗精选读物合计			**562.00**

正念心理治疗专题

2114	正念减压自学全书	胡君梅 著	76.00
1115	八周正念之旅（有录音）	J. Teasdale 等 著 聂晶 译	56.00
1214	心理治疗中的智慧与慈悲	C. K. Germer 等 著 朱一峰 译 李孟潮 审校	72.00
1080	正念心理治疗师的必备技能	S. M. Pollak 等 著 李丽娟 译 刘兴华 审校	42.00
8978	正念的心理治疗师	D. J. Siegel 著 林颖 译	32.00
7915	正念之道	R. D. Siegel 著 李迎潮 李孟潮 译	50.00
1612	夫妻和家庭治疗中的正念与接纳	D. R. Gehart 著 吉莉 译	58.00
1213	正念教养	S. Bogels 等 著 聂晶 译	72.00
正念心理治疗专题合计			**458.00**

精神分析专题

0230	精神分析诊断（精装）	N. McWilliams 著 郑诚 译 李鸣 审校	98.00
9991	精神分析治疗（精装）	N. McWilliams 著 曹晓鸥 等 译 张黎黎 审校	88.00

编号	书名	作者/译者	定价
9895	精神分析案例解析（精装）	N. McWilliams 著 钟慧 等 译 李鸣 审校	78.00
4339	阅读比昂（精装）	Rudi Vermote 著 郑诚 译 李晓驷 审校	108.00
4224	阅读安娜·弗洛伊德（精装）	N. Midgley 著 钱捷 曾林 译	90.00
3407	阅读克莱因（精装）	M. Rustin 等 著 王旭梅 等 译	86.00
4212	当代克莱因（第一卷 理论发展篇）（精装）	Elizabeth Bott Spillius 主编 张真 秦琳 译	128.00
4335	当代克莱因（第二卷 实践发展篇）（精装）	Elizabeth Bott Spillius 主编 张真 陈曦 秦琳 译	126.00
4160	论温尼科特12篇（精装）	A. T. Kabesh 主编 胡君滔 等 译	108.00
4357	精神分析治疗基础：理论与实践	S. E. Gullestad 等 著 武江 等 译 黄建军 审校	78.00
4503	青少年期的内在故事	Margot Waddell 著 戴艾芳 等 译	88.00
4116	精神退缩	John Steiner 著 刘岳 等 译	48.00
4115	自体心理学与诊断评估	Marshall L. Silverstein 著 韩丹 译	72.00
4209	与病人谈话	Sanford Shapiro 著 吉莉 译	42.00
4194	父母工作案例集	Kerry Kelly Novick 等 主编 闫玉洁 等 译	78.00
3681	心理治疗的困境	Campbell Purton 著 吴佳佳 等 译	62.00
3415	英国精神分析独立学派	L. Caldwell 著 王旭 译	48.00
3732	长程心理动力学心理治疗（原著第三版）	G. O. Gabbard 著 薛飞 等 译	68.00

……

欲了解更多图书信息，请登录：www.wqedu.com
联系地址：北京市西城区三里河路6号院2号楼213室万千心理
咨询电话：010-65181109

*本目录定价如有错误或变动，以实际出书为准。